산림테라피

SHINRIN THERAPY—SHINRIN THERAPIST YOUSEI · KENTEI TEXT
Copyright ⓒ 2009 Forest Theapy Society.,, All rights reserved.
Original Japanese edition published in Japan by Forest Therapy Society, Japan.
Korean translation rights arranged with Asahi Shimbun Publications Inc., Japan
through Imprima Korea Agency.

이 책의 한국어판 저작권은 Imprima Korea Agency를 통해 Asahi Shimbun Publications Inc.와의 독점계약으로 전나무숲에 있습니다.
저작권법에 의해 한국 내에서 보호를 받는 저작물이므로 무단 전재와 무단 복제를 금합니다.

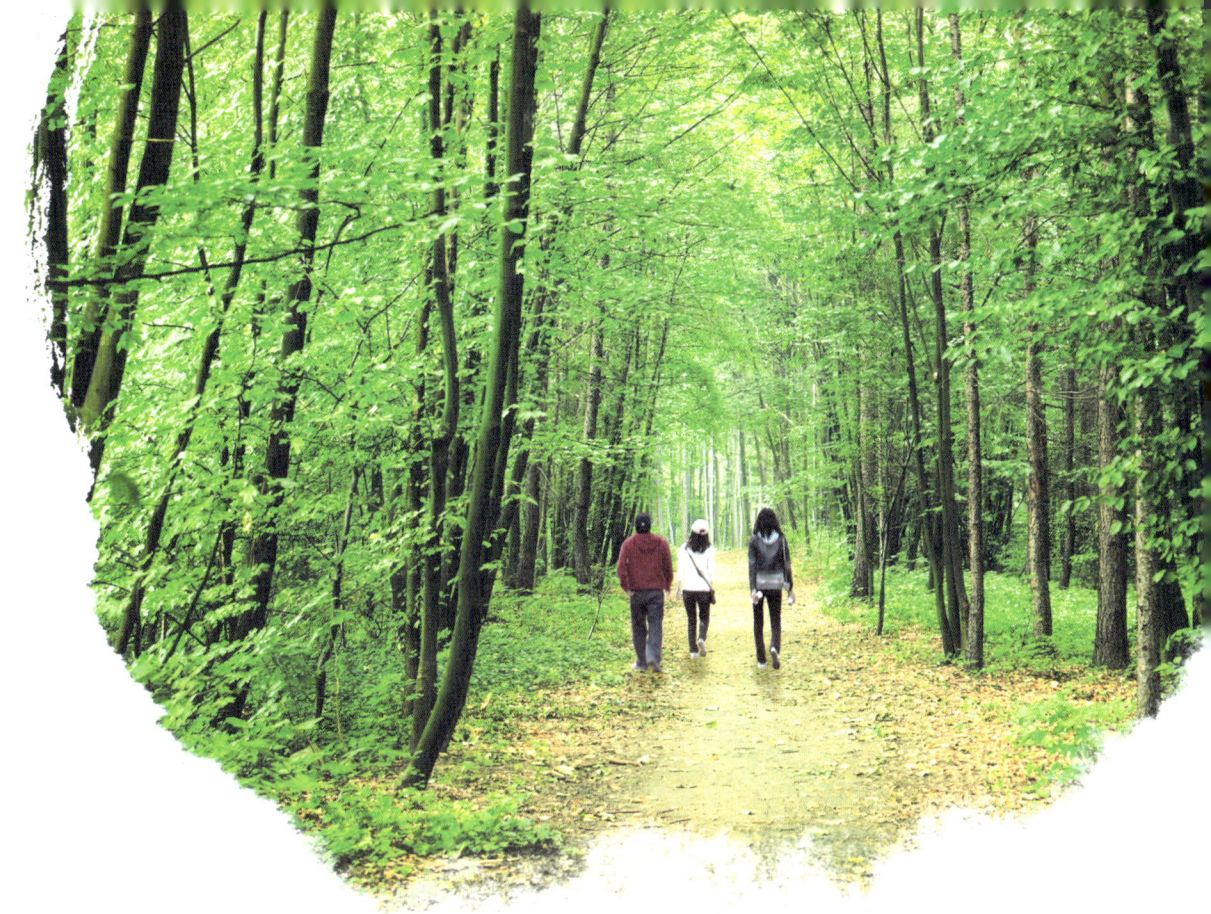

자연이 인간에게 선사한 최고의 치료법

산림테라피

저자 히라노 히데키, 미야자키 요시후미, 가가와 다카히데 외
역자 (사)한국산림치유포럼
감수 이시형

전나무숲

감수의 글

전문가는 물론 일반인들도
산림테라피에 대한 다채로운 지식을 쌓을 수 있는 책

현대인들의 평균수명은 점점 더 늘어나고 있다. 하지만 이것이 실제로는 꼭 반길 일만은 아니다. 많은 이들이 한 가지 이상의 질병을 가지고 있기 때문에 삶은 행복이 아니라 고통의 연속일 수도 있기 때문이다. 매 순간 육체적 고통을 느끼고 약을 먹어야 하며, 심지어 수차례의 수술을 받는 경우도 있다. 삶에서 충분히 누려야 할 행복이건만, 이러한 일상의 질병들은 삶의 질 자체를 저하시키고 있는 것도 사실이다. 뿐만 아니라 현대 도시사회에서 지속적으로 느끼게 되는 스트레스로 인해 많은 사람들은 자신이 무엇 때문에 정신적·육체적으로 고통을 받는지도 모른 채 질병과 싸워야 하는 상황에 놓이기도 한다. 하지만 현대의학은 이미 생긴 병의 치료에 주로 집중해왔다. 이제는 인간의 행복을 유지하기 위해 병을 미리 예방하고 건강을 유지하기 위한 생활의학(lifestyle medicine)이 필요한 시점이다.

잘못된 생활방식을 개선하여 건강한 생활로 이끌기 위해서는 도시생활에 매몰된 현대인에게 자연환경을 되돌려주는 것이 무엇보다 중요하다. 이런 소중한 자연환경 중 인류와 가장 오랫동안 함께 해왔던 것이 바로 산림이다. 산림에서 건강을 지키는 '산림테라피'는 산림이 주는 공기, 소리, 향기, 안정된 분위기, 햇살이라는 원초적이면서도 인간에게 가장 자연스러운 요소들로 구성되어 있다. 자연스럽기에 부작용이 거의 없다는 것도 큰 장점이다.

이 책 《산림테라피》는 인류가 오랫동안 의지해왔고, 또 실제 많은 인류를 건강한 삶으로 이끌었던 원초적인 생활의학의 방식을 오늘날에 재현하려는 의지의 산물이자, 새로운 의학적 발전도 꾀할 수 있는 기회를 주는 중요한 책이라고 할 수 있다. 특히 '전문성을 담보한 대중서'로서 훌륭한 내용들을 많이 담았다. 산림테라피의 기초적인 상식에서 시작해 실제 많은 발전이 이뤄진 일본의 실전 사례가 풍부하게 설명되어 있으며 산림 경관, 테라피 로드의 디자인, 산림 레크리에이션, 국내외 산림테라피의 현황, 그리고 정신의학적 심리치료 기법까지 담고 있어 이 한 권이면 전문가들이 충분히 산림테라피에 대한 지식을 얻도록 했다.

원래 이 책은 숲 현장에서 치유 활동을 돕는 산림테라피 가이드를 양성하기 위한 교재로서 발간되어 다소 전문적이다. 하지만 내용 자체가 어려운 것은 아니다. 따라서 산림테라피에 관심이 있는 사람이라면 누구나 일독을 하면서 산림테라피의 방법을 익힐 수 있는 것은 물론, '그냥 숲을 거니는 것'이 아닌 진정으로 효과적인 산림테라피를 실천함으로써 자신의 건강을 지킬 수 있다.

이 책이 세상에 탄생할 수 있도록 번역을 해준 한국산림치유포럼의 이사진과 회원, 그리고 전나무숲 출판사 측에 진심으로 감사의 인사를 드린다.

(사)한국산림치유포럼 회장 *이시형*

추천의 글

인류에게 수많은 혜택을 주는 산림의 효능

아직도 지구상에는 산림의 혜택을 풍부하게 받았음에도 그 혜택을 경시하는 나라들이 적지 않다. 또 산림이 온실가스인 이산화탄소(CO_2)를 흡수한다는 사실을 모르는 사람도 여전히 많다. 산림은 잎의 증산작용(잎의 뒷면에 있는 기공을 통해 물이 기체 상태로 식물체 밖으로 빠져나가는 작용)을 통해 주변의 열을 빼앗아 임관(林冠)과 숲의 온도를 내리기 때문에 결과적으로 온난화 방지에 기여한다. 사람이나 동식물에게는 이 수분(습기) 자체가 소중하다. 더욱이 산림은 뿌리에 빗물을 저장하기 때문에, 호우가 내릴 때면 이 같은 보수력(保水力)이 하천의 수량을 일정하게 유지하는 데 일조한다. 또 멀리 뻗어나간 뿌리는 산사태를 방지하는 등 그 효능이 다양하다. 그런 점에서 이 책《산림테라피》는 산림에 의한 질병 예방, 질병 진행의 지연, 질병 회복 등 인체가 산림에서 얻을 수 있는 각종 건강상의 혜택에 주목한 소중한 자료다.

그간 전 세계의 많은 의학자들은 인간에게 직접적으로 작용하는 산림의 의의를 과학적으로 실증, 집적하여 학계에 발표해왔다. 일례로, (사)일본내과학회인정내과전문의회가 일반인을 대상으로 정리한 《더 좋은 생활습관을 위해 : 의사가 추천하는 행동 변화》에 따르면, 생활습관의 개선에 따른 치료 및 예방 효과가 증명된 질병의 사례는 무수히 많다. 특히 스트레스와 관련 깊은 생활습관병으로는 협심증, 심근경색, 소화성궤양, 과민성장증후군, 우울증 및 불안장애, 알코올의존증, 공황장애, 섭식장애 등이 있으며, 운동과 관련 있는 생활습관병으로는 비만, 고혈압, 당뇨병, 소화기암, 만성폐쇄성폐질환 등이 있다.

일본 삼림테라피연구회의 발표에서도 '산림 속으로 들어가면 스트레스가 저하되고, 산림 내에서 운동하면 NK세포**의 작용이 활성화된다'는 데이터가 제시되었다. 하지만 도시와 산림 내부를 비교해서 얻은 지금까지

**
NK세포(Natural Killer)
종양 세포 가운데 악성 종양인 암세포를 녹여 죽이는 림프구 세포.

의 데이터는 어디까지나 건강한 일반인을 대상으로 한 연구 결과로, 앞에 열거한 질환에 걸린 각각의 환자들과 산림과의 관련성에 대해서는 앞으로의

표 1 스트레스와 생활습관병이 맺는 관계

◎ 생활습관의 개선에 따른 치료 및 예방 효과가 증명된 경우
○ 생활습관의 개선에 따른 치료 및 예방 효과가 시사된 경우

질환명	스트레스	질환명	스트레스
비만	○	협심증, 심근경색	◎
천식	○	알코올의존증	◎
고혈압	◎	소화성궤양	◎
우울증 및 불안장애	◎	공황장애	◎
당뇨병	○	과민성대장증후군	◎
갱년기장애	◎	섭식장애	◎
고지혈증	○	만성폐쇄성폐질환	○
원형탈모증	◎	질환이 없는 사람	○

참고: (사)일본내과학회인정내과전문의회 편 《더 좋은 생활습관을 위해 : 의사가 추천하는 행동 변화》에서 발췌

연구를 통해 더 구체적이고 실증적인 결과를 얻어야 할 것이다. 현 시점에서의 급선무는 목재 생산이나 경관 기능 이외에도 산림은 앞서 설명한 다양한 효능과 함께 인체보건 면에서도 중요한 역할을 한다는 점을 사람들에게 인식시키고, 안심하고 이용할 수 있도록 산림을 안전한 공간으로 만들어나가는 일이다.

그를 위한 홍보와 소프트웨어 및 하드웨어를 구축하기 위해 만든 단체가 NPO법인 일본 삼림테라피소사이어티다[**]. 이 단체에서는 상기의 목적을 달성하기 위한 활동의 일환으로 산림테라피의 의미와 의의, 치유 방법을 숙지한 '산림테라피스트'와 '산림테라피 가이드'를 양성하고자 이 책을 발간하게 되었다. 발간을 맞아 집필진과 편집진 여러분, 여러 지원과 협력을 아끼지 않은 모든 분들께 뜨거운 감사의 인사를 전한다.

[**] 한국에는 이와 유사한 단체로 사단법인 한국산림치유포럼이 있다.

특정비영리활동법인 삼림테라피소사이어티 이사장

이마이 미치코(今井通子)

차례

감수의 글	전문가는 물론 일반인들도 산림테라피에 대한 다채로운 지식을 쌓을 수 있는 책	4
추천의 글	인류에게 수많은 혜택을 주는 산림의 효능	6
프롤로그 1	산림테라피의 목적은 무엇인가	20
프롤로그 2	산림테라피스트는 어떤 일을 하는가	22

제1장 산림의학
다양한 연구 주제와 전 세계의 동향

1. 산림테라피의 기초 · 26

　1) 산림욕에서 산림테라피로 · 27

　2) 산림테라피와 건강 · 28
　　① 건강의 의미 · 28
　　② 산림테라피의 효과 · 29

　3) 산림테라피와 쾌적성 · 30
　　① 쾌적성의 의미와 종류 · 30
　　② 자연과 쾌적성 · 31

　4) 산림테라피와 감성 · 31

5) 산림테라피 기지 구상	32

2. 일본의 산림테라피   35

1) 산림테라피 연구의 역사	35
① 산림테라피에 관한 일본의 실내실험	35
• 시각 자극 • 후각 자극 • 촉각 자극 • 청각 자극 • 미각 자극	
② 산림욕 실험	40
③ 해외 연구 사례	41
2) 산림테라피의 평가 시스템	43
① 중추신경계	43
• 뇌파 • 기능성 자기공명영상(fMRI) • 근적외선 분광분석법(NIRS)	
② 자율신경계	45
• 혈압 및 심박수 • 심박변이도(HRV) • 타액 중 아밀라아제 활성	
③ 내분비계	48
④ 면역계	49
• 분비형 면역글로불린A(s-IgA) • NK세포 활성	
⑤ 작업능률 및 반응시간	50
⑥ 주관평가	51
• 관능검사 • 기분 평가	
⑦ 현장 실험과 실험실 내 실험	52
⑧ 윤리적 배려와 실험상의 주의	54

3) 산림테라피의 생리적 효과	55
TOPICS _ 1) 산림테라피 기지에서 이루어진 생리실험	57
2) 산림테라피 기지 24곳, 288명의 생리실험	62
3) 지바 현 세이와 현민의 숲에서 실시한 전전두엽 활동 계측 실험	64

3. 세계의 산림테라피 동향   67

TOPICS _ 1) IUFRO와 한국의 산림테라피 연구	68

제2장 산림과학
더욱 구체적인 산림테라피의 설계

1. 산림의 생태와 갱신   76

1) 산림의 수평분포와 수직분포	77
① 고산대 산림	78
② 아고산대 · 아한대 산림	79
③ 산지대 · 냉온대 산림	79
④ 저산대(저지대) · 난온대 산림	79
⑤ 아열대 산림	80
2) 산림의 종류	80
① 원시림	80
② 이차림	81
③ 인공림	82

3) 산림의 임상　　　　　　　　　　　　　　　83
　　① 침엽수림　　　　　　　　　　　　　83
　　② 활엽수림　　　　　　　　　　　　　83
　　③ 낙엽수림　　　　　　　　　　　　　84
　　④ 상록수림　　　　　　　　　　　　　84
　　⑤ 기타　　　　　　　　　　　　　　　85

4) 산림의 에너지 순환　　　　　　　　　　85

5) 산림의 갱신　　　　　　　　　　　　　　87
　　① 천연갱신　　　　　　　　　　　　　87
　　② 인공갱신　　　　　　　　　　　　　87

2. 산림의 역할　　　　　　　　　　　　　　89

1) 산림의 수원함양 기능　　　　　　　　　　89
　　① 물을 비축하는 기능(홍수 완화, 갈수 완화)　89
　　② 수질을 보전하는 기능(수질 정화)　　91

2) 산림의 온난화 완화 기능　　　　　　　　93
　　① 이산화탄소 흡수 및 탄소 축적 기능　94
　　② 대기와 열에너지 교환　　　　　　　95

3) 산림의 쾌적 요소　　　　　　　　　　　　96
　　① 대기 정화 기능　　　　　　　　　　97
　　② 산림의 향기　　　　　　　　　　　　98
　　③ 방음 기능　　　　　　　　　　　　　99

4) 산림의 방재 기능 100
    ① 표층 붕괴 방지 및 토사 유출 방지 기능 100
    ② 낙석 및 눈사태 방지 기능 100
    ③ 방풍 및 비사 방지 기능 101
    ④ 방조 기능 103

3. 산림의 보전과 관리 104

  1) 마을땅과 마을산 104
  2) 자연보호 106
  3) 생물다양성 108
  4) 멸종 위기에 처한 종의 보존 109
  5) 조수의 보호 111
  6) 외래 생물 112
  7) 자연재생 113

4. 산림 경관과 테라피 로드의 디자인 115

  1) 포레스트 스케이프 116
    ① 시점과 시각 대상의 관계를 중시한다 116
    ② 시점을 포함한 공간 : 시점장을 중시한다 116
    ③ 이용자를 항상 의식한다 117
    ④ 산림은 시각 대상의 일부다 117
  2) 포레스트 스케이프의 디자인 방법 117
    ① 인공림의 자연성을 높인다 117
    ② 오목지형에서 경관을 보여준다 118
    ③ 시점에서 보이는 경관의 다양성을 높인다 119
  3) 테라피 로드의 디자인 120

4) 테라피 로드의 표지판　　124
　　　　① 입구의 표지판　　124
　　　　② 휴게 및 관찰 장소, 테라피 효과의 표지판　　125
　　5) 테라피 로드의 픽토그램　　127

5. 산림 레크리에이션　　130

　　1) 자연공원　　130
　　2) 세계유산　　132
　　3) 산림 환경교육　　134
　　4) 에코투어리즘　　136

6. 산림과 임업　　137

　　1) 국유림　　137
　　2) 산림계획　　139
　　3) 보안림　　141
　　4) 산림시업　　143

7. 세계의 산림　　145

　　1) 독일의 숲　　146
　　2) 오스트리아의 숲　　148
　　3) 프랑스의 숲　　150

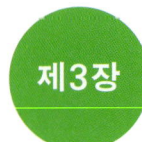

제3장 산림약학 및 아로마테라피
약의 역사와 정유의 효과

1. 산림약학   156

   1) 한방약과 일본의 대표적인 민간약   157
   2) 전승약에서 근대의약품으로   160
   3) 한방약과 한방방제   162
   4) 화학합성에서 유전공학까지   164
       TOPICS _ 1) 일본 산야에 자생하는 약초와 약목   165
   5) 산림약학의 역할   171

2. 아로마테라피   173

   1) 아로마테라피의 역사   173
   2) 정유 제조 방법   176
   3) 정유의 성분과 분류   179
   4) 아로마테라피의 실제   180
       ① 흡입   181
       ② 습포, 주입 및 음용   181
       ③ 마사지   182
       ④ 입욕   183
   5) 정유의 일반적 효과   184
       ① 진정, 진통 및 이완   184
       ② 자극과 흥분   185
       ③ 살균과 정균   185
       ④ 최면   185
       ⑤ 유해작용   185

6) 산림테라피로의 도입 186

제4장 건강과 심리학
산림테라피가 심신에 미치는 영향

1. 스트레스 개론 190

1) 스트레스의 발생 기전 192
① 일반적응증후군 193

2) 스트레스 관리 195

3) 스트레스 해소 195
① 스트레스 요인 196
② 스트레스로 인한 변화 198

4) 스트레스 대처 방안 199
① 문제 해결형 대처 199
② 정동 처리형 대처 199
③ 인지적 처리형 대처 200
④ 사회적 지원형 대처 200

5) 사회적 지지체계 201

2. 정신의학 204

1) 우울증 204
① 정신적인 증상 206
② 신체적인 증상 206

2) 강박장애   207
- ① 씻기 강박   208
- ② 확인 강박   208
- ③ 순서/의식적 행위   208

3) 공황장애   209

4) 정신신체 질환   212

5) 알코올 및 약물 의존증   213

3. 상담 및 심리치료   216

1) 상담 및 심리치료의 정의   217

2) 상담 및 심리치료의 기원   218

3) 심리적 도움의 차원   219

4) 상담과 심리치료   220

5) 상담자   221
- ① 상담자를 희망하는 동기   221

6) 효과적인 상담자의 자질   223
- ① 주체성 및 적극성   223
- ② 위험 감수   225
- ③ 애매함을 견디는 것   225

7) 상담자로서 자질을 높이기 위해   226

8) 상담 이론   227

9) 상담의 형태와 대상   230

10) 상담 및 심리치료의 여러 가지 방법   232

11) 최근의 접근법 ; 통합적 심리치료   234

12) 근거 중심 접근   234

4. 상담 및 심리치료 상담자의 자세와 기술　　235

　　1) 상담 과정　　235

　　2) 상담 윤리　　236

　　3) 치료 관계의 자세　　239

　　4) 경청과 관계 기술　　240

　　　　① 신체적 관계 기술　　241

　　　　② 심리적 관계 기술　　244

　　　　③ 기타 기술　　248

인용문헌　　256

색인　　265

저자 소개　　268

역자 소개　　269

(사)한국산림치유포럼 소개　　270

일러두기

1. 학명의 표기는 다음을 기준으로 하였다.

　① 학명, 일어명이 다른 두 식물을 국내에서는 뭉뚱그려 하나의 명칭으로 부를 때 : 학명을 근거로 국내명을 검색하여 구별하여 썼으며, 만약 국내명이 둘 중 하나만 있고 나머지 하나는 없을 때는 구분을 위해 하나는 국어명 그대로, 다른 하나는 일본식으로 표시하고, 되도록 각주에 학명을 표기해 혼란이 없도록 했다.

　② 하나의 식물을 국내에서 여러 가지 명칭으로 부를 때 : 국어사전상의 표기를 우선했으며, 국어사전에 등재되지 않은 식물은 《산림치유》에서 사용한 명칭을 선택했다.

　③ 같은 일어명으로 표기되어 있지만 병기된 학명으로 보아 근연종인 다른 식물일 경우 : 되도록 학명에 맞는 명칭을 선택하여 둘을 구별하였으며, 이때도 국어사전에 등재된 명칭을 우선하였다.

　④ 생물이 일본 고유종으로 국내명이 아예 없을 때는 일본식 이름을 그대로 썼고, 주석을 달아 학명을 표시했다.

2. 사진, 표, 그림, 지도, 각주의 번호는 장 별로 새로 시작하였다.

프롤로그 1

산림테라피의 목적은 무엇인가

산림의 향기나 청정한 공기, 경관 등은 산림을 방문하는 사람에게 쾌적함을 주어 결과적으로 건강이 증진되는 효과를 유발한다고 알려져 왔다.[1] 이것이 바로 '산림욕 효과'다.

산림테라피란 과학적 증거에 따라 입증된 산림욕 효과[2]를 말하며, 산림 환경을 이용한 심신의 건강 유지 및 증진, 질병 예방을 목적[3]으로 한다. 구체적으로는 산림의 지형을 이용한 숲속 보행이나 운동, 레크리에이션을 수행하고, 여기에 영양 및 라이프스타일 지도 등을 병행하여 위의 목적을 달성하려는 과정을 가리킨다.

의료적인 측면에서 산림테라피는 의학이나 의료 시스템을 배경으로 한 산림 내에서의 건강 증진활동 전반을 가리키며, 이완 효과 등 종합적인 생체 영향을 기대하는 요법이다. 하지만 이를 실천할 때는 객관적 연구 결과에 따라 신중하게 대응할 필요가 있다. 미래의 산림테라피는 의료분야의 각종 요법을 선도할 것이지만, 아직 확실한 근거가 충분히 축적되지 않은 현재로서는 의사의 지도 없이 중증 환자가 산림 요법을 행해서는 안 된다. 아직 그 효과와 기타 질병과 맺는 연관관계가 완전히 입증되지 않았기 때문이다.

자연요법은 인간이 지닌 자연치유력을 통해 병이 호전되기를 기대하고, 약이나 수술 같은 서양의학적인 치료법에 영양, 운동, 휴양, 온천 등을 병행해서 자연치유력을 높여가는 요법이다. 또 자연의학(naturopathy)은 신체가 지닌 자연치유력을 활용해서 질병 회복의 촉진이나 건강의 유지 및 증진을 목표로 하는 분야로, 약 100년 동안 발전해왔다. 자연테라피나 자연의학 모두 보완대체요법이라 불리는 의료분야에 속하는데, 이처럼 전통의학과 종래의 서양의학을 융합한 분야에는 무한히 깊은 새로운 의학의 차원이 존재한다. 앞으로 산림테라피와 산림의학[4]이 지향하는 목표는 보완대체요법의 발전적 형태라고 할 수 있다.

히라노 히데키(平野秀樹)

프롤로그 2

산림테라피스트는 어떤 일을 하는가

산림테라피를 통해 질병을 호전하려면 엄격하고 정밀한 기준이 필요하다. 이러한 기준을 만족하기 위해 산림테라피의 실천을 지도, 보조, 조언하는 유(有)자격자가 '산림테라피 가이드'와 '산림테라피스트(산림건강지도사)'다.

산림테라피 가이드란 산림에 관한 환경과학적인 지식과 숲의 치유 효과에 대한 생리학적인 지식을 지닌 사람으로, 이용자에게 산림테라피의 올바른 방법을 가르치는 등 '산림욕의 효과적인 실천을 위해 필요한 지도를 행하는 사람'이다. 일본에서는 '산림테라피 검정(2급)**'에 합격한 뒤 소정의 강습을 수료한 사람을 산림테라피 가이드로 인정한다.

산림테라피스트는 '산림테라피를 통해 몸과 마음의 건강을 유지, 증진하기 위한 보조 및 조언을 행하는 사람'으로, 특히 건강 및 심리학에 대한 전문적인 지식과 높은 커뮤니케이션 능력이 있어야 한다. 또 '산림테라피 검정(1급)'에 합격한 뒤 다시 필기시험과 실기시험을 통과해야 한다.

산림테라피스트와 산림테라피 가이드는 둘 다 식물학, 생리학, 인간행동학에 대한 지식을 갖출 필요가 있다. 따라서 시험과목은 '산림의학계', '산림과학계', '산림약학 및 아로마테라피', '건강 및 심리학계', '안전 및 응

** 한국에서는 숲 해설가의 고급 과정으로 산림치유지도사 과정이 있었으나 실행된 바 없이 곧 없어졌다. 현재 산림청에서는 산림테라피와 관련된 전문가를 교육하고 양성하기 위한 자격제도를 만들기 위해 준비 중이다.

급처지' 등이며, 이들 모두에 대한 지식이 꼭 필요하다. 또 야외에서 실제로 사람과 접하는 일이기에 충분한 커뮤니케이션 능력을 갖춰야 한다.

이상의 자질은 산림테라피 검정을 통과하고 이후 이어지는 강의와 현장 강습을 통해 터득하게 된다. 관련 지식을 몸에 익히고 나면 내방한 이용자들에게 산림 환경의 쾌적성을 충분히 알려주기 위해 조언과 지도를 하게 된다.

산림테라피의 정의에 따르면, 산림테라피 가이드와 산림테라피스트가 의사의 지도 없이 직접적으로 의료행위를 하는 일은 현재 허용범위 밖이다. 따라서 의사가 동석하지 않을 경우, 양자가 접촉하는 대상은 '비교적 건강한 일반인'이다.

또 산림테라피 가이드와 산림테라피스트의 활동 무대는 산림의 치유 효과가 검증된 '산림테라피 기지'나 '산림테라피 로드'를 중심으로 한다. 이용자에게 산림테라피에 대한 신뢰성을 심어주기 위해 과학적인 증거를 지닌 숲(통일된 생리실험 방법에 따라 평가하고 인정된 숲)에서 전국 공통의 능력지표를 가진 자가 일정 수준의 서비스를 제공한다.

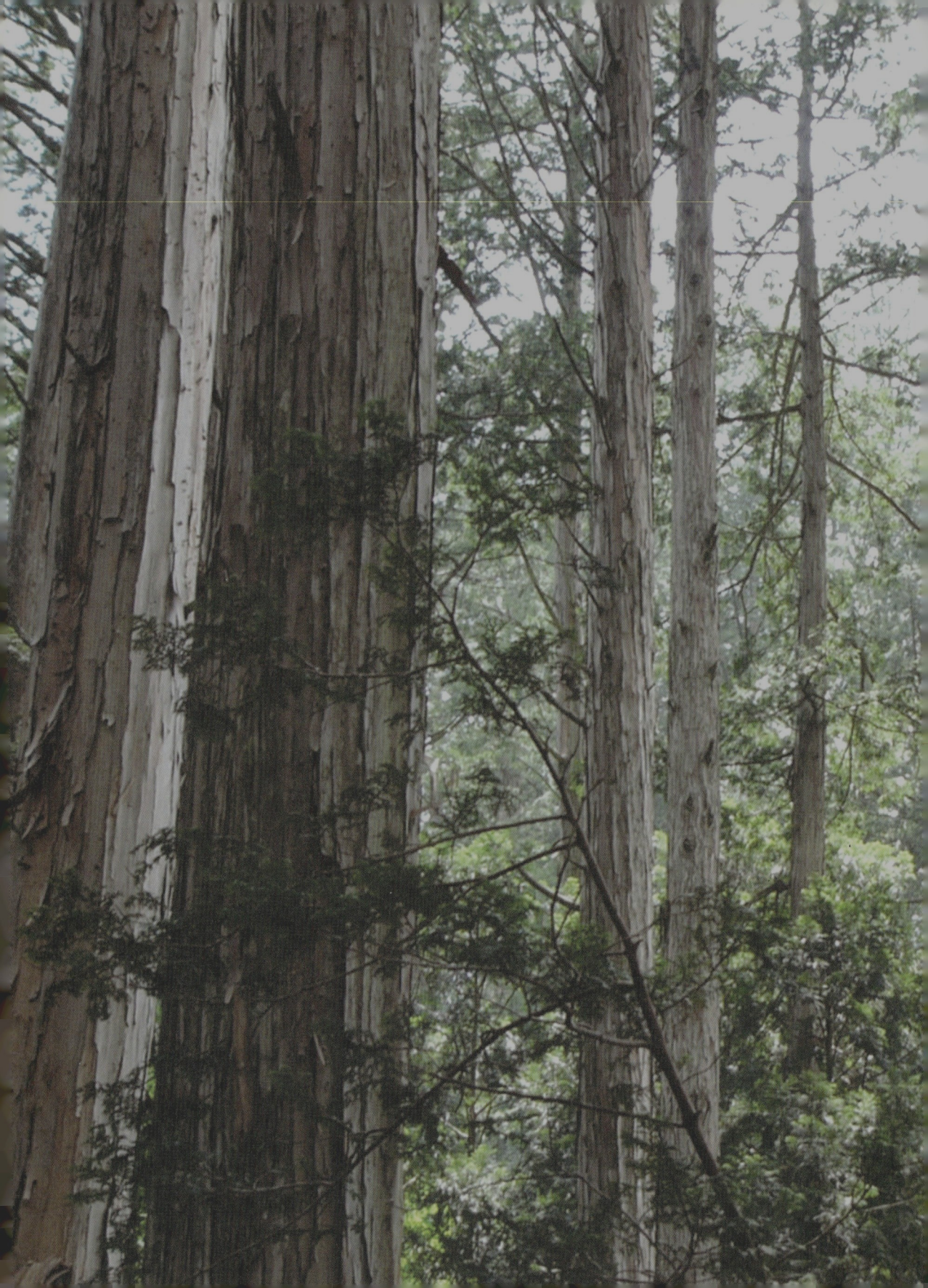

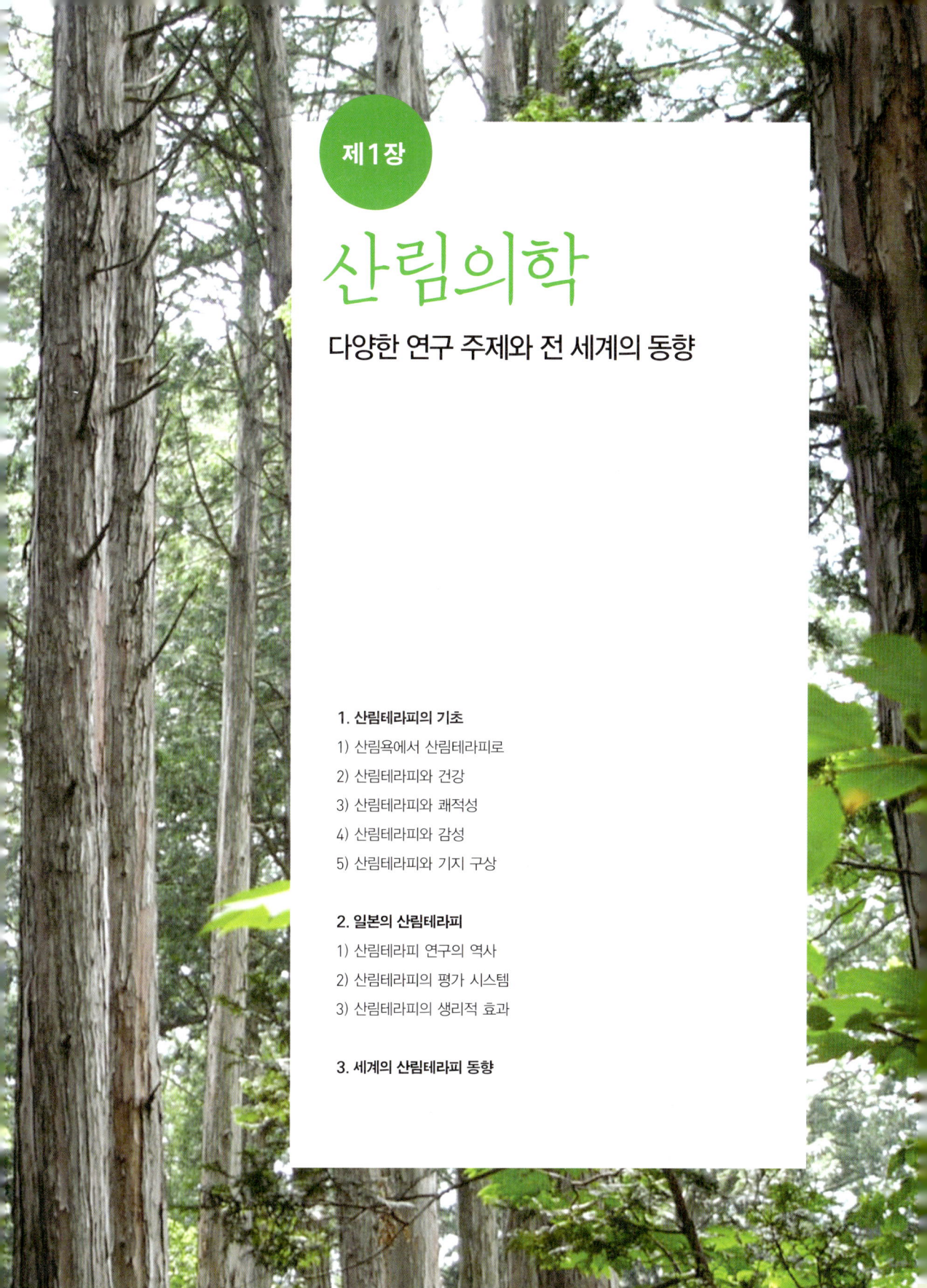

제1장

산림의학

다양한 연구 주제와 전 세계의 동향

1. 산림테라피의 기초
1) 산림욕에서 산림테라피로
2) 산림테라피와 건강
3) 산림테라피와 쾌적성
4) 산림테라피와 감성
5) 산림테라피와 기지 구상

2. 일본의 산림테라피
1) 산림테라피 연구의 역사
2) 산림테라피의 평가 시스템
3) 산림테라피의 생리적 효과

3. 세계의 산림테라피 동향

1. 산림테라피의 기초

●● 　　　　　인류가 진화한 지 500만 년, 인류는 그중 99.99% 이상의 시간을 자연환경 속에서 살아왔다. 현대 문명사회를 살아가는 현재의 인간은 오랜 시간 자연 속에서 진화를 거듭한 결과지만 지금 이 순간에도 빠르게 진행되는 인공화(人工化)로 말미암아 자연과 단절되고, 그 결과 우리 인간들은 스트레스로 가득한 일상을 살아가야만 한다.

　산림테라피가 주는 '자연 자극'을 받으면, 본래의 자연스러운 인간상인 자연 대응 상태에 가까워지므로 육체와 정신이 이완되고, 또 그 상태를 쾌감으로 느끼게 된다. 이는 이론적인 사고가 개입할 여지가 없는 직관적인 반응이며, '감성'을 통해 느끼는 감각이다. 그 과정을 언어로 표현할 방법이 없기 때문에 산림테라피의 효과를 증명하려면 생리지표의 역할이 무엇보다 중요하다. 2005년부터 2008년까지 약 4년간에 걸쳐 일본에서 실시된 전국 38개 산림과 456명의 피험자 실험을 통해서 산림테라피의 생리적 효과가 명확하게 드러났다.

세계적으로도 산림테라피에 관한 관심이 급속히 높아지고 있는데, 2007년에는 IUFRO(국제임업연구기관연합)에 'Forest and Human Health'라는 이름의 특별위원회가 설치되었다. 여기서 일본은 산림테라피의 생리 효과에 관해 지금까지 수집한 대규모 데이터를 세계 최초로 공개했다.

2008년에는 제2회 특별위원회가 모로코에서 열렸다. 또 2008년 4월에 열린 일본위생학회의 학술대회에는 핀란드삼림연구소장이며 본 특별위원회의 위원장이기도 한 라이티오(Raitio) 교수와 한국의 신원섭 교수를 초빙했고, 일본에서도 4명의 연구자가 참가하여 국제심포지엄을 열었다. 2008년 10월에는 한국에서 IUFRO 서울총회(산림테라피 국제회의)를 열었는데, 이때도 일본의 연구 성과가 소개되었다. 이처럼 현장의 생리실험 데이터는 일본에서 축적된 자료가 대부분이므로 앞으로도 이들의 연구업적을 세계에 알려나가는 작업이 중요하다.

본 개론에서는 산림테라피 개념의 기초를 이루는 '산림욕 및 산림테라피의 정의', '건강, 쾌적성, 감성의 정의', 아울러 '산림테라피 기지 구상' 등을 소개한다.

1) 산림욕에서 산림테라피로

산림욕이란 '인간과 산림 등 자연환경 사이에서 일어나는 동조(싱크로 상태)로 인한 쾌적성 증진 효과를 목적으로 한 행위'로 정의한다. '산림욕'은 아키야마 도모히데(秋山智英) 전 임야청 장관이 만든 말로, 1982년 아사히신문에서 최초로 소개했다. 하지만 그동안 생리적인 평가법이 확립돼 있지 않아서 몇 년 전까지만 해도 생리적 데이터의 축적은 전무하다시피 했다.

최근 생리적 쾌적성을 평가하는 기술이 급속도로 발전하면서 관련 데이터가 축적되었고, 이에 2003년 '산림테라피'란 단어가 만들어졌다. 산림테라피란 '과학적 증거로 입증된 산림욕 효과'를 뜻하며, 이미 정착된 아로마테라피에 준해서 만들어진 조어다.

하지만 여기서 '테라피(therapy)'란 표현에 주의할 필요가 있다. 본래 테라피란 단어는 '치료'나 '요법'을 뜻하지만, '산림테라피'의 테라피는 항생물질이 폐렴을 치료할 때 같은 '특이한 효과'에 따른 치료를 뜻하지는 않는다. 산림테라피는 지나치게 높은 긴장 상태, 즉 너무 강한 교감신경의 활동을 진정시켜서 생리적 이완 상태를 유도하는 것에 그 목적이 있다. 그 결과 저하된 면역기능을 올리고 병에 잘 걸리지 않는 몸을 만들 수 있다.

다시 말해서 산림테라피란 '산림에서 유래한 자극이 생리적 이완 상태를 유도하여 면역기능이 올라가고 병에 잘 걸리지 않는 몸을 만드는 비특이한 효과'를 뜻하며, 예방의학의 견지에 서 있는 개념이라 할 수 있다.

2) 산림테라피와 건강

① 건강의 의미

이 책에서는 건강을 '개인이 현재 지니거나 지니고 태어난 능력을 충분히 발휘할 수 있는 상태'라고 정의한다. 즉 그 상태는 개인마다 다르며, 가령 선천적으로 신체에 장애가 있다 하더라도 건강한 상태를 유지할 수 있다. 여기서 중요한 점은 건강을 긍정적이며 건설적인 인생을 보내기 위한 방법이나 과정으로 보는 점에 있다. 다시 말해 건강은 '목적'이 아닌 '수단'인 것이다.

② **산림테라피의 효과**

현대를 살아가는 인간의 몸은 자연에 대응하도록 만들어져왔다. 하지만 애초에 자연 속에서 살아가도록 최적화된 인간의 몸이 인공화된 사회에서 살아가려고 하니 인간은 항상 스트레스 상태에 놓여 있을 수밖에 없다. 하지만 긴장 상태에 있는 인간의 몸이 산림테라피와 접하는 순간 생리적으로 이완되고, 인간 본연의 자연스러운 모습에 다가가 면역기능이 높아져 병에 잘 걸리지 않는 몸으로 변화할 수 있다. 산림테라피는 이 같은 '특별하지 않은 비특이적 효과'를 기대한다.

리케이(李卿, 일본의과대학)를 중심으로 한 공동연구에서 '산림테라피를 통해 저하된 면역력이 증강된다'는 사실을 밝혔다. 대기업에 근무하는 중년 회사원 30명의 피험자를 대상으로 우선 NK 활성화 정도(자연살해세포 활성 : 면역기능, 특히 항암작용의 지표로 사용)를 조사했다. 이들 중 자각증상은 없지만 면역력이 떨어져 있는 '피곤한 회사원' 12명을 추출, 산림테라피 실험에 참가시켰다. 금요일 오전 중에 신칸센을 타고 나가노(長野)현 이야마시(飯山市)의 산림테라피 기지로 이동한 뒤, 첫날 2시간과 이튿날 4시간, 총 6시간 동안 산림 산책을 행했다. 그 결과 NK 활성이 첫날에 27%, 이튿날에는 53% 증강되어 정상치를 회복했다. 산림테라피의 '특별하지 않지만 특별한 효과'가 실증된 실험 사례라 할 수 있다.

그 다음 해에 재실험을 실시했다. 전년도 실험 때와 같은 결과를 얻었으며, 아울러 직장으로 복귀하고 30일이 경과한 뒤 다시 계측해보았더니, 산림테라피를 체험하기 전의 수치와 비교하여 통계적으로 의미 있는 높은 NK

활성치를 보였다. 더불어 여성 간호사를 피험자로 한 실험에서도 같은 결과가 나와 산림테라피는 남성과 여성 모두에게 효과가 있음을 알 수 있었다.

이 같은 결과로 예상해볼 때 예방의학의 측면에서 '산림테라피'는 더욱 주목받을 것으로 보인다.

3) 산림테라피와 쾌적성

① 쾌적성의 의미와 종류

'쾌적성'은 학문영역에서는 아직 정의를 내리지 않았다. 이 책에서는 쾌적성을 '인간과 환경 사이의 리듬 동조'라고 정의한다. 인간은 일상적으로 특정 환경하에 있을 때 그 환경과 자신의 리듬이 일치하면 쾌적한 기분을 느낀다. 예를 들어 청중이 관심 있게 듣는다고 느끼는 강연자는 흥이 나서 얘기를 하지만, 졸고 있는 사람을 발견한 강연자는 순간 말이 막혀버리는 경우를 종종 경험한다.

이누이 마사오(乾正雄, 다카라즈카 조형예술대학)는 쾌적성을 '소극적 쾌적성'과 '적극적 쾌적성'으로 나눠서 정리한 바 있다. 소극적 쾌적성은 안전이나 건강 유지를 포함하는 결핍을 충족하려는 욕구이며, 불쾌함 제거를 목적으로 한다. 따라서 개인의 사고방식이나 감정이 들어갈 여지가 없어서 다수의 대중들이 쉽게 합의에 도달한다. 이에 반해 적극적 쾌적성은 적절한 자극을 받아 생기는 성장욕구로, 플러스알파를 얻으려는 것을 목적으로 한다. 따라서 동일인이라 하더라도 상황에 따라서 지향하는 바가 달라지므로 합의하기 어렵고 개인차가 큰 특징이 있다.

산림테라피에서 추구하는 쾌적성은 적극적 쾌적성이다. 물론 소극적 쾌적성 또한 기본적인 욕구로서 필요하지만, 우선 지향하는 쪽은 역시 산림과 같은 자연과 접해 몸과 마음의 이완을 촉진하는 적극적 쾌적성이다.

② **자연과 쾌적성**

인간은 꽃이나 수목 같은 자연에 무의식적으로 이끌린다. 이는 현재를 살아가는 현대인이 인류로 진화한 뒤 500만 년의 세월 대부분을 자연 속에서 생활했다는 사실과 매우 깊은 관련이 있다. 이때의 경험이 인간과 자연의 동조를 낳고 쾌적함을 낳는다. 물론 개개인의 가치관은 유전자적 수준의 정보에 문화, 환경, 개개인의 경험이 덧씌워져서 형성된다. 하지만 인간과 자연은 가치관의 기초를 만들어내는 유전자 수준에 따라 선천적으로 동조하므로 자연과 마주친 순간 인간 본연의 모습을 회복하며 이완된다고 한다.

4) 산림테라피와 감성

감성은 일상적으로 흔히 쓰는 말이지만 아직 확실한 정의를 내리지 못했다. 일반적으로 감성은 '감수성의 준말인 감성'과 '직관적 능력을 뜻하는 감성'으로 구분하는데, 이 책에서 이야기하는 감성은 직관적 능력을 뜻한다. 이때는 칸트의 저작인 《순수이성비판》이 큰 의미가 있다. 칸트는 1781년에 쓴 《순수이성비판》에서 진리히카이트(Sinnlichkeit)라는 단어를 사용했는데, 일본에서는 이를 '감성'으로 번역하여 '직감'에 대응하는 말로 사용했다.

'감성'이란 단어는 1921년 아마노 데이유(天野貞祐, 철학자, 교토대 교수, 전 문부대신)가 처음 사용했다.

이 책에서는 감성을 '비논리적이며 직관적인 능력의 특성이며, 그 처리과정을 언어로 표현할 수 없는 것'으로 정의한다. 자연과 인간의 관계를 논할 때 역시 앞에서 설명한 의미로 쓴다. 비논리적이고 직관적이며 언어로 표현할 수 없는 점은 자연과 인간의 관계에 그대로 적용할 수 있다. 감성을 매개로 하면 논리적인 사고나 판단의 개입 없이 직관으로 처리하기 때문에 그 과정이나 결과를 재해석할 수 없다. 당연히 언어로 표현하는 작업도 불가능하다. 산림테라피의 이완 작용은 우리에게 유전적으로 구비된 비논리적이며 직관적인 능력이 움직인 결과라 할 수 있다.

자연과 인간은 감성을 매개로 동조 상태가 되는데, 그 결과 유발되는 이완 상태나 면역기능의 향상은 뇌 활동, 자율신경 활동, 스트레스 호르몬, NK세포 활성 등을 지표로 사용하는 생리 평가 시스템을 통해 비로소 명확하게 드러난다.

5) 산림테라피 기지 구상

산림테라피 기지는 다음과 같은 기준의 심사를 거쳐 특정비영리활동법인인 '삼림테라피소사이어티 운영위원회(Forest Therapy Society Steering Committee)'의 인정을 받도록 돼 있다.

지자체와 기업 등이 신청한 기지 후보 산림에 대해 다음 세 가지 측면을 검증하여 심사한 후 인증한다. 첫째로 타액 중 스트레스 호르몬(코르티솔,

cortisol), 타액 중 아밀라아제, 심박의 변화(교감 및 부교감신경 활동), 혈압, 맥박을 지표로 한 생리적 이완 효과다. 둘째로 산림테라피를 중심으로 한 식사, 온천, 역사, 문화 등을 결합한 특색 있는 숙박 플랜, 미래 구상, 지속 및 발전 가능성, 관리 주체와 지역주민의 수용 태도 등 소프트웨어적인 상황이다. 셋째로 양호한 산림 환경, 숙박 시설, 병원 등의 하드웨어 정비 상황이다.

이 인정 제도는 지자체와 기업의 활성화 및 지역산림 재생에 커다란 목표를 둔다. 지난 3년 동안 총 35곳이 인정되었고, 2009년 이후에도 각지의 산림테라피 기지 후보에 대한 생리실험과 심리실험 및 피톤치드나 음이온 등의 측정이 예정돼 있다.

10년 동안 100곳을 인정해 전국의 산림테라피 기지가 100군데로 늘어난다면, 결과적으로 각지의 산림이 세심한 관리를 받게 되어 산림 전체의 재생으로 이어질 수 있으리라 기대한다. 또 스트레스 환경 속에서 생활하는 도시 거주민을 위한 효과적인 이완 수단으로 활용하여 예방의학의 관점에서 의료비 절감에도 도움이 될 것이다. 그리고 이 과정에서 세계 최초로 방대한 양의 생리적 과학 데이터를 축적할 수 있다.

1984년 즈음에 탄생한 '테크노 스트레스**'란 단어로 대표되는 지난 25년은 인공화로의 이행이 가속화된 시기였고, 이에 대한 반작용으로 산림테라피로 대표되는 '자연'의 유효성을 재평가한 시기였다. 1982년에 '산림욕'이란 단어가 처음 나오게 된 배경 역시 이 같은 흐름과 무관하지 않다. 여기에 지난 수년간 이루어진 생리적 평가 시스템의 진보로 산림욕의 생리적 이완 효과나 면역기능의 향상 효과를 과학적으로 증명할 수 있게 되면서 '산림테라피'란 개념이 생겨났다.

산림테라피 연구는 이제 막 시작되었다. 이 책 역시 마찬가지다. 이제까지는 산림테라피 개념의 기초가 되는 '산림욕 및 산림테라피의 정의', '건

**테크노 스트레스
(techno-stress)
사무자동화 시대에 직면한 인간의 정신적 장애.

강, 쾌적성, 감성의 정의' 그리고 '산림테라피 기지 구상' 등을 소개했다. 이어서 산림테라피 연구의 역사, 산림테라피의 생리적 평가 시스템, 산림테라피의 생리적 효과에 대해서 기술하고, 1장의 마지막으로 산림테라피의 세계적 동향을 짚어본다.

이 책을 통해 산림테라피의 전체상을 파악하여 산림테라피스트 자격 취득이란 결과로 이어진다면 기쁘겠다.

— 미야자키 요시후미(宮崎良文)

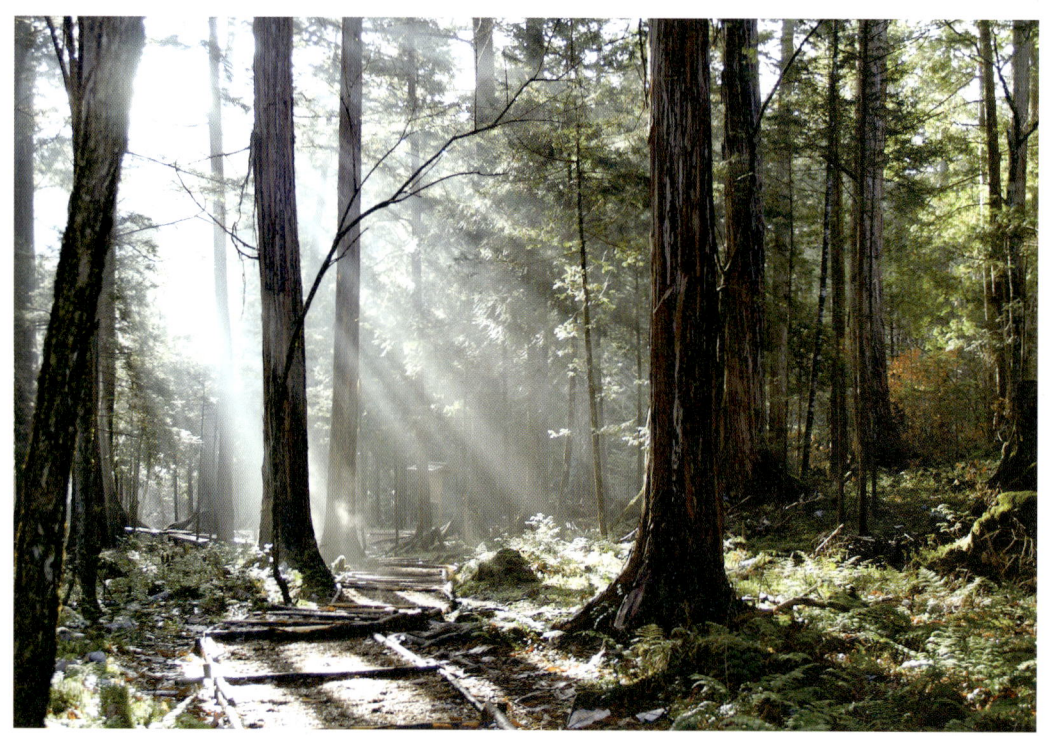

사진 1 _ 산림테라피 로드 '산림욕 발상지'(나가노 현 아게마츠마치)

2. 일본의 산림테라피

1) 산림테라피 연구의 역사

산림테라피의 연구 흐름을 사례를 통해 살펴보자. 2004년 일본에서 대규모의 현장 실험이 개시되기 전까지는 실내 실험을 통해 산림 환경의 각 감각요소가 유발하는 영향을 추적하는 방법이 주를 이뤘다. 현장에서 산림욕 생리실험을 한 예는 많지 않고 일본에서도 단 몇 건이 보고되었을 뿐이다. 과거 해외에서 행한 연구에 대해서는 41~42쪽의 '해외 연구 사례'에 정리해두었다.

① **산림테라피에 관한 일본의 실내 실험**

앞에서 이야기했듯이, 산림 환경이 인간의 각 감각요소에 미치는 영향에 대한 실험은 대부분 실내에서 실시되었다. 본장에서는 오감으로 나눠서 각각의 실험 사례를 소개한다.

■ 시각 자극

산림 경관의 동영상이 생체에 미치는 영향을 밝히기 위해 대형 고해상도 디스플레이어를 사용한 실험을 실시했다. 스다(須田)는 '산림욕'과 '벚꽃'의 풍경을 제시하고 뇌의 전전두엽 활동과 자율신경계 활동(혈압, 맥박수)의 변화를 측정했다[1]. 주관평가에서는 산림욕 동영상은 대조 화면(동영상이 없는 회색 화면)과 비교해서 쾌적하고 마음이 진정되는 효과를 주는 것으로 평가되었고, 벚꽃 동영상은 오히려 뇌 활동을 각성시키는 것으로 평가되는 경향을 보였다. 또 산림욕 동영상에서는 혈압이나 뇌의 활동이 저하된 데 반해, 벚꽃 동영상에서는 맥박수와 혈압 상승을 확인할 수 있었고 전전두엽의 활동 역시 항진되었다. 이 실험은 주관평가와 생리응답이 잘 대응된 예다.

자연 풍경을 사용한 실험으로는 8종류의 동영상을 봤을 때 자율신경계의 반응을 조사한 사례가 있다[2]. 동영상의 종류에 따라 안정 상태와 비교한 심박출량(1분간 심장이 박출하는 혈액량)의 변화량 및 주관적 온냉감에서 의미 있는 차이를 관찰할 수 있었다. 용암이나 사막 같은 '뜨거운' 영상을 보고 있을 때는 심박출량이 증대되었으며, 설경과 시냇물 등의 '차가운' 영상에서는 심박출량이 감소했다. 자연이 연출하는 시각 자극이 인간의 생리에 영향을 주는 사실을 이와 같은 연구를 통해 밝혔다.

■ 후각 자극

일본의 대표적인 침엽수이며 주택의 구조재로 사용되는 삼나무 냄새는 인간에게 친밀한 향 중 하나다. 미야자키가 행한 삼나무 나뭇조각을 사용한 후각 자극 실험에서는[3~4] 삼나무의 향기 물질을 흡입한 후 수축기혈압과 뇌 전전두엽의 활동이 저하되었다. 일반적으로 후각 자극에는 개인적인 기호의 차이가 강하게 드러난다. 이 실험에서도 피험자 중에 삼나무 냄새를 싫어한다고 말한 사람이 있었다. 보통 싫어하는 자극을 접하면 혈압 상승 같은 스트레스 반응이 일어나리라 예측하는데, 이 실험에서는 싫어한다고 평가한 피험자를 추출해서 평균을 내봐도 혈압의 상승은 보이지 않았다. 인간의 생리 기능은 자연에 대응하도록 만들어졌기 때문에 설사 본인이 주관적으로는 싫어한다고 여기더라도 자연에서 유래한 자극에는 생체가 스트레스를 받지 않는 것으로 보인다.

수목의 향기 물질을 추출한 실험도 실시했다. 리모넨**은 수목이 발산하는 대표적인 피톤치드 중 하나다. 감귤류의 껍질에도 함유돼 있으며, 많은 사람들이 좋아하는 향을 지니고 있다. 리모넨의 흡입에 따른 생리응답을 검토한 실험[5]에서는 조금 쾌적하고 조금 진정적이라고 평가되었고, 흡입하고 20초 정도 흐른 뒤에 혈압이 떨어지기 시작해서 그 뒤로 유의미한 저하가 지속됐다. 이를 통해 리모넨을 흡입하면 생리적으로 이완된다는 사실을 알 수 있었다.

알파피넨(Alpha-Pinene) 역시 일반적으로 침엽수림의 공기에서 다량 검출되는 대표적인 나무의 냄새 성분 중 하나다. 어떤 냄새든 농도가 높고 향이 강하면 불쾌감을 유발하는 것으로 알려졌는데, 알파피넨의 농도를 변화시켜가며 생리응답을 검토한 연구 사례[6]를 살펴보자.

이 연구에서는 알파피넨의 농도를 30ℓ의 공기 중에 $10\mu\ell$(마이크로리터), $100\mu\ell$, $500\mu\ell$의 3단계로 설정했다. 냄새의 감각강도 평가에서는 $10\mu\ell$, $100\mu\ell$에 피험자 대부분이 '약한 냄새'라고 평가하였고, $500\mu\ell$는 대다수가 '바로 알 수 있는 냄새'라고 평가하였다. 또 '약한 냄새'라고 평가한 경우는 '조금 쾌적'하게 느꼈다. '바로 알 수 있는 냄새'에는 '조금 불쾌'하게 느

**
리모넨(limonene)
한 개의 고리로 이루어진 테르펜계(terpene系) 탄화수소의 하나. 레몬 향기가 나는 무색의 비수용성 액체.

겼다. '약한 냄새'에 '조금 쾌적'하다고 평가한 경우 수축기혈압이 흡입 개시 후부터 눈에 띄게 저하된 데 반해, '바로 알 수 있는 냄새'에 '조금 불쾌'하게 평가한 경우는 수축기혈압은 저하되지 않았고 맥박수가 상승하는 경향이 인정되어, 교감신경 활동이 우위에 선 상태가 유발된 것으로 보인다. 또 알파피넨의 농도 상승과 함께 전전두엽 활동의 항진 폭이 커졌다는 사실이 확인되었다.

종합적으로 해석하면, 옅은 농도의 알파피넨 냄새의 흡입은 이완 상태를 유도하지만 '바로 알 수 있는 냄새'는 생체를 약한 스트레스 상태에 빠뜨릴 수 있다. 알파피넨도 자연에서 유래한 물질이긴 하지만 자연환경에서는 인간이 특정 성분 하나에만 이같이 고농도로 노출될 일이 없다. 그래서 불쾌하다고 느꼈을 때 생체에 스트레스 상태가 유발된 것으로 보인다.

다야완사(Dayawansa)는 삼나무에서 추출한 정유 성분인 세드롤(Cedrol)이 자율신경계 활동에 미치는 영향을 보고했다.[7] $14.2 \pm 1.7 \mu g/\ell$ (마이크로그램/리터) 농도의 세드롤 혼합 공기와 일반 공기를 비교한 결과, 세드롤 흡입 시에는 심박수, 수축기혈압, 확장기혈압의 저하가 인정되었다. 또 심막변동성을 해석했더니, 부교감신경 활동의 지표인 HF(고주파) 성분이 증가하였고 교감신경 활동의 지표인 LF/HF(저주파/고주파)의 비(比)는 저하되었다. 세드롤의 흡입에 따른 부교감신경 활동의 항진과 교감신경 활동의 억제가 인정되어 세드롤의 진정작용이 증명되었다. 이 연구그룹은 세드롤의 수면 개선 효과도 보고하였다.[8]

■ **촉각 자극**

사쿠라가와(Sakuragawa)는 금속과 목재(졸참나무)에 접촉했을 때 생리응답에 나타나는 차이를 보고했다.[9] 재료의 온도에 따른 영향을 배제하기 위해 따뜻하게 데운 금속과 차갑게 식힌 졸참나무 목재에 각각 60초간 손을 대고 있도록 한 상태에서 수축기혈압을 측정했다. 통상 온도의 금속에 손을 대고 있으면 혈압이 올라 생체가 스트레스 상태가 되었지만, 데운 금속에 손을 대고 있을 때는 혈압 상승이 억제되었다. 한편으로 차갑게 식힌 목재와 접촉했을 때는 불쾌한 것으로 나타나 그에 따른 혈압의 상승을 예상했으나, 실제로 혈압은 상승하지 않았다. 삼나무 나뭇조각의 냄새 흡입 실험과 같은 결과였다.

도장(塗裝)하지 않은 삼나무 목판, 얇게 도장(오일피니시)한 삼나무 목판, 두껍게 도장(폴리우레탄 도장)한 삼나무 목판, 비교를 위한 금속판 등 총 4종류의 재료를 손바닥으로 만졌을 때 수축기혈압을 측정한 실험도 보고되었다.[10] 도장하지 않은 목판과 얇게 도장한 목판은 접촉 시 일시적으로 상승한 혈압이 접촉 전 수치로 빠르게 돌아간 데 반해, 두껍게 도장한 목판과 금속판은 이전 수치로 돌아가지 않고 스트레스 상태가 지속되었다. 즉 두껍게 도장을 하면 삼나무 목판이라 해도 금속판과 마찬가지의 반응을 유발했다.

■ 청각 자극

미시마(Mishima)는 불쾌한 음의 대표 격인 치과의 터빈음(turbine음, 이를 갈 때 나는 기계음)과 자연의 소리인 시냇물 소리를 각각 60초간 들려주었을 때 뇌 전전두엽 활동과 수축기혈압을 비교했다.[11] 수축기혈압은 터빈음 청취 시에는 상승했고, 시냇물 소리를 들을 때는 변화가 없었다. 또 근적외선 분광분석법(Near-InfraRed Spectroscopy)으로 측정한 전전두엽의 활동은 터빈음에서는 큰 폭으로 떨어졌고, 시냇물 소리에서는 거의 변화가 없었다. 이 실험 결과 터빈음이 주는 불쾌감이 전전두엽의 활동에 큰 변화를 유발함을 알 수 있었다.

■ 미각 자극

　대나무 껍질로 싼 주먹밥과 사쿠라모치(벚나무 잎으로 싼 찹쌀떡), 가시와모치(떡갈나무 잎으로 싼 찹쌀떡)에는 희미하게 '수목의 맛'이 배어 있다. 예로부터 일본이나 해외에서 수목이 특정 음식에 공헌한 사례로 위스키 통을 들 수 있다. 후지이(藤井)는 일반 위스키와 삼나무 통에 저장한 위스키를 섞은 블렌디드 위스키(blended whiskey)의 맛과 향에 관해 연구했다.[12] 일반 위스키와 삼나무 통에 저장된 블렌디드 위스키를 각각 알코올 도수 25%로 조정해서 100㎕씩 피실험자의 혀 위에 두고 90초간 맛과 냄새를 음미하도록 했다. 그 결과 일반 위스키에서는 수축기혈압이 상승한 뒤에 이전 수치로 수렴하기까지 50초가 걸렸지만, 삼나무 통에 저장된 위스키를 섞은 블렌디드 위스키에서는 상승 후 약 10초 만에 이전 수치를 회복했다. 두 종류의 위스키에 대한 주관적 평가(자기신고평가)에서는 차이가 없었지만, 생리응답 결과는 달랐다.

② 산림욕 실험

　보고 사례는 적지만, 과거에도 현장에서 산림욕 실험이 몇 번 실시되었다. 미야자키(宮崎)는 야쿠시마(屋久島)에서 5명의 피실험자를 대상으로 산림욕 실험을 실시했다.[13] 이것이 산림욕의 생리적 효과를 조사한 최초의 실험일 것이다. 실험을 위해 야쿠삼나무 숲으로 들어가 오전과 오후에 40분씩 숲속을 산책했다. 또 비교를 위한 대조군은 온도와 습도를 숲속과 거의 같은 조건으로 맞춘 인공기후실에서 마찬가지로 40분간 보행운동을 실시했다. 그 결과 심리상태 평가서(POMS, Profile Of Mood States)에서 산림욕 이후 '긴장-불안', '피로'의 감정척도 득점이 감소했고 '활기'는 상승했다. 타액 중 코르티솔 농도는 대조군과 비교해 산림욕 집단이 낮은 경향을 보였다.

이 밖에도 인슐린 비의존성 당뇨병 환자 87명(남성 29명, 여성 58명, 평균연령 61세)을 피험자로 해서 산림욕 효과를 조사한 연구,[14] 산림에 8시간 동안 머물렀을 때의 각종 생리지표를 측정한 연구가 있다.[15] 전자에서는 6년간 9회의 산림욕(3km 혹은 6km의 보행)을 실시하여 그 전후 혈당치를 비교해본 결과, 평균 179mg/dℓ(밀리그램/데시리터)에서 108mg/dℓ로 저하되었다. 또 후자에서는 일반 도시 환경과 비교하여 NK세포 활성과 면역글로불린** A, G, M의 농도가 상승했다.

면역글로불린 (immunoglobulin)
감마 글로불린을 형성하는 주요 단백질. 항체의 본체로, 모든 척추동물의 혈청과 체액 속에 들어 있다. 성질과 상태에 따라 다섯 가지로 분류되며, 각각 특이한 기능이 있다.

③ 해외 연구 사례

산림욕을 비롯한 자연환경의 쾌적함을 생리적인 실험으로 밝히려는 연구는 일본이 세계에서 가장 앞서 있다. 하지만 해외에도 바이오필리아(Biophilia) 가설[16](인간이 자연을 지키며 자연과 공존하려는 것은 이미 그렇게 행동하도록 유전자에 프로그램되어 있기 때문이라는 가설)을 제창한 윌슨(Wilson)을 위시하여, 자연과 인간의 관계에 흥미를 가진 연구자가 다수 존재한다.

울리치(Ulrich)는 사이언스지(誌)에 입원환자의 회복에 미치는 식물의 영향을 발표했다.[17] 한 병원에서 1972년부터 1981년까지 약 10년 사이에 담낭절제수술을 받은 환자의 입원 기간을 조사했다. 이 병원에는 방의 크기, 창과 가구의 배치는 똑같지만 창밖으로 나무 몇 그루가 보이는 병실과 벽이 보이는 병실이 있었다. 이들 병실에 입원한 환자들의 수술 뒤 입원 일수를 조사한 결과, 나무가 보이는 병실의 환자는 확실히 입원 기간이 짧다는 사실을 알 수 있었다. 또 간호사의 기록을 비교해봐도 나무가 보이는 병실에 입원한 환자 쪽이 진정제 사용량이 적었다. 울리치는, 식물에는 어느 정도의 테라피 효과가 있다는 점과 함께 창밖으로 식물이 보이도록 병실을 배치해야 한다고 지적했다.

로어(Lohr)는 창이 없는 방에 식물을 놓아두었더니 그 방에서 생산율이 올라갔다고 보고했다.[18] 96명의 피험자에게 컴퓨터 화면상에 과제를 부여해서 실험한 결과, 식물이 실내에 있을 때가 그렇지 않은 경우보다 과제 처리 중 수축기혈압의 상승이 적었고, 과제 처리 후 혈압이 크게 저하되는 경향을 보였다. 적어도 실내의 관엽식물이 인간에게 어떤 식으로든 영향을 미친다는 사실이 밝혀진 것이다. 더욱이 로어는, 오리안스(Orians)가 제창한 '사바나 가설(인류가 진화한 장소인 사바나의 경관을 현대인들도 가장 좋아한다는 가설)'을 배경으로 가늘고 긴 나무나 둥근 형태의 나무보다 사바나에 있는 식물들처럼 가지가 넓게 퍼진 형태의 나무를 가장 선호하는 것으로 보고했다.[19]

프럼킨(Frumkin)은 환경 위생의 입장에서 자연이 인간의 건강 증진에 중요한 역할을 한다고 지적했다.[20] 프럼킨 역시, 인류가 진화 과정 중 대부분의 시간을 자연환경 속에서 생활했다는 점을 근거로 자연이 인간의 건강에 도움이 된다고 주장했는데, 동물과 식물, 자연환경, 자연 체험(캠프 등)의 4가지로 분류한 뒤 이를 뒷받침하는 과학적 견해를 소개했다.

— 스네츠구 유코(恒次祐子), 박범진(朴範鎭), 미야자키 요시후미(宮崎良文)

2) 산림테라피의 평가 시스템

여기서는 특정 환경에 놓인 인간의 상태를 해석하기 위해 사용하는 다양한 생리지표와 여러 가지 방법을 소개하고 측정법과 주의사항 등을 설명한다. 현재 인체의 생리기능 측정은 넓은 분야에서 행해지며, 다양한 제품 개발과 환경 평가 등에 활용되고 있다. 특히 최근에는 기술의 진보가 눈부시다. 산림테라피 연구에 쓰거나 쓰일 가능성이 있는 지표를 중심으로 설명한다.

① 중추신경계

뇌와 척추로 구성되는 중추신경계는 외부에서 들어온 정보를 반사적이며 본능적인 반응부터 기억과 조합하거나 가치판단 같은 수준 높은 작업에 이르기까지 다양한 방식으로 처리한다. 뇌의 활동 상태를 보여주는 지표는 신경활동 시 발생하는 전기적인 변화를 측정하거나 뇌의 활동과 함께 일어나는 산소대사를 측정해서 얻는다.

■ 뇌파[21]

뇌파는 복수의 주파수 성분으로 구성된다. 그중 주파수가 8~13Hz인 α파에 대해 'α파가 나오면 이완 상태'라는 인식이 일반에 널리 퍼져 있다. 이는 뇌의 각성도가 낮을 때와 극단적으로 높을 때 α파의 출현이 억제되고, 통상적인 각성도일 때(안정 시)는 증가한다는 사실에 근거한 말이다. 한편 α파는 활동 시에는 억제된다고 알려져 있다. 예를 들어 눈을 감으면 시각 자극을 처리하는 후두부에서 α파가 증가한다. 여기서도 알 수 있듯이, α파의 증가가 반드시 '이완 상태'를 뜻하지는 않으며 올바르게 해석하려면 다른 지표도 참고하는 등 종합적 판단이 필요하다. 또 뇌파를 측정할 때는 전극을 제대로 접촉하기 위해 전극과 두피 사이에 접착제를 바르는데 이 자체가 피험자에게 불쾌감을 주기도 하여 산림테라피처럼 '환경의 쾌적성'을 목적으로 한 연구에서는 사용하기 어려운 결점이 있다. 이 밖에도 눈을 깜박일 때 발생하는 근전위(筋電位)가 유발하는 측정 장애 등 몇 가지 문제점이 있지만 지금까지 축적된 연구가 많고 휴대용 측정기구가 많이 나와 있어 뇌파 연구가 한결 편리해졌다. 앞으로도 적절한 해석에 기초한 데이터 축적이 기대된다.

■ **기능성 자기공명영상(fMRI)** [22]

뇌는 활동 시에 산소를 소비하는데, 이때 활동에 수반되는 산소화(酸素化)에 헤모글로빈이 소비되므로 혈액 중 탈산소헤모글로빈의 농도가 일시적으로 증가한다. 하지만 그 직후 동맥혈이 활동 부위에 다량 공급되면서 탈산소헤모글로빈의 농도는 상대적으로 떨어진다. fMRI(functional Magnetic Resonance Imaging)는 핵 자기공명 현상**으로 탈산소헤모글로빈의 농도 저하치를 측정해서 뇌의 활동부위를 추측하는 비침습적 측정법이다. 공간분해능(空間分解能)과 시간분해능(時間分解能)이 모두 뛰어나고 뇌의 심부까지 측정이 가능하다. 단, 침대에 누운 상태로 계측기 안에 들어가야 하기 때문에 피험자의 구속 정도가 크고, 계측기 안의 소음이 심한 문제점이 있다.

■ **근적외선 분광분석법(NIRS)** [23]

fMRI에서 설명했듯이 뇌 활동에 동반되는 산소화 및 탈산소화에 따른 헤모글로빈의 농도 변화를 근적외선 흡수 특성의 차이를 이용해서 측정하는 방법이다. 센서는 송광부(送光部)와 수광부(受光部)로 구성되는데, 송광부에서 조사(照射)된 근적외선이 생체조직 내에서 산란, 흡수된 뒤 되돌아오면 이를

** 핵 자기공명 현상 (nuclear magnetic resonance)
자기장 내에서 원자핵의 자기 모멘트에 특정한 외부의 에너지가 작용하여 그 에너지를 흡수하고 다른 에너지 준위로 전이하는 현상. 또는 이를 이용한 분광법을 말한다. 보통 NMR이라고도 한다. 물질의 특성 분석은 물론 의학 분야까지 널리 이용되고 있다.

수광부에서 검출한다(사진 2). 측정 부위의 헤모글로빈 농도가 높으면 그에 대응하는 특이한 파장대에서 근적외선 흡수량이 많아지고 농도가 낮으면 흡수량이 적어진다. 헤모글로빈에 의한 흡수가 많으면 수광량이 줄고 적으면 수광량이 늘기 때문에 간접적으로 뇌의 활동 상황을 알 수 있다. 장점은 측정기가 휴대용이라는 점, 실시간측정이 가능하다는 점, 센서를 장착할 때 피험자의 부담이 적은 점 등이다(사진 3). 또 피험자의 구속이 적기 때문에 운동 시 뇌 활동 측정 등에도 응용할 수 있다. 단 공간분해능은 다른 방법보다 기능이 떨어지고 뇌의 심부측정은 어렵다고 한다.

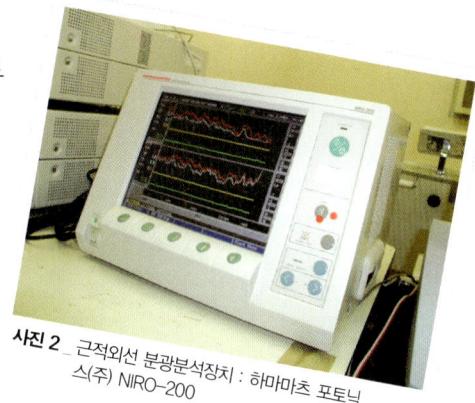

사진 2 _ 근적외선 분광분석장치 : 하마마츠 포토닉스(주) NIRO-200

② 자율신경계

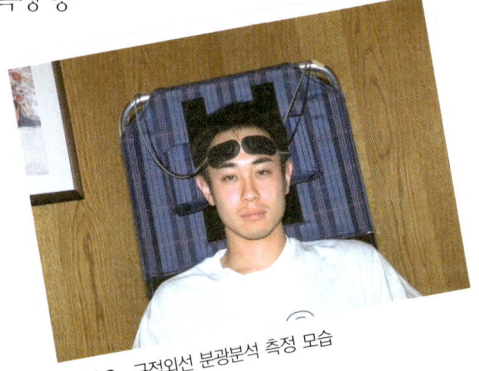

사진 3 _ 근적외선 분광분석 측정 모습

자율신경계의 각 지표는 외부의 스트레스에 대해 몸이 항상성**을 유지하려는 자율적인 반응이나 기분 상태를 반영한다. 측정이 간편하여 인체의 상태를 측정할 때 널리 사용된다.

**
항상성
(Homeotasis, 恒常性)
생체가 여러 가지 환경 변화에 대응하여 생명 현상이 제대로 일어날 수 있도록 일정한 상태를 유지하는 성질. 또는 그런 현상.

■ 혈압 및 심박수[24)]

대표적인 자율신경계 지표로 혈압과 심박수를 들 수 있다. 특히 심박은 긴장하면 두근거리며 빨라지는 등 감정과 연결되는 것을 스스로도 느낄 수 있기 때문에 오래 전부터 연구 대상이 되어왔다. 혈압은 각자의 건강상태를 반영하는 기본지표로서 건강진단 등에서 널리 측정되고 있다. 심장의 수축과

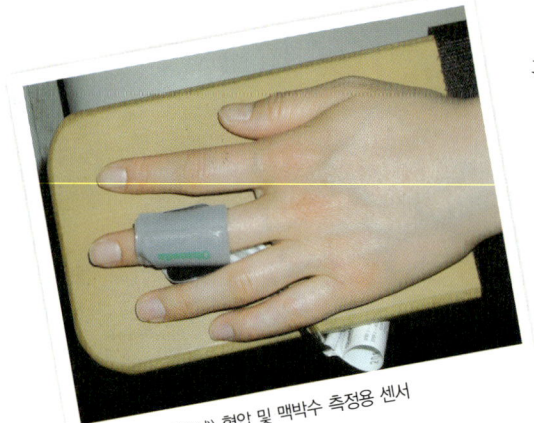

사진 4 _ 지식(指式) 혈압 및 맥박수 측정용 센서

확장에 대응하는 수축기혈압(SBP; Systolic Blood Pressure)과 확장기혈압(DBP; Diastolic blood pressure)을 지표로 많이 사용한다. 또 DBP+(SBP−DBP)/3으로 얻은 수치를 평균혈압이라고 한다. 기본적으로 생체가 이완 상태에 있을 때 혈압이나 심박수가 저하된다고 하는데, 목재의 향이나 시냇물 소리를 듣고 혈압이 저하되고 심박수가 감소했다는 연구결과를 예로 들 수 있다.

혈압 측정법에는 관혈법(觀血法)과 비관혈법(非觀血法)이 있다. 비관혈법에는 다시 몇 가지 측정법이 있는데, 상완동맥을 커프(cuff; 혈압을 잴 때 팔에 감는 밴드)로 압박한 뒤 혈류를 재개했을 때 혈류음(血流音)을 듣는 청진법(聽診法), 팔의 요골동맥(橈骨動脈) 위에 센서를 설치해서 손목에서 동맥압을 측정하는 토노메트리법(tonometric method) 등이 잘 알려져 있다. 피나플레스법(Finapres)은 손가락 끝에 커프를 장착해서 연속적으로 혈압을 모니터링하는 방법으로, 임상이나 연구 목적으로 보급돼 있다(사진 4). 커프는 장착법이 쉽고 매초마다 데이터를 얻을 수 있는 장점이 있다. 토노메트리법과 피나플레스법에서는 심장의 높이와 측정 부위의 높이가 다를 경우 혈압 보정이 필요하다.

이 밖에도 최근에는 휴대형 연속혈압측정기가 많이 개발되어 하루 중 활동시간에서 수면시간에 걸친 혈압 변동도 자동적으로 측정할 수 있게 되었다. 장시간 장착할 필요가 있고 격렬한 동작을 할 때는 측정치가 부정확한 경우도 있긴 하지만 혈압의 일내변동(日內變動)에 대한 유용한 정보를 얻을 수 있는 특징이 있다.

■ 심박변이도(HRV)[25]

 심장박동은 규칙적으로 뛴다고 흔히들 생각하지만 실제로는 1박마다 간격에 변동성이 있다. 심전도의 R파의 정점(頂點)을 검출한 뒤, 다음 정점 사이의 시간 간격을 산출한 수치를 R-R간격이라고 한다. R-R간격의 변동에는 서로 다른 주파수를 지닌 복수의 성분이 포함돼 있기 때문에 고속 푸리에 변환** 등을 이용한 주파수 해석이 유용하다. 심박변동의 주파수 스펙트럼에서는 저주파역(低周波域, LF)과 고주파역(高周波域, HF)에 각각 정점이 발현된다. HF 성분의 파워스펙트럼** 면적을 부교감신경 활동의 지표로 삼고, LF 성분과 HF 성분의 파워스펙트럼 면적에서 LF/HF 혹은 LF/(LF+HF) 값을 구해서 교감신경 활동의 지표로 삼는 방식이 일반적이다. 즉 1박마다 심박 변동을 계측해 이완했을 때 높아지는 부교감신경 활동(HF 성분)과 스트레스 상황에서 높아지는 교감신경 활동[LF/HF 혹은 LF/(LF+HF)]으로 나눠서 자율신경 활동을 정량적으로 계측할 수 있다.

고속 푸리에 변환 (FFT, fast Fourier transform)
함수의 근사값을 계산하는 알고리듬.

파워스펙트럼 (power spectrum)
자기상관함수의 푸리에 변환을 파워스펙트럼이라고 하며, 파워스펙트럼은 각 주파수 성분이 가지는 파워를 나타낸다.

■ 타액 중 아밀라아제 활성[26]

 타액선의 타액아밀라아제 분비를 정신적 스트레스의 지표로 설정한 실험이 최근 시행되고 있다. 채취한 타액에 산소법시약(酸素法試藥)을 반응한 뒤, 그 반응샘플의 흡광도를 측정해서 아밀라아제 활성을 측정하는 간단한 장치도 개발되어(사진 5) 현재는 다양한 실험을 시도하고 있다. 혈액과 달리 타액은 채취할 때 피험자의 부담이 적고, 또 측정 결과를 수십 초 만에 알 수 있는 장점이 있어 자율신경

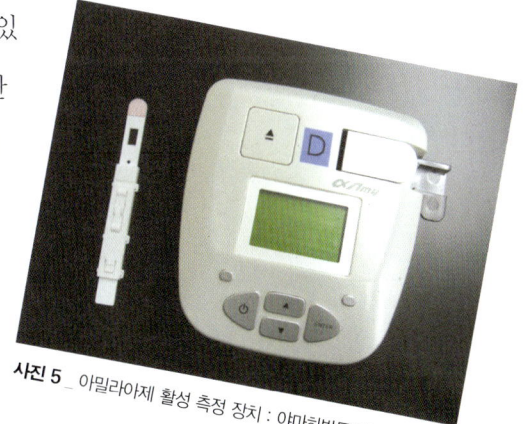

사진 5 _ 아밀라아제 활성 측정 장치 : 야마하발동기(주) α-AMY

계의 지표로서 활용하기에 쉬워 이용에 관한 기대감이 높다. 하지만 측정법이 아직 완전히 확립되지 않은 상태라 충분한 기초 데이터 축적이 필요하다.

③ **내분비계**

내분비계는 자율신경계와 함께 생체 조절을 담당한다. 화학물질인 호르몬을 체액을 이용해서 표적기관이나 세포 등으로 운반하여 정보를 전달하는 시스템[系]인데, 자율신경계보다 조절반응 속도가 느리다. 종류가 다양한 호르몬 가운데 코르티솔이란 부신피질호르몬이 스트레스 부하 시 급격하게 분비된다는 사실이 확인되어 예전부터 스트레스 지표로 사용해왔다.[27]

예전에는 혈액이나 소변을 이용해서 코르티솔 농도를 측정했지만, 최근에는 타액으로도 측정할 수 있어 현장 실험을 할 때 특히 유용하다. 코르티솔의 분비 역시 특정 시기에 변화가 있는데 새벽에는 농도가 높고 오후부터 밤 동안은 낮아진다. 따라서 데이터를 해석할 때는 기준선으로서 특정 시간대를 고려해야 한다. 또 코르티솔의 분비는 식사의 영향도 받기 때문에 측정 시에는 피험자의 식사를 통제할 필요가 있다.

타액 채취는 컬렉션튜브를 사용한다(사진 6). 튜브 안에 들어 있는 멸균 탈지면을 꺼내 입 안에 넣고 타액을 흡수시킨다. 그리고 몇 분 뒤 탈지면을 다시 튜브 안에 집어넣고 마개를 닫으면 된다. 코르티솔의 농도 분석은 시판 키트를 사용하거나 분석 회사에 의뢰하면 된다.

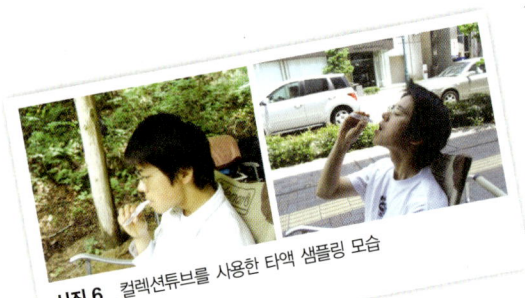

사진 6 _ 컬렉션튜브를 사용한 타액 샘플링 모습

④ **면역계**

외부의 스트레스에 대해 일차적 방어반응을 담당하는 곳이 면역계 시스템이다. 지금까지 산림테라피 연구 중 면역계를 지표로 쓴 사례로는 면역글로불린A라는 체액성 면역물질(항체)의 농도를 측정해서 산림에 단기체류하거나 산림 환경요소와 접했을 때 스트레스 완화 효과를 평가한 실험, NK세포의 활성 등을 조사해서 산림의 장기 체류 등에 따른 면역력 향상 효과를 평가한 실험이 있다.

■ **분비형 면역글로불린A(s-IgA)** [27]

분비형 면역글로불린A(s-IgA)은 다섯 종류의 면역글로불린 중 하나로, 단백질분해효소에 의해 분해되지 않고 점액 중에 존재하기 때문에 비교적 쉽게 측정할 수 있다. s-IgA는 만성적이며 강력한 스트레스 부하 시 감소하는 것으로 알려져 있는데, 한편으로는 일시적인 자극을 받으면 증가하는 것으로 보고하기도 한다. 예를 들어 도시 환경에서 20분간 경치를 바라보게 했더니 산림 환경과 비교하여 s-IgA 농도가 상승했다고 한다. 앞으로는 부하나 계측의 시간적 지속성을 고려해서 s-IgA의 농도 변화가 지닌 의미를 해석하려는 시도가 필요하다. 안정 시의 s-IgA 농도와 자극을 받았을 때의 변화량에는 개인차가 크기 때문에 평소의 신체 상태나 스트레스 정도 같은 개개인의 특성 등도 고려해야 한다.

또 최근에는 타액을 이용한 측정이 가능해져 현장 실험에서 큰 장점을 발휘한다. 타액의 채취는 코르티솔 때와 같은 방법을 사용하므로 코르티솔과 동시 분석도 가능하다.

■ NK세포 활성[28]

NK(Natural Killer) 세포는 종양 세포나 바이러스 감염 세포를 죽이는 대형 림프구다. 개체의 암에 대한 면역감시기구나 바이러스에 대한 방어기구에서 중요한 역할을 담당한다. NK세포의 활성을 조사하려면 혈액 채취가 필요하므로 의사 면허가 없는 연구자는 활용하기 어려운 단점이 있지만, 산림에서의 장기 체류 효과 등을 평가할 때 유용한 지표로 쓰인다.

⑤ 작업 능률 및 반응시간

환경에 따라 변화하는 인간의 정신활동을 조사할 때에는 다양한 환경에서 특정 작업을 한 후 그 수행량이나 실수 횟수를 지표로 평가하는 방법을 쓴다. 작업 내용에 대해서는 현재 통일된 견해가 확립돼 있지 않지만, 우치다크레펠린(內田-Kraepelin) 검사를 비교적 많이 사용한다. 원래는 성격 특성을 검사하는 도구였지만 작업 능률을 측정하는 목적으로 쓰거나 검사 과정 자체를 정신적 스트레스 부하로 활용하기도 한다. 이 밖에 문자소거법(숫자열에서 정해진 숫자만을 사선으로 제거해가는 과제)이나 암산 과제, 기억 과제 등도 사용한다.

반응시간 검사는 특정 작업을 필요로 하는 과제를 제시하고 반응이 일어나기까지 걸리는 시간을 개인의 고등정신작용** 에 대한 지표로 삼는 방법이다. 반응시간에는 과제를 인지하고 반응을 결정한 뒤에 신체운동으로 반응을 실현하는 과정이 모두 포함돼 있는데, 반응의 최소 시간을 지표로 삼기 위해서 피험자에게 되도록 단시간 내에 반응하도록 지시하거나 동기부여를 할 필요가 있다. 반응시간은 보통 밀리초(millisecond) 오더가 되고, 측정에는 자극 제시, 반응의 입력, 통계가 가능한 시스템을 사용한다.

**고등정신작용
(高等精神作用)**
단순기억을 넘어서 사고 기능이 복합적으로 작용하는 정신작용. 지식의 생성·변환·활용과 관련되며, 정보의 비교·평가·해석, 정리·종합·추론·예측 등의 정신활동이 이에 해당한다.

⑥ 주관평가

생리지표와 함께 방증(傍證)으로서 관능검사(sensory evaluation, 사람의 감각에 의존하는 측정법으로 심리계측법의 하나)나 주관적 기분 표현을 측정해두면 생리지표 데이터를 해석할 때 도움이 된다. 단 주관평가는 초 단위로 연속적인 측정을 할 수 없고, 언어 해석의 개인차 등이 결과에 영향을 미친다. 또 자신의 과거 상태를 정확하게 표현하기 어려운 단점이 있고, 생리적인 응답과 반드시 일치한다고도 할 수 없다. 반면 생리지표보다는 측정이 간단하고 생리적 측정법이 발전하기 이전부터 오랜 연구 역사가 있어 축적된 정보가 풍부한 장점도 있다. 다양한 측정법이 있지만 특히 생리지표 측정과 자주 병용하는 방법을 위주로 소개한다.

■ 관능검사 [29), 30)]

사람의 감각을 이용해서 대상을 평가하는 방법을 관능검사라고 한다. 훈련된 검사원이 대상물의 품질 차이나 결점을 검사하는 Ⅰ형 관능검사와, 일반 소비자의 선호도를 분석하는 Ⅱ형 관능검사로 크게 나뉜다. 산림테라피 효과를 검증하는 데 쓸 가능성이 있는 쪽은 Ⅱ형 관능검사다. 평가 대상이 되는 모든 샘플이나 대상물을 준 뒤 기호 등에 근거해서 순위를 매기는 순위법(順位法), 평가 대상이 되는 모든 샘플이나 대상물을 둘씩 짝을 지어 제시한 뒤 어느 쪽이 마음에 드는지 비교하는 일대비교법(一對比較法) 등이 대표적이다.

한편 순위 매김이나 비교를 통한 기호추출법과는 형식이 다른 평가법으로 SD법(semantic differential method)이 있다. 평가 대상에 대응되는 적절한 형용사 여러 쌍을 양 끝에 배치한 직선 스케일(scale)을 사용하여 평가한다. 인자분석** 이나 주성분분석** 같은 통계적 방법을 써서 대상의 평가에 어떤

인자분석(因子分析, factor analysis)
비교적 소수의 인자로 많은 변량(變量, 변화하는 양) 사이의 관계를 설명하기 위해 고안한 통계적 분석 방법.

주성분분석(主成分分析, principle component analysis)
관찰된 여러 변수들 가운데 서로 연관성이 있는 변수들끼리 선형 결합 형태로 묶어 몇 개의 잠재 변수(latent variable)로 변수를 축약하는 기법.

개념이 관계하는지를 해석한다. 생리적 측정의 방증으로 사용할 경우에는 간략화한 형태인 7분할이나 13분할된 스케일을 쓴다. 예를 들어 '매우 쾌적한(불쾌한)', '상당히 쾌적한(불쾌한)', '조금 쾌적한(불쾌한)', '어느 쪽도 아니다'로 평가한 뒤 점수화해서 평가 대상을 비교하는 방법을 쓰기도 한다.

■ **기분 평가**

관능검사가 대상물을 평가하는 데 반해, 질문지를 통해 자신의 내적 상태를 스스로 표현하는 방법도 있다. 기분, 스트레스 정도, 이완 정도, 불안 등에 관한 질문지가 다수 개발돼 있다. 여기서는 기분 상태를 평가하기 위해 주로 사용되는 POMS[31](Profile of Mood States, 심리상태 평가서)를 소개한다.

POMS는 원래 미국에서 개발된 임상용 질문지다. 질문지는 65항목으로 돼 있는데, 기분 상태를 '긴장-불안', '우울-침체', '분노-적의', '활기', '피로', '혼란'의 6가지 척도로 나눠서 평가할 수 있다. 원래는 1주일을 단위로 해서 기분 상태의 변화를 측정하는 방식이었지만, 각종 실험에서 자극에 따른 상태 변화를 측정하는 방법으로 응용되었다. 1회 소요시간은 몇 분에 불과하지만 반복에 따른 지겨움을 피하기 위해 실험을 할 때는 횟수를 줄여서 중요한 요소만 측정하는 편이 바람직하다. 최근에는 30항목으로 구성된 일본어판 POMS 단축판도 출판되었다.

⑦ **현장 실험과 실험실 내 실험**

실험 시 필요한 생리적 측정의 대부분은 혈압 같은 일부 지표를 제외하면 지금까지는 실험실 안에서 이루어졌다. 실험실 내 실험에서는 환경요인과 피험자를 통제할 수 있고 측정기의 크기도 별 문제가 되지 않는다. 반면 산림 환경 같은 현장 실험을 할 때 실제로 쓰는 생리지표에는 다음과 같은 요소를 갖추어야 한다.

- 측정이 쉽고 되도록 단시간 내에 측정을 끝낼 수 있는 것.
- 측정기가 휴대용일 것. 적어도 실험 현장으로 운반할 수 있고, 이동 시 진동에도 견딜 수 있는 것.
- 외부 환경요인(기온, 바람, 빛, 소리, 진동) 등으로 인한 측정 오차가 없는 것.

이상의 조건을 고려하면 현장에서 중추신경계 측정 지표로 측정기를 이동하면서 사용할 수 있는 NIRS나 TRS(시간분해분광법 : 활동상태의 절대치 계측이 가능한 NIRS)를 사용한 뇌혈액동태(腦血液動態)나 뇌파계측을 생각할 수 있다.

자율신경계 활동 지표의 경우, 임상적으로 보급돼 있기 때문에 측정기도 간편한 종류가 많아서 혈압과 맥박수, 심전도 등은 별 문제없이 측정할 수 있다. 또 이보다 간단한 방법으로는 타액 중 아밀라아제 활성도 효과적으로 활용할 수 있으며 향후 많은 데이터 축적이 기대된다.

내분비계와 면역계 측정법으로는 타액을 이용한 코르티솔 농도, s-IgA 농도의 측정이 이미 널리 시행되고 있으며, 현장 실험에서도 생체의 스트레스 상태를 단적으로 반영하는 지표로써 유용하다. 현장에서는 아이스박스를 준비해 채취 후 시료 보관에 신경 쓸 필요가 있다.

⑧ 윤리적 배려와 실험상의 주의

최근 사람을 측정 대상으로 하는 연구에서는 윤리적인 배려가 반드시 필요한 사항이 되었다. 이와 관련하여 주로 다음과 같은 윤리지침이 나와 있다.

- 인간의 게놈, 유전자 해석 연구에 관한 윤리지침(문부과학성, 후생노동성, 경제산업성 고시)
- 역학연구에 관한 윤리지침(문부과학성, 후생노동성 고시)
- 임상연구에 관한 윤리지침(후생노동성 고시)

이 중에서 산림테라피 효과를 검증하기 위한 실험연구는 주로 '역학연구(疫學硏究)에 관한 윤리지침'과 관련된다. 이 지침에서는 '윤리심사위원회 등', '설명과 동의(informed consent) 등', '개인정보의 보호 등'과 같은 항목으로 나누어서 연구자가 준수해야 할 사항을 정해놓았다. 이에 따라 각 대학이나 연구기관, 학술단체에서는 윤리위원회를 정비하여 '설명과 동의'와 '개인정보의 보호'에 언급된 신청서를 바탕으로 연구가 진행되는지 심사하고 있다. 최근 '임상연구에 관한 윤리지침'을 위반한 임상연구 사례를 문제로 삼기도 했다. 역학연구를 할 때도 좀 더 엄밀한 윤리적 배려의 실천 자세가 필요하다.

— 스네츠구 유코(恒次祐子), 박범진(朴範鎭), 미야자키 요시후미(宮崎良文)

3) 산림테라피의 생리적 효과

인간은 자연을 접하면서 쾌감을 느끼지만 이 감각을 언어로 설명하기 어렵고 과학적 설명도 충분하다고 할 수 없는 것이 현실이다. 하지만 최근 생리적 이완 효과를 평가하는 방법이 발전하면서 과학적 데이터를 축적하고 있다.

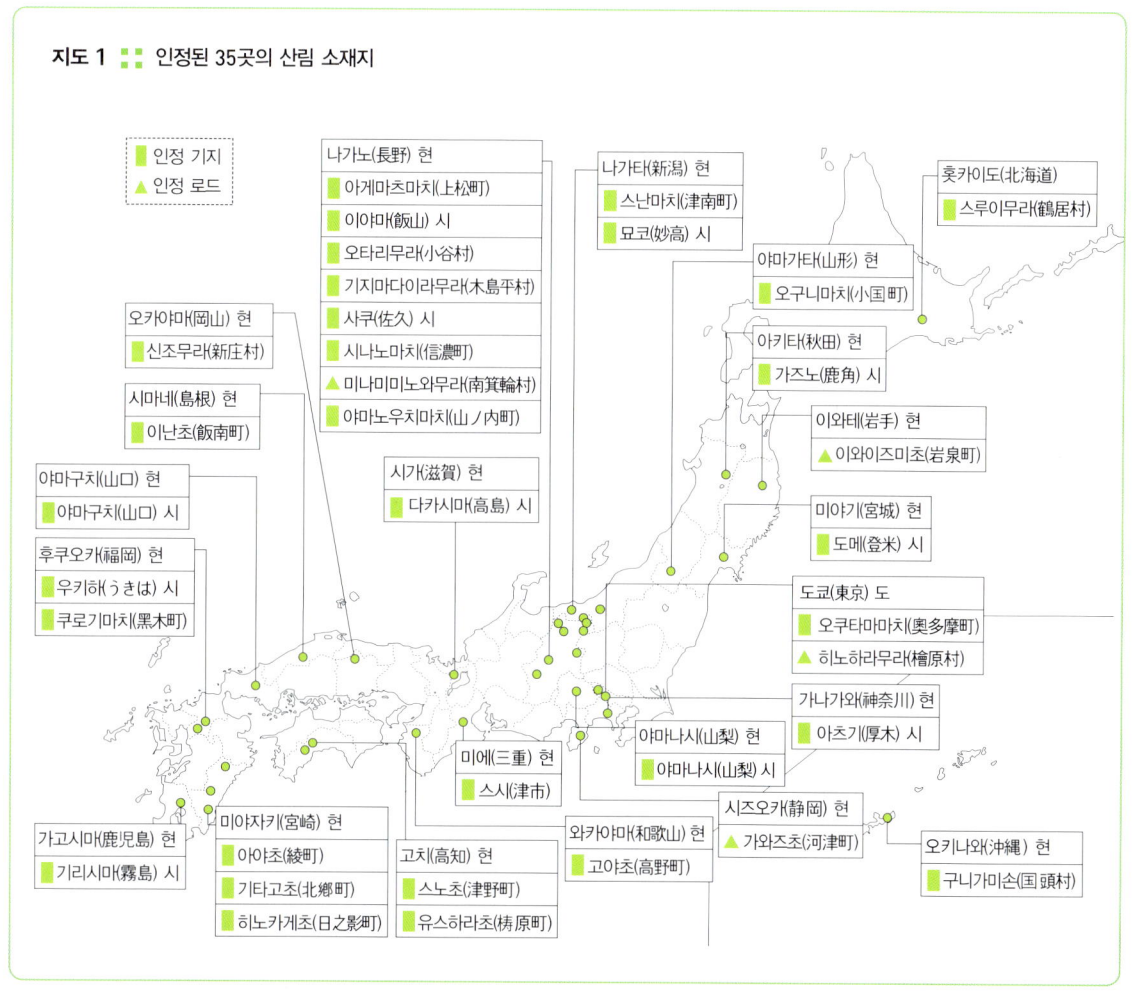

지도 1 :: 인정된 35곳의 산림 소재지

일본에서는 지난 2006년부터 2008년까지 3년간 35곳의 산림(지도 1)에 산림테라피 기지 및 로드를 인정했다. 여기서는 24곳에서 288명(20대 남자 대학생)을 대상으로 한 실험 결과를 정리하여 산림테라피의 생리적 효과를 보여주는 일례로 제시한다. 또 지바(千葉) 현 세이와(淸和) 현민의 숲에서 실시한 뇌 전전두엽 활동과 관련한 결과를 소개한다.

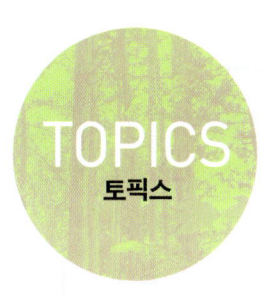

1) 산림테라피 기지에서 이루어진 생리실험

■■ 실험 방법

실험의 평가 지표로 자율신경계 지표인 맥박수, 수축기혈압, 확장기혈압 및 심박변이도(HRV)를 사용했다(표 1). 또 내분비계 지표로는 대표적인 스트레스 호르몬인 타액 중 코르티솔 농도를 사용했다.

표 1 :: 산림테라피 실험의 생리 지표

자율신경계	맥박수, 수축기혈압, 확장기혈압
	심박변이도(HRV) : HF성분(부교감신경 활동),
	LF/HF(교감신경 활동), LF/(LF+HF)(교감신경 활동)
내분비계	타액 중 코르티솔 농도

산림테라피 실험은 각 지역을 대표하는 특징적인 산림에서 실시됐고, 이에 대비되는 지역 이루어진 실험은 지역 내의 대표적인 도심의 기차역 광장이나 번화가 같은 곳에서 진행됐다. 이번 실험에서는 실험 전날 피험자에게 충분한 설명을 한 뒤 실험 참가에 관한 동의를 얻고 숙박시설에서 측정 연습을 했다. 윤리적인 측면에 대해서는 지바대학 환경건강필드과학센터 윤리위원회의 승인을 얻어 실시되었다.

피험자는 실험 전날부터 종료될 때까지 호텔의 1인실에 숙박하면서 동일한 식사를 섭취했다. 실험 전날 오후에 피험자는 산림지역이나 도심지역의 실험 현장을 견학했으며, 그 뒤 피험자는 6명씩 2개 집단으로 나누어 하루는 각각 양쪽의 피험자가 되었고, 이튿날은 서로 교대했다. 각 실험 현장에서는 관찰실험과 보행실험을 실시했다(사진 7~13). 관찰실험은 의자에 앉아서 경치를 바라보는 방식(약 15분)으로 진행했다. 보행은 미리 정해진 코스를 걷게 했다(약 15분). 물론 속도는 어느 지역이든 동일하게 했다. 또 보행 시 운동량을 비교하기 위해서 휴대형 가속도측정기(GMS사, AC-301A)로 운동량을 측정하여 차이가 없도록 했다.

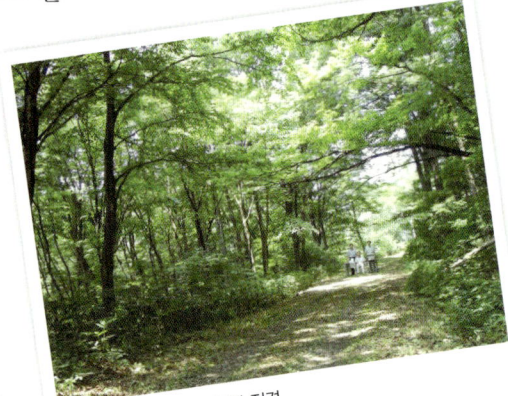

사진 7 _ 산림테라피 실험 전경

■■ 측정 방법

아침식사 전에 호텔 회의실에서 위의 모든 지표를 측정했다. 그 뒤 산림지역과 도심지역으로 버스로 이동(약 60분)하여 관찰 전과 후에 같은 방식으로 모든 지표를 측정했다. 단 HRV분석을 위한 심전도 R-R간격은 관찰 중에도 측정했다. 또 보행 전과 후에도 똑같이 모든 지표를 측정했다(2005년도 실험에 한함). 보행 중에는 HRV분석을 위해 심전도 R-R간격을 측정했다. 관찰실험과 보행실험을 마치고 피험자는 차를 타고 호텔로 돌아왔고, 그 뒤 호텔

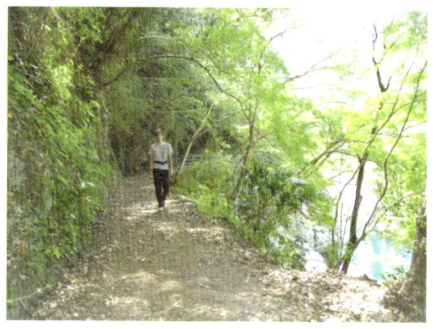
사진 8 _ 산림테라피 보행실험(1)

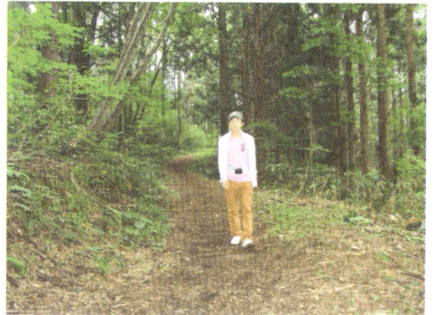
사진 9 _ 산림테라피 보행실험(2)

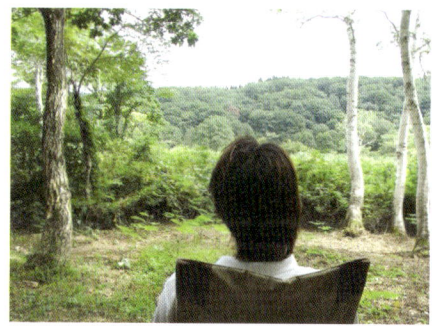
사진 10 _ 산림테라피 관찰실험(1)

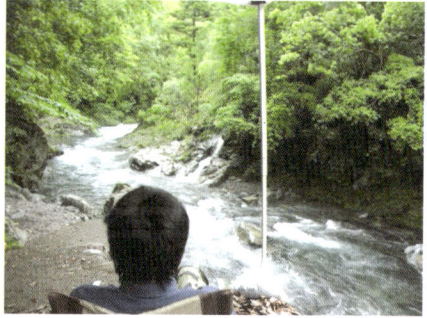
사진 11 _ 산림테라피 관찰실험(2)

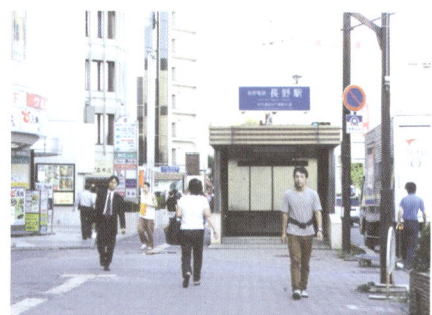
사진 12 _ 도심지역 보행실험(대조실험)

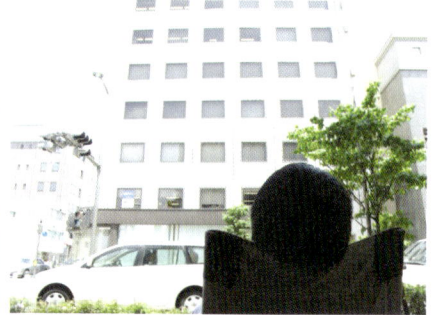
사진 13 _ 도심지역 관찰실험(대조실험)

회의실에서 다시 위의 모든 지표를 측정했다(2005년도 실험에 한함). 관찰과 보행실험 이외에 R-R간격을 측정할 때는 눈을 감은 상태에서 행했다. 관찰과 보행실험은 집단이 아니라 한 사람씩 실시했다.

■ ■ **실험 결과**

산림욕의 발상지로 알려진 아게마츠마치(上松町) 아카사와휴양림(赤沢休養林)의 수령 300년 된 천연 편백나무 숲에서 HF성분을 측정한 결과가 그림 1에 나와 있다[32]. 심박변이도에서 HF 성분은 부교감신경 활동을 반영한다. 대조군인 도심지역에서 있었던 실험은 JR 마츠모토(松本) 역 주변에서 실시했다.

산림지역에서 10분간 관찰했을 때 부교감신경 활동이 도심지역에 비해 관찰 시작 후 3분부터 10분까지 높다는 사실이 드러났다. 즉 숲속에 앉아서 경치를 바라보는 행동은 도심지역에 앉아 있을 때보다 통계적으로 유의하게 이완되는 것으로 밝혀졌다.

다음은 야마가타(山形) 현 오구니마치(小国町)에서 코르티솔 농도를 측정한 결과다[33](그림 2). 너도밤나무를 중심으로 한 낙엽활엽수림으로 이뤄진 야마가타 현 오구니마치의 누쿠미다이라(温身平)에서 진행한 실험에서 코르티솔 농도를 측정한 결과, 아침과 저녁을 제외한 보행 전후 및 관찰 전후 모두 산림지역이 도심지역보다 유의하게 낮았다. 또 산림지역에서는 부교감신경 활동은 높아지고 교감신경 활동이 억제되는 사실도 인정되었다.

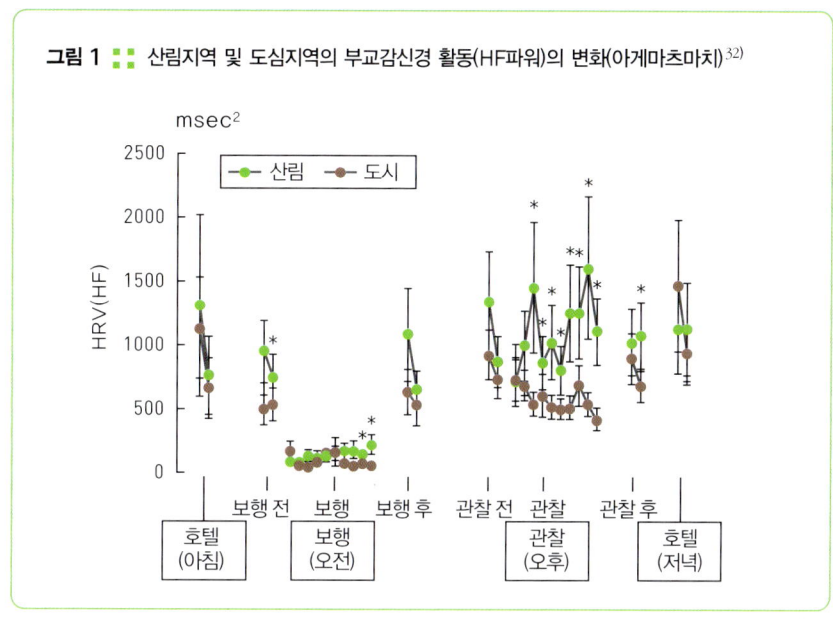

그림 1 산림지역 및 도심지역의 부교감신경 활동(HF파워)의 변화(아게마츠마치)[32]

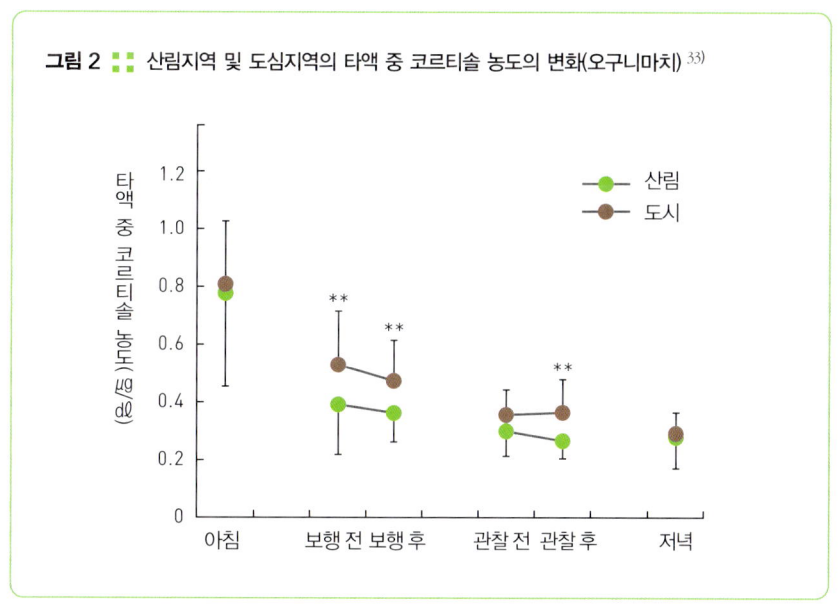

그림 2 산림지역 및 도심지역의 타액 중 코르티솔 농도의 변화(오구니마치)[33]

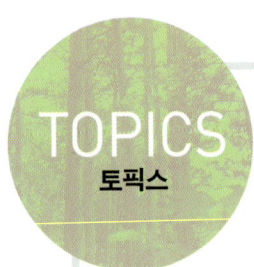

2) 산림테라피 기지 24곳, 288명의 생리실험[34]

전국 24곳, 288명의 피험자를 대상으로 한 산림테라피 실험 결과는 그림 3~8에 나온 바와 같다. 관찰 후와 보행 후의 결과가 비슷하기 때문에 여기서는 관찰 후의 결과만 소개한다.

그림 3에서 알 수 있듯이, 타액 중 코르티솔 농도는 산림지역이 도심지역보다 13.4% 저하되었다. 대표적인 스트레스 호르몬인 코르티솔이 유의하게 억제되었음을 알 수 있다. 맥박수(그림 4)는 6% 저하되었고, 수축기혈압(그림 5)과 확장기혈압(그림 6) 모두 1.7% 저하되었다. 이들 지표 역시 스트레스 상황에서 높아진다고 알려져 있으므로, 이 같은 결과는 산림지역에서는 도심지역보다 스트레스 상태가 억제되었다는 사실을 보여준다. 한편 부교감신경 활동을 반영하는 심박변이도에서의 HF성분은 산림지역에서 56.6% 증가했다(그림 7). 부교감신경 활동은 이완되었을 때 높아지므로, 산림지역에서 했던 관찰이 도심지역보다 유의하게 이완되었다고 인정되었다. 또 스트레스를 받을 때에는 교감신경의 활동이 올라가는데, 이를 반영하는 LF/HF는 18% 저하되어 스트레스 상태의 억제를 보여주었다(그림 8).

각 지표의 측정 결과는 산림테라피를 통한 이완 상태의 항진이나 스트레스 상태의 억제를 뚜렷이 보여준다.

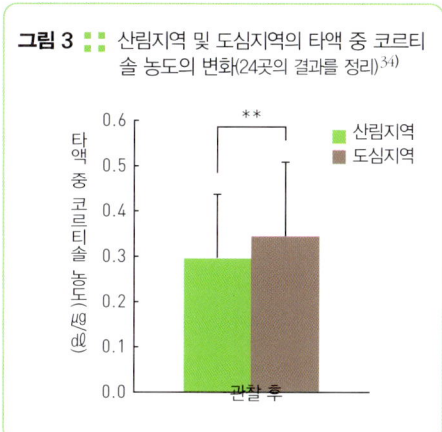

그림 3 ▪▪ 산림지역 및 도심지역의 타액 중 코르티솔 농도의 변화(24곳의 결과를 정리)[3,4]

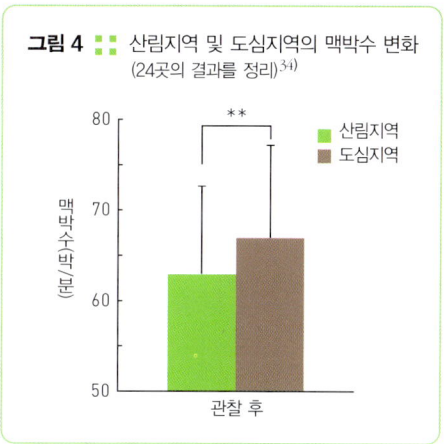

그림 4 ▪▪ 산림지역 및 도심지역의 맥박수 변화(24곳의 결과를 정리)[3,4]

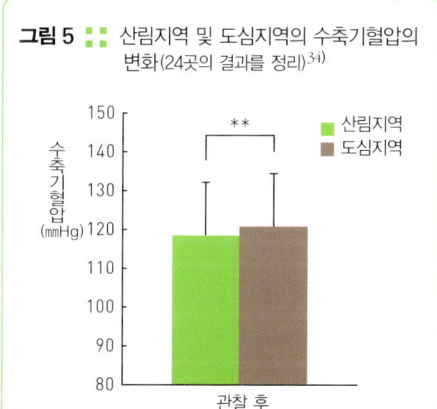

그림 5 ▪▪ 산림지역 및 도심지역의 수축기혈압의 변화(24곳의 결과를 정리)[3,4]

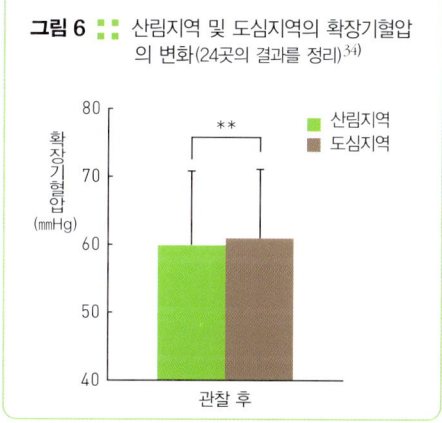

그림 6 ▪▪ 산림지역 및 도심지역의 확장기혈압의 변화(24곳의 결과를 정리)[3,4]

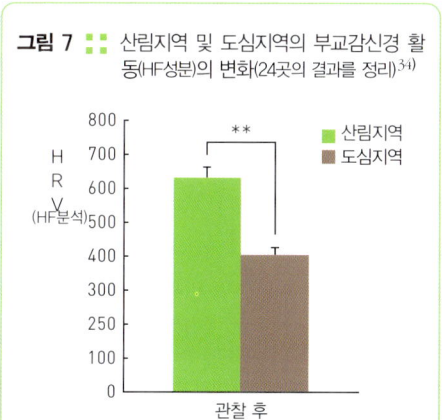

그림 7 ▪▪ 산림지역 및 도심지역의 부교감신경 활동(HF성분)의 변화(24곳의 결과를 정리)[3,4]

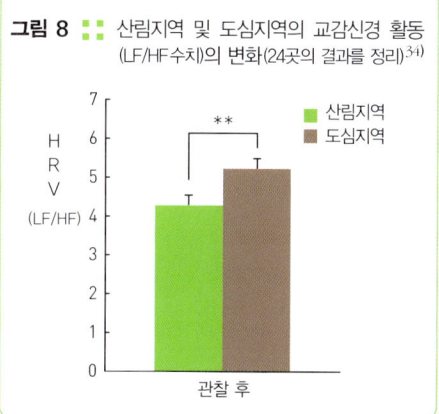

그림 8 ▪▪ 산림지역 및 도심지역의 교감신경 활동(LF/HF수치)의 변화(24곳의 결과를 정리)[3,4]

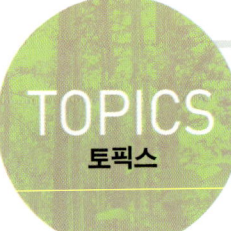

3) 지바 현 세이와 현민의 숲에서 실시한 전전두엽 활동 계측 실험[35]

산림테라피가 뇌의 전전두엽 활동에 미치는 생리 효과를 밝히기 위해 절대치 계측이 가능한 근적외선 분광법 중 하나인 시간분해분광법(TRS)을 이용해서 실험을 진행했다(사진 14). 타액 중 코르티솔 농도도 함께 계측했다(사진 15).

산림테라피 실험은 지바(千葉) 현 세이와 현민의 숲에서 실시했으며, 대조군인 도심지역 실험은 JR 지바역 앞에서 같은 실험 일정으로 행했다. 20대 남성 피험자 12명을 대상으로 하였으며, 보행과 관찰시간을 각 20분으로 한

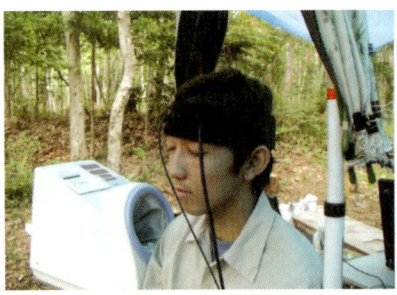

사진 14 _ 산림테라피의 뇌 전전두엽 계측 모습

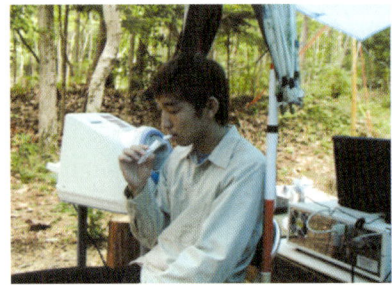

사진 15 _ 산림테라피의 코르티솔 측정용 타액 채취 모습

것 외에는 앞에 나온 실험 방법과 같았다.

코르티솔 농도는 관찰 전과 관찰 후 모두 산림지역이 도심지역보다 유의하게 낮았다. 주관평가에서 이루어진 쾌적성과 진정감 평가 역시 산림지역에서 유의하게 높게 나타나 생리응답과 주관평가 사이에 상관관계가 인정되었다. 또 흥미롭게도 호텔에서 아침식사 전에 실시한 계측 결과를 보면 산림지역과 도심지역으로 나갈 예정인 피험자 간의 주관평가에서는 쾌적감과 진정감에 차이가 없었지만 생리지표인 코르티솔 농도는 산림지역 쪽이 저하되는 경향을 보였다.

전전두엽의 계측에서도, 보행 후와 관찰 전 모두 산림지역과 도심지역보다 전전두엽의 활동이 진정되어 있음이 드러나 주관평가와도 일치했다. 그런데 아침식사 전 측정치에서도 산림지역으로 나갈 예정인 피험자의 전전두엽 활동이 유의하게 진정돼 있다고 나왔다. 코르티솔 농도의 측정 결과와 마찬가지로, 주관평가에서는 차이가 인정되지 않아도 인간의 가치관을 관장하는 전전두엽의 활동은 산림으로 나간다는 생각만으로도 도심지역보다 유의하게 진정된다는 사실이 밝혀졌다.

결론적으로 산림테라피를 하면 타액 중 코르티솔 농도가 저하되고 전전두엽 활동의 진정화가 유도되어 생체가 생리적으로 이완된다는 사실이 밝혀졌다. 또 아침에 산림지역 및 도심지역으로 출발하기 전에 측정한 결과를 보면, 주관평가에서는 차이가 인정되지 않았지만 생리지표에서는 차이가 인정되어 생리 측정의 유용성을 확인할 수 있었다.

지금까지 '산림테라피 기지 구싱'의 일환으로서 2005년부터 2006년까지 실시한 24곳의 산림테라피 생리실험의 성과를 소개했다. 이들 결과 덕분에 산림테라피에 따른 생리적 이완 효과를 밝혀냈다.

현대의 스트레스 사회에서 산림이 가져다주는 이완 효과는 앞으로 더욱 중요성을 더할 것이다. 또 향후에는 젊은이들뿐만 아니라 여성과 중노년의 피험자를 대상으로 한 데이터를 축적할 필요가 있다.

- 박범진(朴範鎭), 스네츠구 유코(恒次祐子), 미야자키 요시후미(宮崎良文)

3. 세계의 산림테라피 동향

산림 연구에 관한 세계 최대의 국제조직으로는 국제임업연구기관연합, 통칭 IUFRO(International Union of Forest Research Organizations)라는 기관이 있다. 여기서는 최근 IUFRO 및 한국에서의 산림테라피 연구 동향을 소개한다.

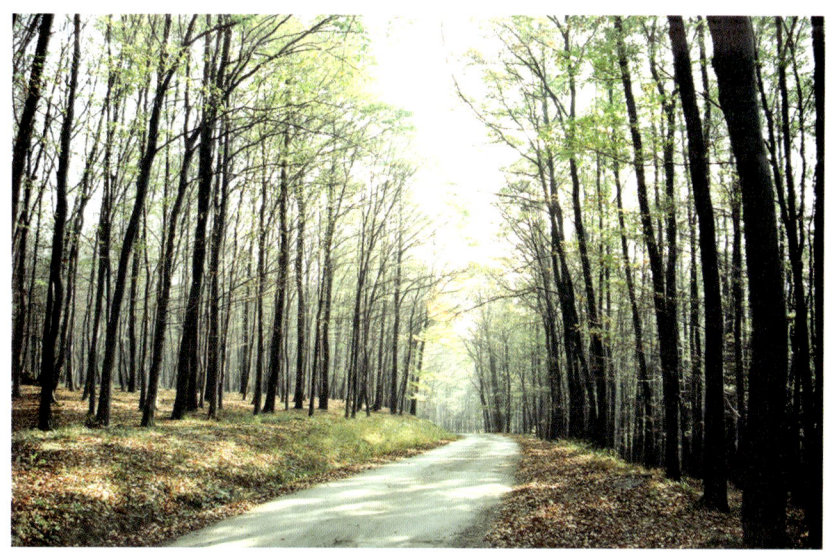

사진 16 _ 오스트리아의 산림(사진제공 : (독)삼림종합연구소)

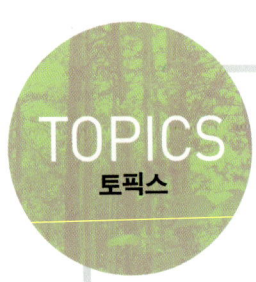

TOPICS
토픽스

1) IUFRO와 한국의 산림테라피 연구

2008년 현재(이하 동일) IUFRO에는 산림학(Silviculture, 造林), 생리 및 유전학(Physiology and Genetics, 樹木生理), 산림공학 및 관리(Forest Operations, Engineering and Management, 林業工學) 등 8개의 부회(部會, Division)** 가 있다. 각각의 부회는 학술 집회를 개최하는 등 여러 활동을 하며, 이들 부회와는 별도로 시사적인 문제나 복수의 부회가 관련된 특정 문제에 대해서는 5년을 기한으로 하는 특별위원회(Task Force)가 수시로 설치된다. 현재 10개의 특별위원회가 활동 중이며 가장 최근에 생긴 특별위원회로는 2007년에 설립된 'Forests and Human Health Task Force(이하 IUFRO의 호칭을 따라 ForHealth TF)'가 있다.

ForHealth TF의 최초 회합은 2007년 핀란드에서 열린 제6부회의 심포지엄 회기 중에 열렸다. 제6부회는 주로 산림경영에 관한 분야를 취급한다. 유

** 네이버 백과사전에 따르면, IUFRO의 8개 부회로는 산림학(Silviculture, 造林), 생리 및 유전학(Physiology and Genetics, 樹木生理), 산림공학과 관리(Forest Operations, Engineering and Management, 林業工學), 사회경제정보 및 정책과학(Social, Economic, Information and Policy Science), 임산물(Forest Product), 산림건강(Forest Health), 산림환경(Forest Environment)이 있다.

** COST
European Cooperation in the Field of Scientific and Technical Research의 약자. 유럽 과학기술연구 지원 프로그램.

럽에서는 최근 영국을 중심으로 '산림과 건강'에 대한 관심이 매우 높아지면서, 2004년부터 EU의 과학기술연구지원 프로그램인 COST**가 주도한 'Forest, Trees and Human Health and Wellbeing(산림 및 인간 건강과 웰빙)' 프로젝트가 22개국의 참가 속에 진행되었다. 2008년에 종료되는 이 프로젝트의 취지를 실질적으로 이어받고 유럽 내로 국한된 사업영역을 세계로 확대하려는 목적에서 ForHealth TF가 설치되었다.

한편 일본에서는 2004년부터 '산림테라피 기지 구상'에 기초하여 '산림과 건강'에 관한 과학적 데이터를 축적해왔다. 또 한국에서도 '(사)한국산림치유 포럼(산림테라피 추진을 목적으로 한 산관학(産官學)의 학회 조직)'이 창립되었다.

ForHealth TF는 앞에서 서술한 유럽의 구상과 아시아를 중심으로 한 산림욕 활동을 세계에 알리고 국제적인 연계를 돈독히 하는 장이 되고 있다. ForHealth TF의 최초 회합에서 핀란드 산림연구소의 소장인 한뉴 라이티오(Hannu Raitio) 교수는 ForHealth TF의 개요에 관해 "이 특별위원회는 산림분야뿐 아니라 건강과 관련한 다른 분야의 연구자나 행정 관계자, 경제학자 등 다양한 영역의 전문가와 관계를 도모하는 데 목적이 있으며, 구체적으로는 '산림에 의한 건강 효과의 이용' 및 '산림 유래의 건강 리스크 관리'라는 두 가지 영역에 집중한다"라고 말했다.

일본 측 발표자인 미야자키(宮崎), 박범진(朴範鎭), 스네츠구(恒次)는 '산림과 건강—일본에서 실시한 사례의 소개'에서, 산림테라피 기지 구상에 기초한 산림테라피 기지 및 로드의 인정 시스템, 생리적 실험 방법과 그 결과를 소개했다. 일본이 아닌 다른 참가국의 경우 산림과 건강에 관한 연구 수준이 아직 앙케트 조사에 머물러 있기 때문에 산림의 이완 효과를 보여주는 생리적 데이터는 많은 관심을 끌었다.

ForHealth TF 운영위원회의 목적은 핀란드 산림연구소의 회지에 각국의 활동을 소개하는 특집을 편성하고 또 최종 성과로서 '산림과 건강'과 관련한 문제점과 포인트를 지적한 종합 보고서를 작성하여 미래의 연구 프로젝트 입안을 위한 토대를 마련하는 데 있다.

다음 해인 2008년에는 모로코 마라케슈에서 제2회 특별위원회가 개최되어 '산림과 건강에 관한 세미나'가 열렸다. 특별위원회 멤버가 아니더라도 자유롭게 참가할 수 있었기 때문에 아프리카 각국의 대학과 정부 관계자, IUFRO 이사가 다수 참가하였다.

세미나에서는 ForHealth TF와 다른 국제기관에서 각각 '산림과 건강'에 관한 활동상황을 보고했다. 일본에서는 리케이(李卿, 일본의과대학)가 '일본 내 산림의학의 동향'에서, 산림욕이 사람의 면역기능을 끌어올리는 사실을 의학적 방법으로 증명한 연구를 소개했다. 관계 회의 등에 관한 자세한 정보는 특별위원회 홈페이지(http://www.forhealth.fi/)를 참조하기 바란다.

한편 일본위생학회와 삼림의학연구회(2007년 발족)는 '일본, 한국 및 세계의 산림욕 연구 동향' 심포지엄을 2008년 일본에서 개최했다. 삼림의학연구회는 위생학회 회원인 의학 분야의 연구자와 의사, 산림 분야의 연구자로 구성되어 있다.

심포지엄에서는 핀란드의 라이티오 교수가 '산림과 건강-연구 및 실천의 세계적 동향'을 주제로 산림이 인간에게 주는 공익과 위협을 상세하게 해설했으며 ForHealth TF의 활동을 각국의 상황과 연관지어 소개했다.

또 한국의 신원섭 교수는 한국 산림청에서 시행 중인 '치유의 숲 조성'

프로젝트와 한국산림과학원이 주도하는 '건강에 좋은 숲 가꾸기 가이드라인' 및 '복수 질환에 대한 임상 프로그램의 개설'에 관한 연구 사례를 소개했다. 신 교수는 한국 내에서 산림테라피의 기초개념을 정리한 연구자다. 한국은 사회상황이 일본과 비슷하고 연구 동향 역시 일본과 닮은 부분이 많다. 앞으로도 아시아의 산림테라피 연구는 한국과 일본의 연계를 중심으로 진행될 것으로 보인다.

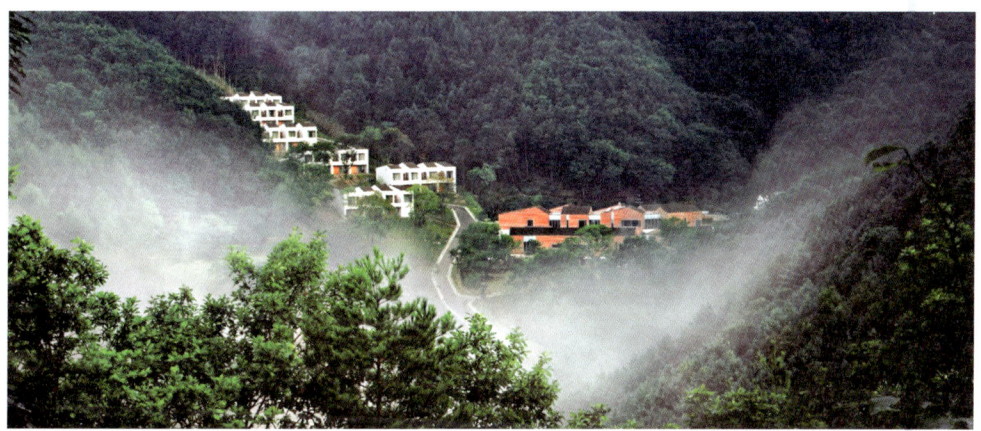

사진 17 _ 헬스케어 시설 힐리언스의 전경

일본에서 발표된 '산림욕 구상'의 영향을 받아 한국에서도 산림욕이란 말이 전국적으로 알려졌다. 자연과 만나는 장소로서 1980년대 말부터 조성되기 시작한 산림욕 현장은 2007년 현재 전국 91곳으로 늘어났으며, 한국산림청에서는 국민의 휴식공간으로서 46곳의 '휴양림'을 지정하여 관리하고 있다. 한국은 급격한 도시화가 진행 중인데 서울의 인구가 전 인구의 25%에 해당하는 1천만 명을 넘어서면서 스트레스가 심각한 문제로 대두되고 있다. 이 때문에 더욱더 산림을 중심으로 한 자연환경이 주는 생리적 이완 효과에 국민의 관심과 기대가 쏠리고 있다.

　이 같은 배경 속에 2005년 (사)한국산림치유포럼(회장 이시형 박사)이 설립되었다. 그 활동내용은 학회지와 정보지의 발간, 학술 심포지엄 개최, 산림치유 프로그램의 개발, 산림테라피스트 양성 등 다방면에 걸쳐 있다. 산림치유포럼의 설립을 맞이하여 현 IUFRO 회장인 서울대학교의 이돈구(李敦求) 교수는 산림테라피 연구의 중요성과 국제 수준의 연구 연계를 강조했다.

　한국 내에서 특히 주목할 만한 활동으로는 '헬스케어 시설'이라 불리는 산림테라피 관련 시설을 들 수 있다(사진 17, 18). 예방의학의 관점을 중시하는 산림테라피를 위주로 한 시설로 2007년 문을 열었다. 힐링(healing)과 사이언스(science)를 조합하여 '힐리언스(healience, 숲속의 요양센터)'라 이름 지었고, 약을 사용하지 않고 자연과의 만남을 중시하는 생활습관과 신선한 채소 중심의 식습관을 몸에 익혀 병을 미연에 방지하고 건강 증진을 최종적인 목표로 한다.

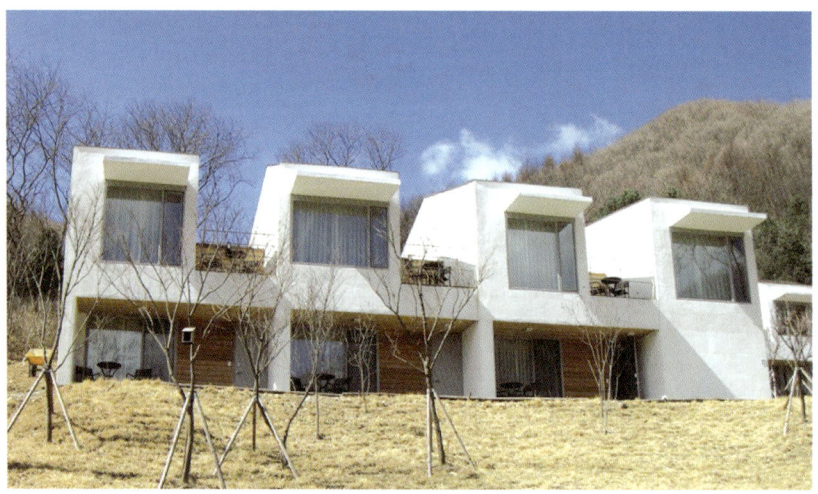

사진 18 _ 힐리언스의 숙박시설

한국과 일본에서는 산림 분야에서 시작된 산림테라피 연구가 의학 분야를 비롯한 다른 분야로 널리 퍼지면서 커다란 흐름을 만들어 나가고 있다. 산림테라피는 ForHealth TF에 참여한 유럽이나 아시아 여러 나라에서도 앞으로 많은 주목을 끌 것이다. 세계의 연구그룹이 공동연구를 통해서 산림의 치유 효과를 과학적으로 증명해나가기를 기대한다.

— 스네츠구 유코(恒次祐子), 박범진(朴範鎭), 미야자키 요시후미(宮崎良文)

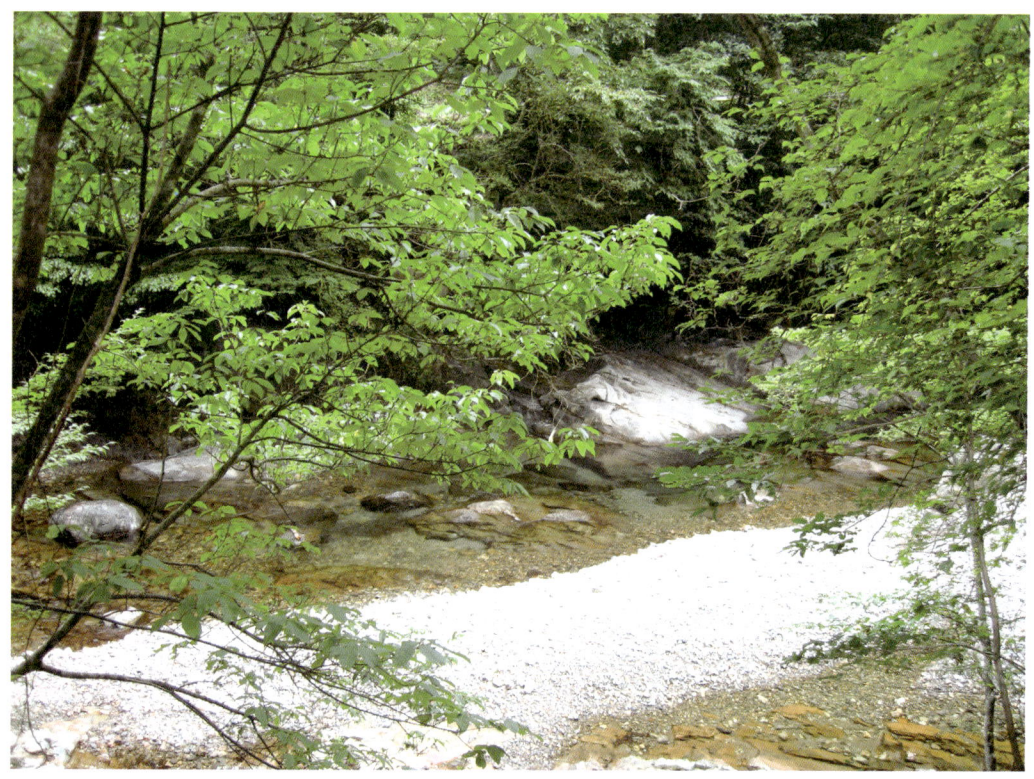

사진 19 _ 산림테라피 로드를 따라 흐르는 '미타테 계곡(미야자키 현 히노카게초)

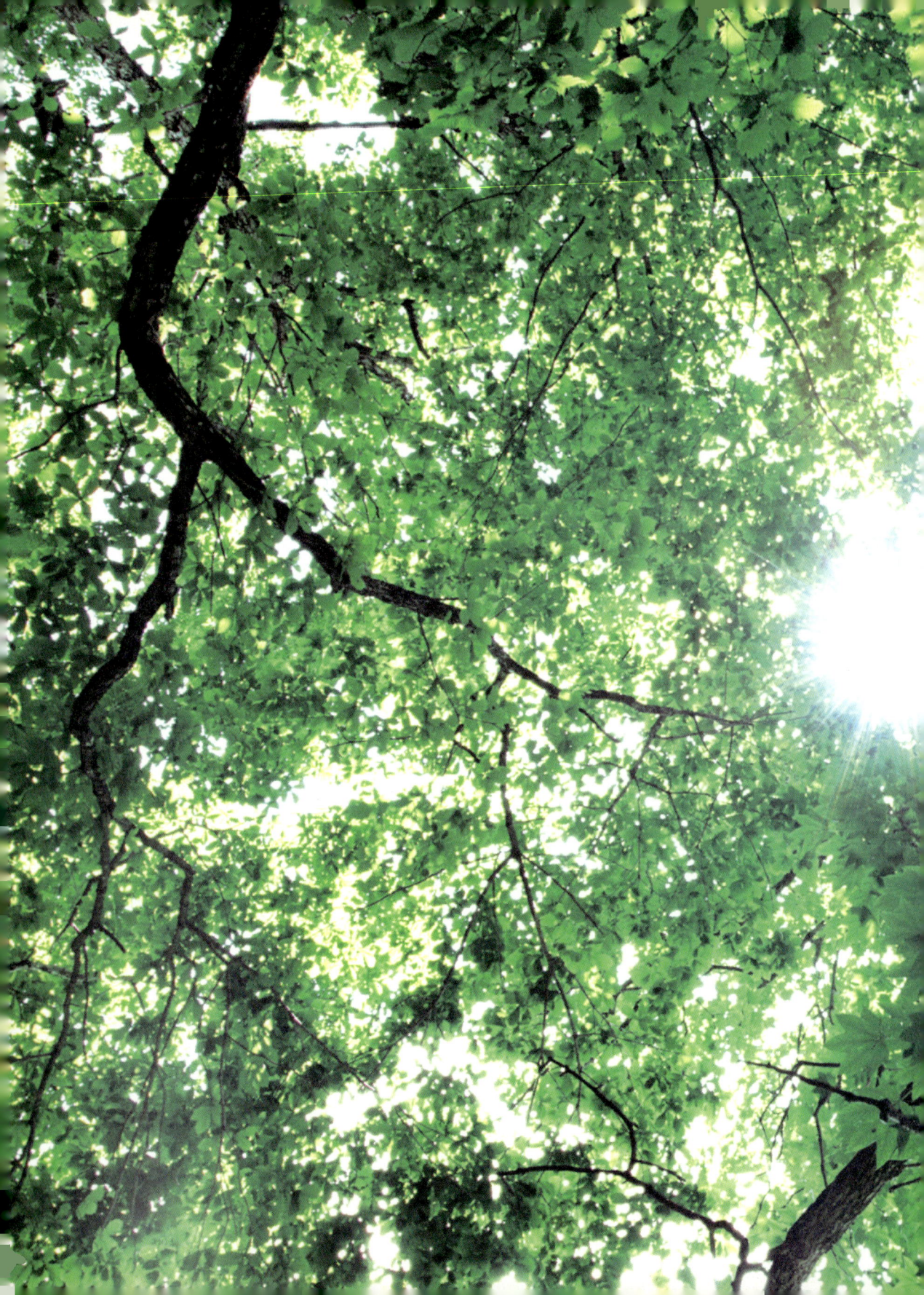

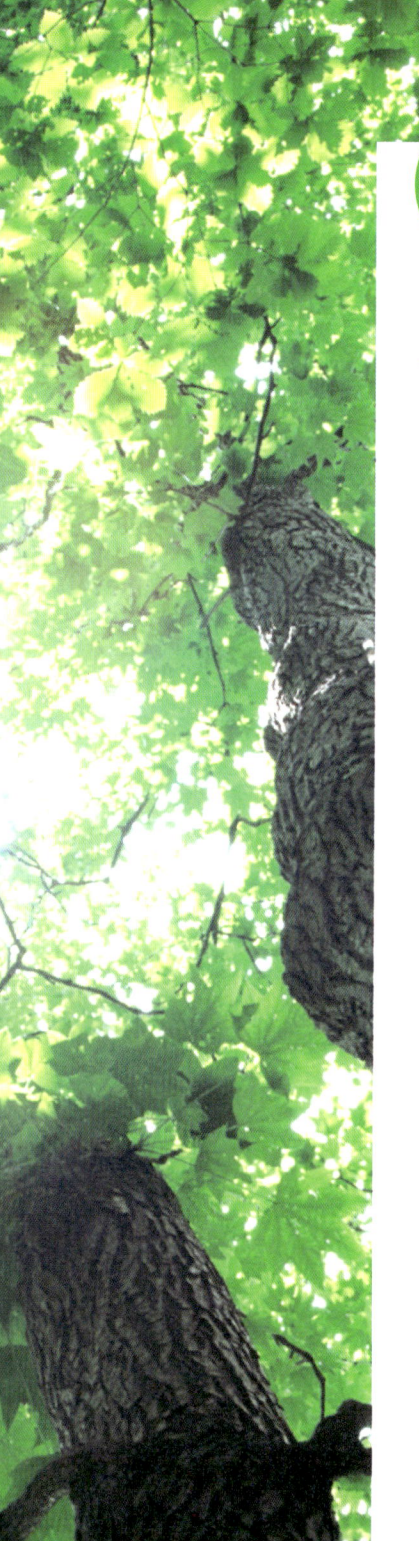

제2장

산림과학

더욱 구체적인 산림테라피의 설계

1. 산림의 생태와 갱신
1) 산림의 수평분포와 수직분포
2) 산림의 종류
3) 산림의 임상
4) 산림의 에너지 순환
5) 산림의 갱신

2. 산림의 역할
1) 산림의 수원함양 기능
2) 산림의 온난화 완화 기능
3) 산림의 쾌적 요소
4) 산림의 방재 기능

3. 산림의 보전과 관리
1) 마을땅과 마을산
2) 자연보호
3) 생물다양성
4) 멸종 위기에 처한 종의 보존
5) 조수의 보호
6) 외래 생물
7) 자연재생

4. 산림 경관과 테라피 로드의 디자인
1) 포레스트 스케이프
2) 포레스트 스케이프의 디자인 방법
3) 테라피 로드의 디자인
4) 테라피 로드의 표지판
5) 테라피 로드의 픽토그램

5. 산림 레크리에이션
1) 자연공원
2) 세계유산
3) 산림 환경교육
4) 에코투어리즘

6. 산림과 임업
1) 국유림
2) 산림계획
3) 보안림
4) 산림시업

7. 세계의 산림
1) 독일의 숲
2) 오스트리아의 숲
3) 프랑스의 숲

1. 산림의 생태와 갱신

●● 일반적으로 산림이란 수목이 집단적으로 모여서 생육하는 공간을 말한다. 산림법에서는 산림을 '목죽(木竹)이 집단을 이뤄서 생육하는 토지와 그 토지 위에 있는 입목죽(立木竹)'이라고 정의한다. 산림 이외의 자연환경으로는 초원, 사막, 해안이나 하천, 호소(湖沼; 호수, 늪, 습원 등) 등이 있다.

산림의 분류법에는 다양한 기준이 있는데, 우선 인위적 관리 방식에 따라 크게 인공림과 천연림(이차림, 원시림)으로 나눌 수 있다. 인공림, 즉 이차림(二次林)은 마을산처럼 벌채와 같은 인위적 행위가 가해진 뒤 생육하는 산림을 말한다(81쪽 참조).

생태학의 관점에서 본 산림은 고목층을 중심으로 저목층이나 초목층으로 구성된 다층 식물의 계층구조로 형성돼 있으며(그림 1), 그 안에는 동물이나 미생물 등도 살고 있다. 산림은 이들 식물과 동물 등이 상호연관을 맺으며 생활하는 장소로 파악할 수 있다.

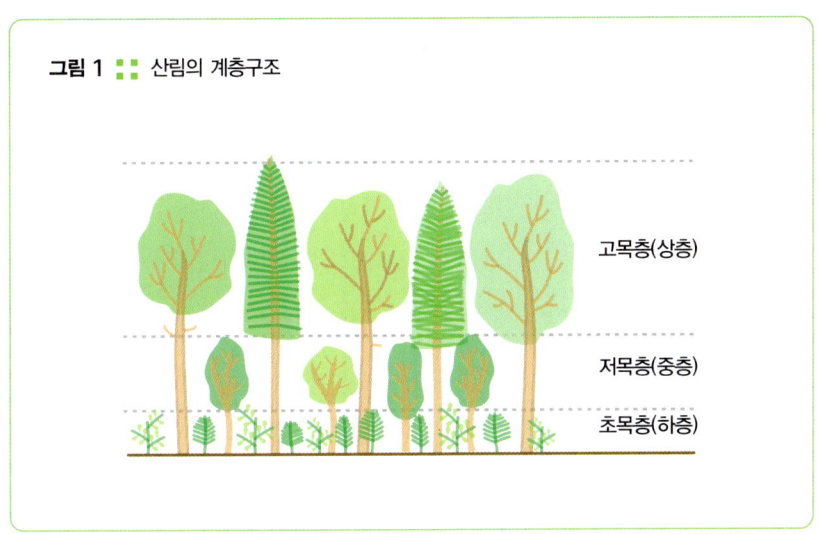

그림 1 산림의 계층구조

고목층(상층)
저목층(중층)
초목층(하층)

그 외 산림의 종류는 다음과 같이 나눌 수 있다.

- 기후 조건의 차이에 따라 : 아열대림, 난대림, 온대림, 아한대림
- 수종 구성의 차이에 따라 : 침엽수림, 활엽수림, 침활혼효림, 상록수림, 낙엽수림.
- 소유 형태의 차이에 따라 : 사유림, 공유림, 국유림

1) 산림의 수평분포와 수직분포**

국토가 남북으로 가늘고 긴 일본에서는 표고(標高)에 따른 산림대의 구분과 함께 위도에 따른 구분도 필요하다. 일본처럼 좁은 면적에 이렇게나 산림의 종류가 풍부한 나라도 드물다. 덕분에 다양한 형태의 산림테라피를 체험

**

산림의 수평분포와 수직분포

위도를 지표로 산림대의 넓이를 평면적으로 구분한 것이 수평분포, 표고에 따라 산림대의 넓이를 구분한 것이 수직분포다.

❋❋ 아한대림
홋카이도의 하이송과 분비나무, 혼슈의 가문비나무, 시라비소와 오시라비소, 좀솔송나무 등이 대표적이다.

❋❋ 냉온대림
혼슈 중부에서 홋카이도에 걸쳐 분포하며 너도밤나무 숲이 대표적이다. 물참나무, 계수나무나 단풍나무류, 졸참나무나 칠엽수 같은 활엽수가 중심이 되는 산림이다.

할 수 있다.

표고에 따른 수직분포로는 고산대, 아고산대, 산지대, 저산대, 구릉대(저지대) 등으로 나뉜다. 중부 산악의 고산대는 표고 2500m 정도부터 볼 수 있으며, 한랭한 홋카이도에서는 1000m 정도에서 고산대가 출현한다.

위도에 따른 수평분포는, 홋카이도(北海道)의 아한대림❋❋부터 도호쿠(東北)와 혼슈(本州)에 걸친 냉온대림❋❋, 또 간토(関東) 남부에서 규슈(九州)에 걸쳐 분포하는 난온대림❋❋, 오키나와(沖縄)의 아열대림❋❋으로 구성된다[1], [2] (그림 2).

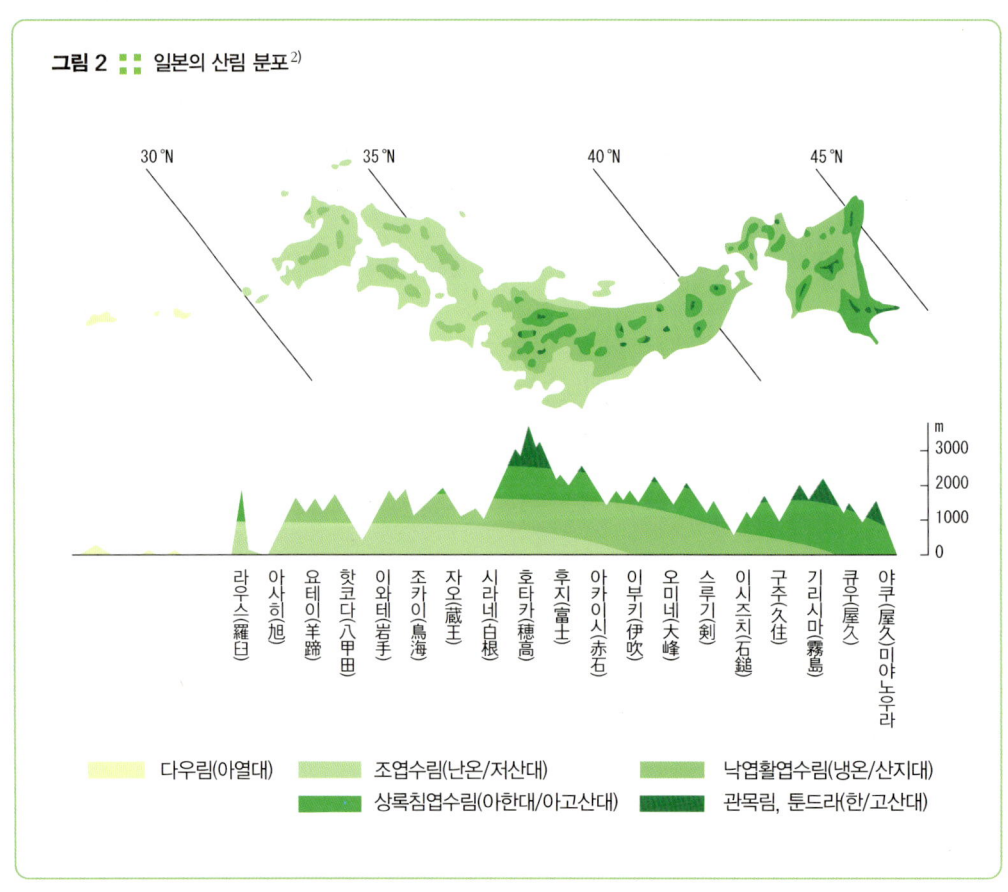

그림 2 ❋❋ 일본의 산림 분포[2]

① **고산대 산림**

고산대 산림에서는 강한 바람과 저온 때문에 키가 큰 수목은 자라기가 힘들다. 눈잣나무나 마가목 같은 왜성화(矮性化, 식물이 크게 자라지 않는 성질)한 관목이나, 월귤나무처럼 키가 작아서 가혹한 환경에서도 살아남을 수 있는 고산식물만이 생육한다.

② **아고산대 · 아한대 산림**

오시라비소** 나 시라비소**, 좀솔송나무, 가문비나무 등의 침엽수림이 중심이다. 또 사스래나무나 두메오리나무 등의 낙엽활엽수림을 이루기도 한다.

③ **산지대 · 냉온대 산림**

도호쿠(東北) 시라카미산지(白神山地)의 너도밤나무 숲이 대표적이다. 물참나무, 단풍나무, 일본목련, 칠엽수 같은 낙엽활엽수가 중심이 되는 산림이며, 여기에 전나무나 솔송나무 혹은 삼나무나 편백나무, 적송, 노송나무 같은 천연침엽수가 혼재되어 분포한다.

④ **저산대(저지대) · 난온대 산림**

이른바 조엽수림** 이 중심이 된 산림으로, 모밀잣밤나무류나 떡갈나무류, 녹나무, 후박나무 같은 상록활엽수림으로 이루어져 있다. 적송이나 흑송 같은 침엽수림, 졸참나무, 상수리나무, 굴참나무 같은 낙엽활엽수림도 혼재해 분포한다.

✳✳ 난온대림
간토에서 규슈에 걸쳐 분포하며 조엽수림을 구성하는 모밀잣밤나무와 떡갈나무류, 후박나무, 녹나무류가 대표적인 수종이다.

✳✳ 아열대림
오키나와 등 주로 남서제도에 걸쳐 분포하며 구실잣밤나무, 후박나무, 용나무, 바냔나무 등의 수종에 히카게헤고 같은 대형목생(大型木生) 양치류가 섞여 있다.

✳✳ 오시라비소
(オオシラビソ, 大白檜曽)
소나뭇과 전나무속의 상록 침엽수로, 일본 특산종이다. 학명은 *Abies mariesii*, 영명(英名)은 Maries' Fir다.

✳✳ 시라비소
(シラビソ, 白檜曽)
소나뭇과 전나무속의 상록 침엽수, 일본 특산종. 학명은 *Abies veitchii*, 영명(英名)은 Veitch's Fir.

✳✳ 조엽수림(照葉樹林)
습기가 많은 곳에 분포된 상록활엽수를 주로 한 산림군계(森林群系). 아열대에서 난, 온대에 걸쳐 나타난다.

⑤ 아열대 산림

오키나와를 중심으로 한 남서제도의 산림으로 모밀잣밤나무나 떡갈나무, 후박나무에 더하여 이주**, 바나나무, 용나무 등, 아열대림의 특징적인 수목으로 구성된 상록활엽수림이다. 또 히카게헤고** 같은 대형 양치식물이 생육하는 것도 특징이다.

✽✽
이주(イジュ)
학명 Schima liukiuensis. 오키나와 아마미제도(奄美諸島)의 고유종인 상록고목(常綠高木).

✽✽
히카게헤고(ヒカゲヘゴ)
양치류 식물로, 3억 6천만 년 전부터 생식했다고 해서 살아 있는 화석이라고 한다. 학명은 Sphaeropteris lepifera Tryon.

2) 산림의 종류

일본에서는 산림과 인간의 생활이 역사적으로 밀접하게 얽혀 있기 때문에, 대부분의 산림이 어떤 식으로든 인위적인 영향을 받아왔다. 따라서 인위적 조작을 가한 정도나 산림 천이단계(같은 장소에서 시간의 흐름에 따라 진행되는 식물 군집의 변화 단계)의 변화 등을 고려하지 않고서는 산림의 유형을 판별하기가 쉽지 않다.

✽✽
에도시대(江戶時代)
도쿠가와 가문이 에도(지금의 도쿄)에서 일본을 통치하던 시대. 1603~1868.

✽✽
시마츠번(島津藩)
현재의 가고시마 현 전부, 미야자키 현 동서부, 오키나와 현 대부분을 복속한 에도시대의 번(藩). 번은 다이묘(大名, 막부 직속의 무사)가 지배한 영지, 인민, 통치기구의 통칭.

① 원시림

벌채 등 인위적 행위를 가하지 않고 자연적으로 갱신해서 성립된 산림이 원시림이다. 유감스럽게도 일본에서는 산림이 국토의 70%를 점하지만 순수한 원시림은 거의 없다. 세계유산인 야쿠시마(屋久島)의 야쿠삼나무 숲도 에도시대**에 시마츠번**이 벌채했다는 기록이 있어 순수한 원시림이라고 볼 수 없다. 하지만 조금 범위를 넓혀 오랜 시간 인위적인 벌채 등을 행하지 않은 산림을 원시림으로 정의한다면 야쿠삼나무 숲도 원시림에 포함할 수 있다.

이 경우 대표적인 원시림으로 홋카이도 시레토코(知床)의 물참나무와 붉은하이송**, 시라카미산지(白神山地)의 너도밤나무, 오키나와 북부의 얀바루숲(山原の森, 사진 1)이 있다. 또 특수한 숲으로는 종교적 이유로 벌채를 금지한 나라(奈良) 가스가대신사(春日大社)의 가스가야마(春日山) 원시림이 있다.

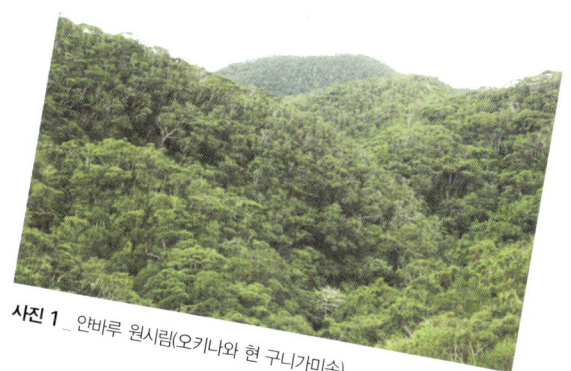

사진 1 _ 얀바루 원시림(오키나와 현 구니가미손)

**
붉은하이송(蝦夷松)
소나뭇과 가문비나무속의 상록침엽수. 하이송과 함께 홋카이도의 나무로 지정돼 있다. 학명은 *Picea glehnii* (F.Schmidt) Mast.

② **이차림**

이차림은 인간의 생활지역과 가까이 있어 사람들이 일상의 풍경으로 늘 접해온 산림이다. 마을산의 대부분이 이 부류에 속한다.

이차림이란 기본적으로, 천연림이 인위적으로 벌채된 뒤 천연 갱신(사람이 묘목을 심은 것이 아니라 자연적으로 발아해서 성장한 것)을 통해 숲을 이룬 형태를 가리킨다.[3] 또 인공림이 아니면서 인위적 조작을 가한 자연림을 넓은 뜻으로 이차림이라고 부르기도 한다. 대표적인 예로 도호쿠, 홋카이도의 물참나무숲, 자작나무숲, 간토의 졸참나무숲이나 상수리나무숲(사진 2), 간사이(関西)의 떡갈나무와 모밀잣밤나무 숲 등이 있다.

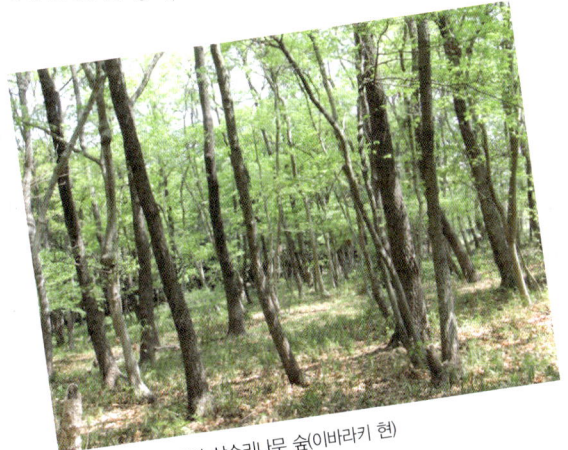

사진 2 _ 졸참나무와 상수리나무 숲(이바라키 현)

③ 인공림

인공림은 이름 그대로 사람이 직접 나무를 심고 가꾸어 만들어온 산림이다. 일본 산림 면적의 약 40%가 인공림이며, 대부분 1950년대 이후에 목재 자원을 안정적으로 공급하려는 목적에서 전국적으로 실시된 확대조림시책으로 육성되었다. 삼나무(사진 3), 편백나무, 적송(사진 4)을 중심으로 하며 홋카이도에는 분비나무, 냉한지에는 낙엽송 등이 있다.

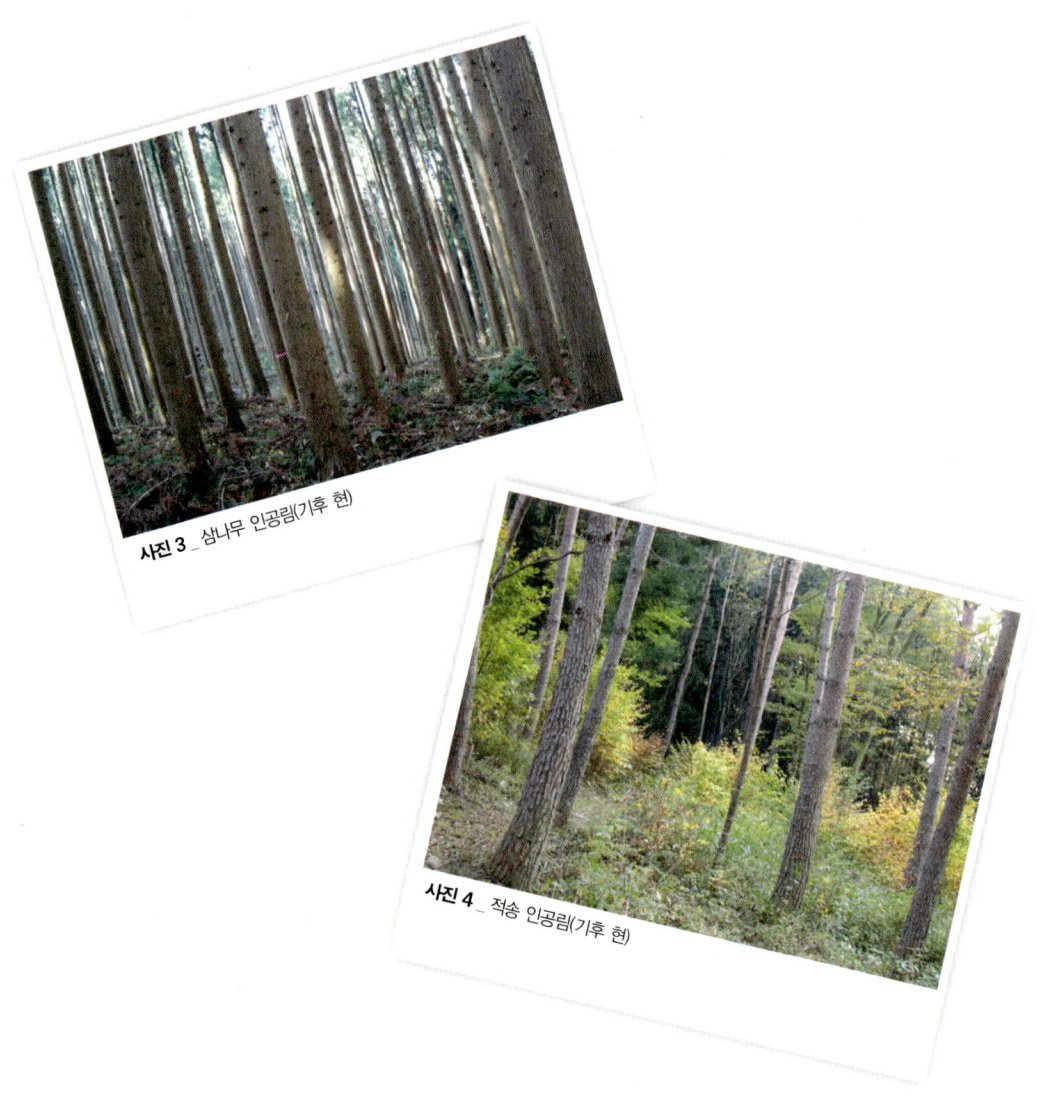

사진 3 _ 삼나무 인공림(기후 현)

사진 4 _ 적송 인공림(기후 현)

3) 산림의 임상

산림 형태를 구분할 때는 임상(林相)으로 나누는 방법도 있다. 임상은 산림의 외관 또는 산림이 이루는 모습이다. 잎의 모양에 따라 침엽수림과 활엽수림으로 나뉘며, 낙엽수림(낙엽이 지는 숲)과 상록수림(낙엽이 지지 않는 숲), 단층림과 복층림, 일제림와 혼효림 등이 있다.[4]

① 침엽수림

침엽수림 가운데 천연림에 속하는 것은 홋카이도의 붉은하이송림, 하이송**과 분비나무 숲, 아오모리 현의 아키타(秋田) 삼나무숲, 나가노 현의 편백나무숲(사진 5)이 있다. 이 밖에 아고산대의 아오모리분비나무(=오시라비소)숲이나 시라비소숲, 낙엽송숲, 좀솔송나무숲, 우라지로모미**숲, 섬잣나무숲이 있고, 낮은 산에 가면 전나무와 솔송나무숲, 적송림, 흑송림 등이 있다.

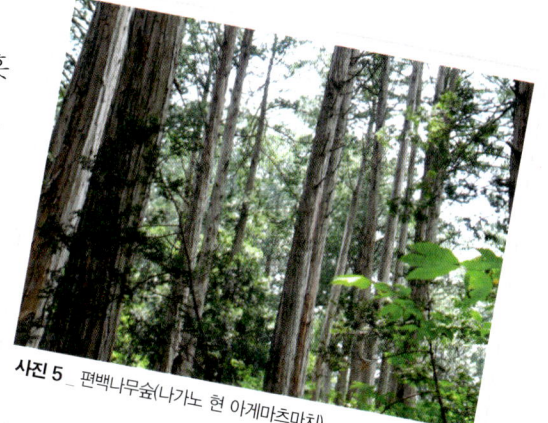

사진 5 _ 편백나무숲(나가노 현 아게마츠마치)

하이송(蝦夷松)
소나뭇과 가문비나무속의 침엽상록고목. 근연종인 붉은하이송과 함께 하이송으로 통칭한다. 학명은 *Picea jezoensis*.

우라지로모미(ウラジロモミ)
소나뭇과 전나무속의 상록침엽수로 일본 특산종. 학명 *Abies homolepis*, 영명 Nikko Fir.

교란지(攪亂地)
산사태나 강 흐름의 변화 같은 자연적인 원인이나 사람들의 출입 같은 인위적인 원인으로 환경이 교란된 곳.

② 활엽수림

활엽수림 중 천연림은 대부분 수종이 혼재되어 생육한다. 활엽수림은 같은 수종만으로 임상이 형성된 경우가 적기 때문에 일제림(一齊林)이라고 할 수 있는 숲은 너도밤나무숲(사진 6)이나 교란지**의 자작나무숲, 사스래나무숲,

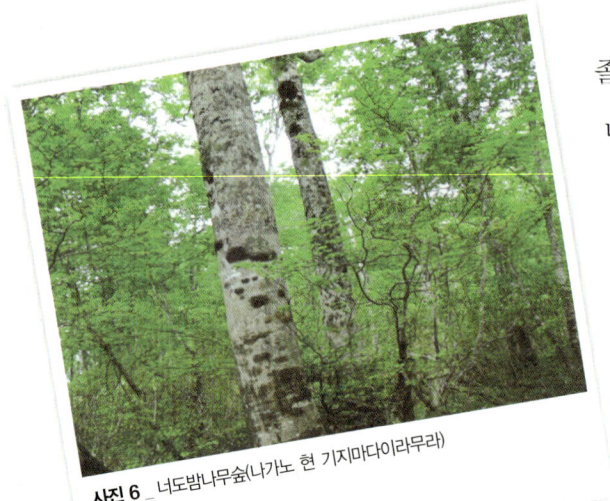

사진 6 _ 너도밤나무숲(나가노 현 기지마다이라무라)

졸참나무 이차림 정도다. 북일본에는 물참나무와 느릅나무의 숲에 단풍나무나 일본목련, 개굴피나무, 칠엽수가 섞인 낙엽활엽수림이 있다. 이차림으로는 간토지방의 상수리나무, 밤나무, 졸참나무의 낙엽활엽수림**, 해안림부터 남쪽에 걸쳐서는 구실잣밤나무, 둥근잎구실잣밤나무, 종가시나무, 자작나무, 붉가시나무, 녹나무, 후박나무 등의 상록활엽수림**이 있다. 또 굴참나무숲은 주고쿠(中國)지방에서 코르크 생산림으로 조성된 역사가 있다.

**
낙엽활엽수림
가을이 되면 단풍이 들고 동절기에 잎을 떨어뜨리는 활엽수로 이루어진 숲. 주로 혼슈에서 홋카이도에 걸치는 냉온대에 분포한다. 너도밤나무, 물참나무, 졸참나무, 밤나무, 단풍나무류, 칠엽수, 일본목련, 계수나무 등이 대표적인 수종이다.

**
상록활엽수림
동절기에 낙엽이 지지 않고 잎을 달고 있는 활엽수로 이루어진 숲. 주로 난온대나 아열대에 분포한다. 모밀잣밤나무나 떡갈나무류, 후박나무 등으로 구성된다.

③ **낙엽수림**

침엽수 중에서는 낙엽송숲 등이 낙엽수림이다(사진 7). 간토 내륙부 이북은 대체로 너도밤나무 등의 낙엽활엽수로 구성된 천연림이나 이차림이 주요 산림 경관을 형성한다.

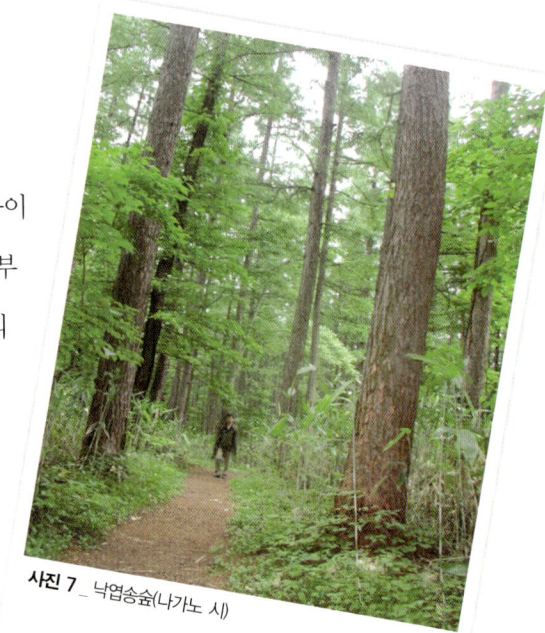

사진 7 _ 낙엽송숲(나가노 시)

④ **상록수림**

상록수림에는 삼나무, 편백나무, 적송 등의 침엽수

림이 있다. 또 활엽수로는 간토 이남지방의 모밀잣밤나무와 떡갈나무 숲, 녹나뭇과 수목 등으로 이루어진 조엽수림** 이 있다.

조엽수림(照葉樹林)
난온대의 상록활엽수림을 말한다. 잎에 닿은 햇빛이 반사되어 빛나 보이기 때문에 조엽수라고 부른다. 모밀잣밤나무와 떡갈나무가 대표적이다.

⑤ 기타

단층림(單層林)은 인공림으로 조성된 삼나무숲이나 편백나무숲처럼 비슷비슷한 수령의 단일 수종으로 구성된 산림이다. 각기 다른 수령을 지닌 복수 수종으로 구성된 산림을 복층림(複層林)이라고 한다.

일제림(一齊林)은 단층림과 동의어로 사용되지만 인공림뿐만 아니라 천연림이나 이차림에도 존재한다. 너도밤나무의 일제림이나 버드나무의 일제림 등이 그 예다. 혼효림**은 활엽수와 침엽수가 섞여 있는 산림을 말한다.

혼효림(混淆林)
여러 수종이 섞여 이룬 숲. 졸참나무 산벚나무, 일본목련과 같은 활엽수에 전나무나 솔송나무 같은 침엽수가 섞인 숲을 침활혼효림이라고 부른다.

4) 산림의 에너지 순환

산림을 이루는 식물은 교목층(喬木層), 아교목층(亞喬木層), 저목층(灌木層), 초목층(草本層)으로 나뉘는데, 각각의 식물이 이산화탄소와 물, 태양에너지를 이용한 광합성 작용으로 당류 같은 유기물을 생산한다. 식물이 뿌리에서 흡수한 질소나 인을 사용해서 만들어낸 단백질을 곤충류가 먹고 생활하며, 이들 곤충을 잡아먹고 사는 파충류나 조류, 소형 포유류 등은 다시 대형 맹금류 같은 조류나 육식포유류 등에게 잡아먹힌다. 또 초식포유류도 이들 육식동물에게 잡아먹힌다. 다시 말해, 광합성으로 유기물질을 생산하는 식물이 일차생산자, 유기물질을 먹는 생물은 일차소비자이자 이차생산자다. 그 다

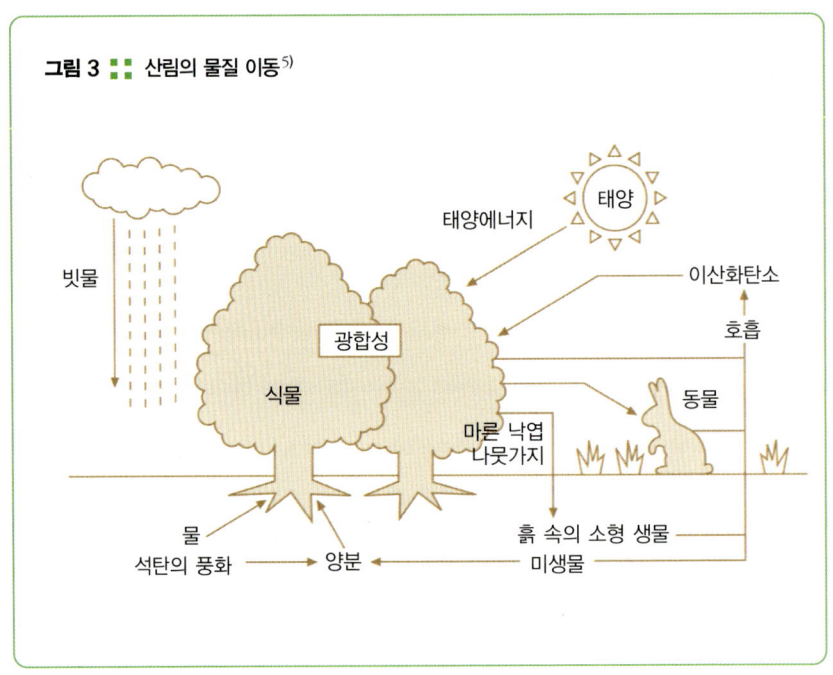

그림 3 :: 산림의 물질 이동[5]

음으로 이들을 잡아먹는 육식동물인 이차소비자가 있고, 경우에 따라서는 대형 삼차소비자까지 있다.

정점에 선 육식동물도 죽으면 곤충이나 토양 속에 존재하는 소형 생물의 먹이가 되고, 마침내 미생물이 분해하여 무기물로 돌아간다. 이처럼 먹는 자와 먹히는 자 사이에 연쇄(連鎖)돼 있는 관계를 먹이사슬이라고 한다.

식물은 광합성작용을 통해 무기질에서 당(糖) 등의 유기물을 만들어낸다. 그리고 식물에서 떨어진 마른 낙엽이나 나뭇가지, 수많은 생물의 시체와 배설물은 토양 속의 소형 생물이 먹어서 분해하고, 미생물이 그것을 부패하여 무기물로 되돌린다. 식물이 생산하는 유기물은 이처럼 먹이사슬을 거쳐 무기물로 돌아간다. 그리고 식물은 이 무기물을 이용해서 다시 유기물을 만들어낸다. 이 같은 일련의 순환과정을 물질순환이라고 한다[5](그림 3).

5) 산림의 갱신

산림의 수목이 노령이 되어 말라죽거나 태풍이나 화산 같은 자연재해로 쓰러지거나 목재로 쓰기 위해 사람이 수목을 벌채한 뒤에 자연적으로 어린 나무가 성장하거나 묘목을 심어 산림의 교체가 일어나는 현상을 갱신(更新, regeneration)이라고 부른다. 산림의 갱신에는 천연갱신과 인공갱신이 있다.

① 천연갱신

천연갱신(天然更新)은 식재(植栽)를 인공적으로 행하지 않는 갱신을 가리키며 노송나무숲이나 적송림, 너도밤나무숲, 졸참나무숲 등에서 이루어진다. 천연갱신에는 종자가 자연적으로 산포(散布)되는 천연하종갱신(天然下種更新)과 맹아갱신(萌芽更新)이 있다. 맹아갱신은 마을산의 상수리나무숲이나 졸참나무숲 등에서 전통적으로 행해졌는데, 수령 20년 전후의 젊은 수목을 벌채하면 잘린 그루터기에서 싹이 나와 다시 나무로 자라나 숲이 재생되는 시스템이다(88쪽의 사진 8).

② 인공갱신

인공갱신은 묘목을 식재하거나 종자를 산포해서 갱신을 행하는 방법이다(다음 세대의 숲 가꾸기). 삼나무와 편백나무 인공림의 대부분은 식재하여 인공갱신을 해왔다.

갱신한 묘목이 종간 경쟁에서 살아남아 제대로 자라려면 몇 년간에 걸친 잡초 베기와 기생식물 제거작업이 필요하다. 기후 조건이 식물의 생육에 적한한 일본의 환경에서는 키가 큰 초본이니 성장이 빠른 관목이 눈 깜짝할 사이에 자라나 묘목의 성장을 방해하기 때문이다. 5~6년 동안 잡초 베기를 해준 다음에는 다른 목본류나 덩굴식물이 식재 수종의 성장을 방해하지 않도록 잡목 솎아베기와 덩굴 제거작업을 해줘야 한다. 드물긴 하지만 편백나무처럼 옹이가 없는 양질의 목재 생산을 원한다면 가지치기도 해줘야 한다.

　삼나무와 편백나무 인공림에서는 잡목 솎아베기가 끝나고 수령이 20년 정도에 다다르면 종내 경쟁이 치열해진다. 인공림에서는 자연도태되는 일이 거의 없기 때문에 그대로 놔두면 임분** 이 뒤섞여 가지가 가늘고 수관** 이 빈약한 임상으로 돼버린다. 이를 방지하기 위해 다양한 솎아내기 작업이 필요하다. 이 과정을 여러 번 반복하면서 최종적인 벌채 시기를 기다린다.

－ 가가와 다카히데(香川隆英)

**　임분(林分)**
산림 안에 있는 나무의 종류, 나이, 생육 상태 따위가 비슷하여 주위의 다른 산림과 구분되는 숲의 범위.

**　수관(樹冠)**
나무 줄기 윗부분의, 많은 가지와 잎이 달려 있는 부분.

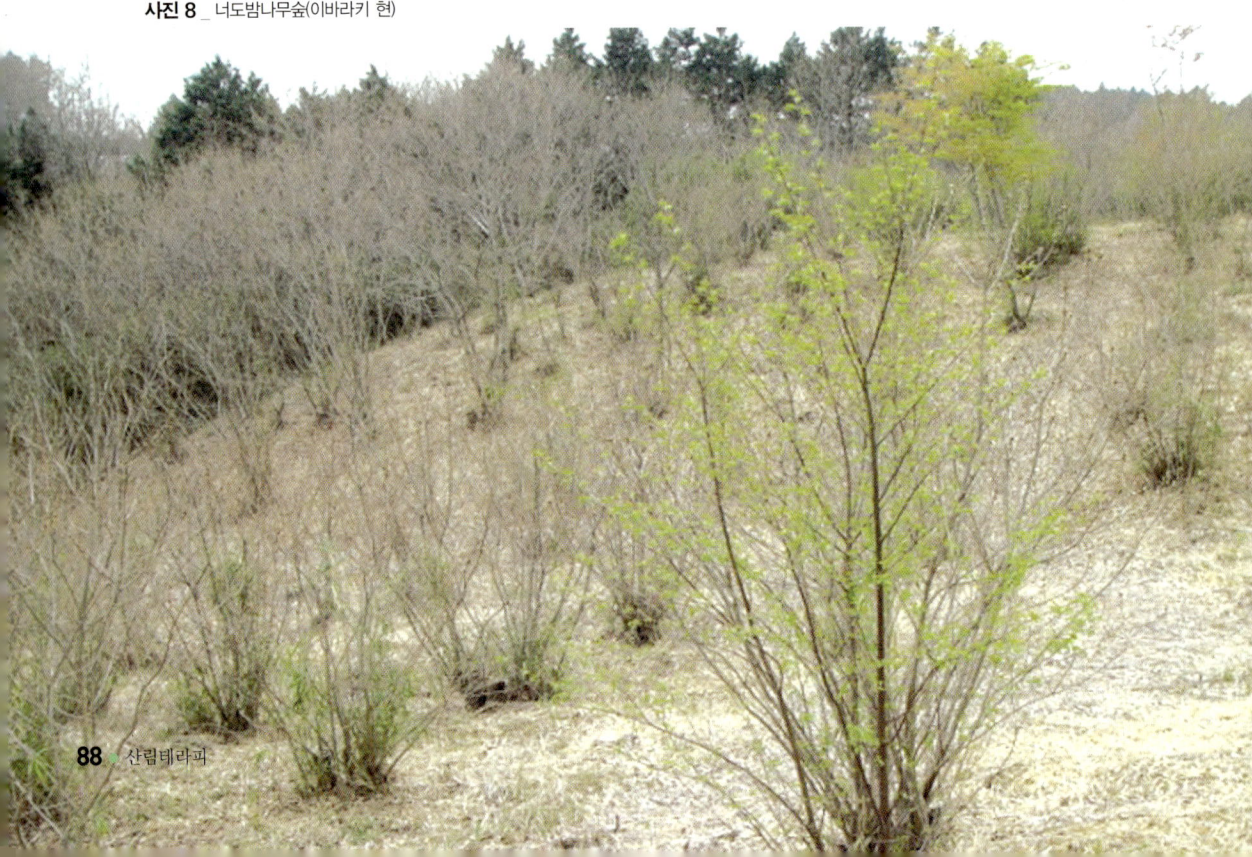

사진 8 _ 너도밤나무숲(이바라키 현)

2. 산림의 역할

1) 산림의 수원함양 기능

산림에는 홍수나 가뭄을 완화하고 수질을 보전하는 기능이 있다. 이 같은 수원함양(水源涵養) 기능은 산림의 중요한 역할 중 하나다.

① 물을 비축하는 기능(홍수 완화, 갈수 완화)

하천의 상류에 있는 산림을 '녹색댐'이라고 부르기도 한다.[6] 숲이 상류에 있으면 큰 비가 와도 하천의 수량이 급격히 불어나지 않아 홍수가 잘 일어나지 않고, 비가 안 와도 하천의 물이 잘 마르지 않는다고 해서 나온 말이다. 산림은 하천의 유량을 일정하게 유지한다. 하지만 전체적인 물의 순환을 살펴보면 수목은 토양 속의 수분을 빨아들여 잎의 기공을 통해 공기 중으로 방출하는 물의 소비자이기도 하다.

그렇다면 산림의 어디에 물이 저장돼 있을까?

수목의 낙엽이나 가지가 땅에 떨어져 분해되는 과정에서 토양에는 수많은 빈틈이 생성되는데, 이 덕분에 잘 발달된 산림의 토양은 단립구조** 가 발달해 있다. 또 토양동물의 통로나 뿌리가 썩은 흔적인 부후공(腐朽孔)이 많아 스펀지 모양의 구조를 띤다. 그래서 비나 눈이 와서 산림으로 스며든 수분은 토양에 잘 흡수된 뒤 천천히 시간을 두고 하천으로 흘러들어간다(지중류). 또 산림의 지표면은 낙엽과 가지 등이 퇴적해 있기 때문에 빗방울이 지면에 직접 닿지 않는다. 이런 퇴적층이 없으면 빗방울에 토양의 입자가 튕겨서 흙 표면의 틈을 메워버리기 때문에 비가 땅으로 제대로 스며들지 않고 지표를 흐르게 된다(지표류).

이처럼 산림에서는 스펀지 상태의 토양, 지표면을 덮은 낙엽과 가지 층이 작용하여 강수의 대부분이 땅속으로 스며든다. 즉 산림의 토양이 지닌 기능 덕분에 하천의 홍수를 미연에 방지하고, 비가 오지 않을 때에도 토양 속 수분이 서서히 하천으로 흘러들어가 하천이나 지하수의 수량이 거의 일정하게 유지된다(그림 4).

> **단립구조(單粒構造)**
> 개개의 흙 알갱이가 각각 독립적으로 모여 토양을 구성하는 상태.

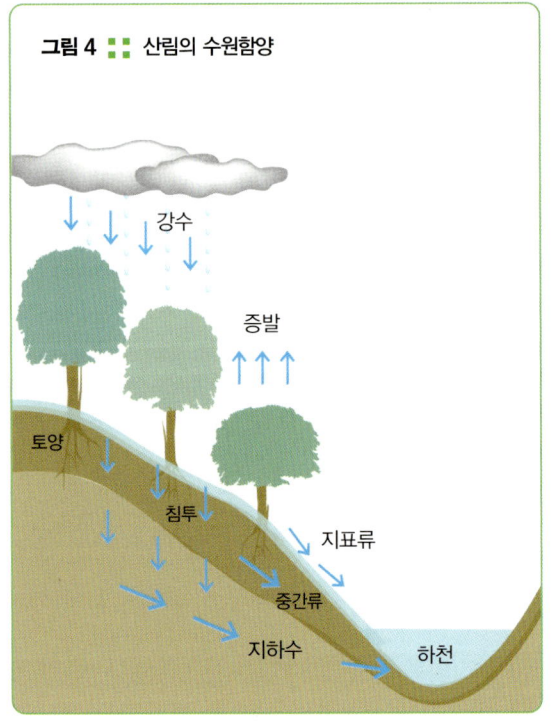

그림 4 ■■ 산림의 수원함양

② 수질을 보전하는 기능(수질 정화)

비나 눈은 대기 중의 먼지나 오염물질, 산성비의 원인이 되는 황산화물이나 질소산화물 같은 다양한 물질을 씻으면서 지상으로 내려온다. 이때 빗물에 포함된 물질의 양은 강수(降水)의 종류(눈과 비)에 따라 다르다. 또 강수에는 산림의 수목에 부착된 물질이나 식물 체내에서 녹아 나온 물질까지 섞이기 때문에 산림 토양으로 스며들 때 강수에 포함된 물질의 양은 실로 다종다양하다.

강수는 숲 바닥에 쌓인 낙엽층과 스펀지 형태의 토양을 통과하는 과정에서 여과되어 서서히 맑고 깨끗한 물로 정화된다. 물에 녹아 있던 질소나 인 등의 물질은 식물의 뿌리나 토양 속 미생물의 양분으로 흡수된다. 또 암석과 토양을 구성하는 칼슘이온 등이 물에 녹아 나오면서 수소이온과 교환 반응이 일어나는데, 이 과정에서 물의 산성도가 낮아져 중성에 가까워진다.

산림의 수질보전 기능은 다음과 같다.[7]

- 토양의 물리적 여과 작용
- 식물에 의한 질소나 인산 등의 양분 흡수 작용
- 토양 미생물에 의한 유기물의 분해, 질소의 무기화, 초산화 작용(硝酸化作用), 탈질 작용(脫窒作用, 질소산화물 또는 질소분이 제거되는 작용)
- 토양의 이온 흡착 작용, 완충 작용(중화 기능)

이처럼 토양 속에서는 여과 작용을 비롯하여 식물과 미생물에 의한 흡수와 이온 교환 같은 작용이 쉬지 않고 일어나기 때문에 물이 정화되고 수질이 보전된다(그림 5).

그림 5 산림의 수질 정화 기능

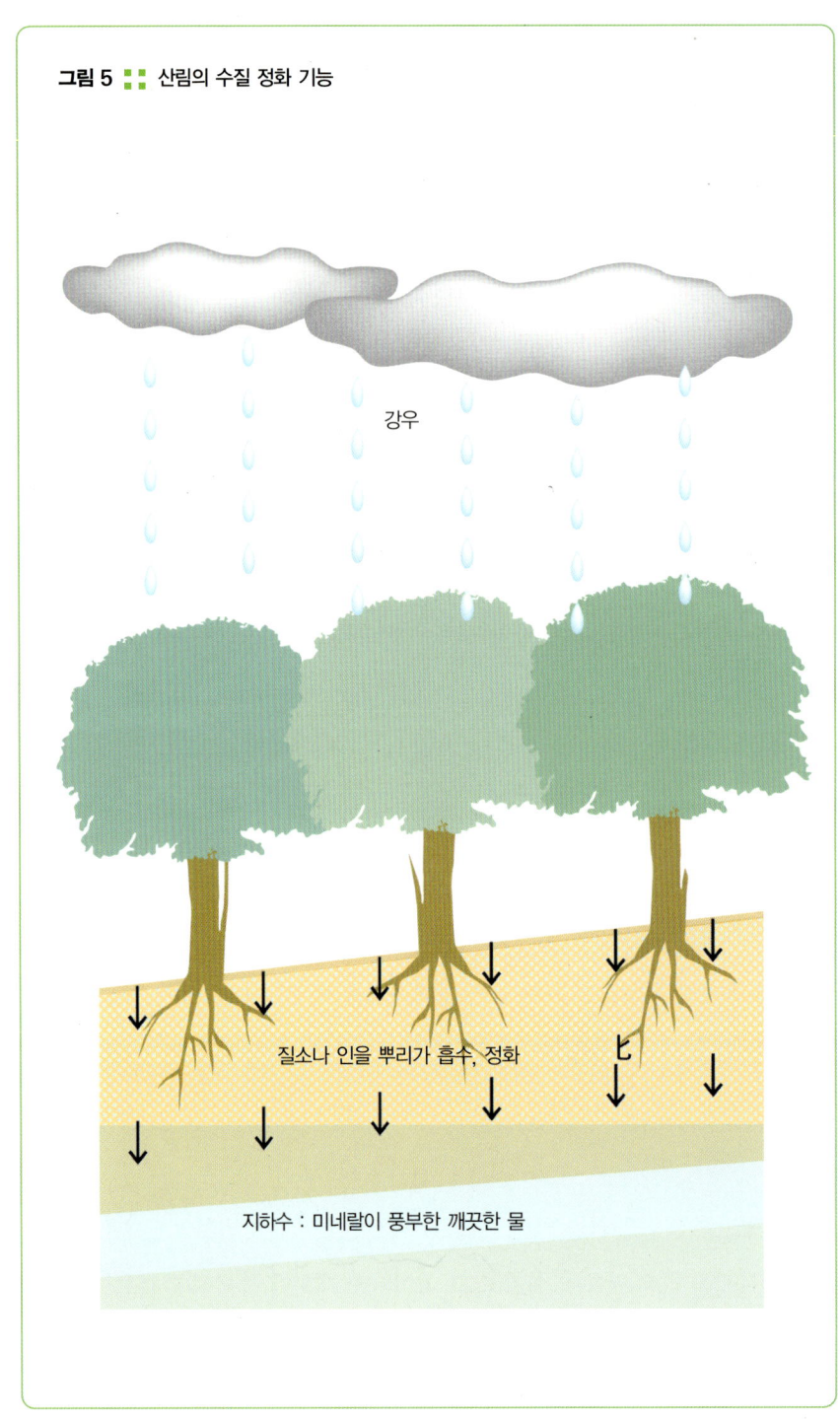

2) 산림의 온난화 완화 기능

산업혁명 이후의 인간은 다양한 산업활동으로 대기 중 이산화탄소 농도가 증가했고, 여기에 광범위한 산림 벌채 등의 영향까지 겹쳐서 지구의 기후 시스템에는 명백한 변화가 일어났다. 이 같은 경향은 앞으로 더욱 심각해지리라 예상된다. 1906년부터 2005년까지 100년 동안, 지구의 평균기온은 0.74(0.56~0.92)℃ 상승했다고 한다.[8] 기온이 상승한 원인은 메탄, 일산화이질소, 프레온 등 온실가스라고 부르는 기체가 증가하기 때문이다.[9] 이 중에서도 이산화탄소는 배출량이 적지 않아 지구온난화에 큰 영향을 미친다. 하지만 산림을 구성하는 수목은 광합성작용으로 이산화탄소를 흡수하여 가지나 줄기에 탄소를 축적하는 능력을 보유하고 있다. 뿐만 아니라 식물의 증발산 작용은 열에너지가 지표에 쌓이지 않고 대기 중으로 방출되게끔 한다. 이처럼 산림은 지구온난화 방지에 큰 공헌을 한다.

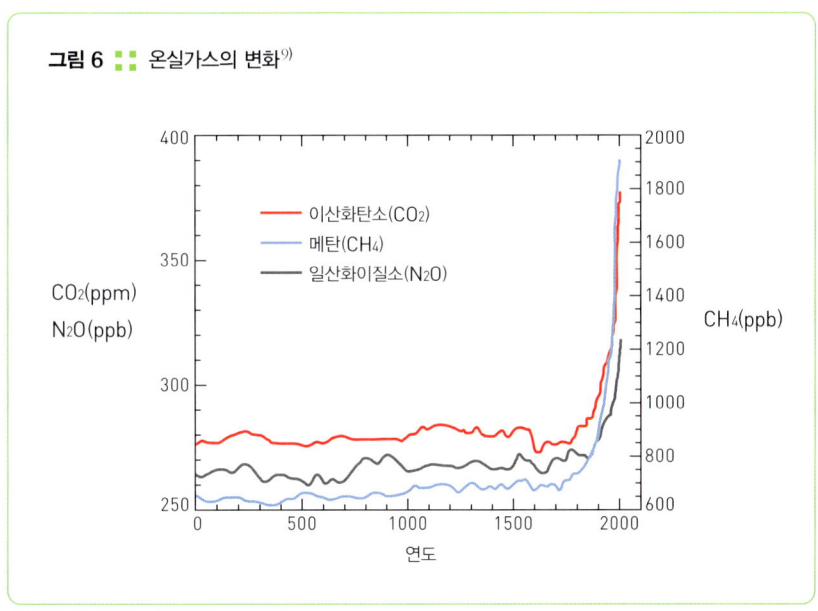

그림 6 온실가스의 변화[9]

① 이산화탄소 흡수 및 탄소 축적 기능

산림을 구성하는 수목은 광합성작용으로 대기 중 이산화탄소를 흡수하고 산소를 방출한다. 산림에 흡수된 순수 이산화탄소는 주로 수목의 성장분으로 쓰이고 유기물의 형태로 산림에 축적된다[10](그림 7, 8). 또 수목에 축적된 탄소의 일부는 낙엽이나 부러진 가지, 썩은 뿌리를 통해 산림 토양에 공급된다. 공급된 유기물의 대부분은 토양 미생물이 분해하고 탄소는 대기 중으로 방출되지만, 그래도 여전히 산림의 토양 속에는 서서히 탄소가 쌓여간다.[11]

일본은 교토의정서에 따라 '온실가스 6% 감축'이라는 목표를 달성하기 위해 1300만 탄소톤(TC)** 을 흡수할 산림(기준연도 총배출량의 3.8%)을 확보할 예정이다. 이를 위해서 산림 정비와 목재의 효과적 이용 등을 더욱 추진해나갈 필요가 있다.

수목에 축적된 탄소는 벌채된 후에도 목재 제품 속에 머물러 있기 때문에

**
탄소톤
(tonnes of carbon: TC)
온실기체의 용량 단위로, '티시'로 읽는다. 지구의 온실효과를 일으키는 원인 물질인 온실기체 가운데 기후변화협약의 직접적인 감축 대상이 되는 이산화탄소(CO_2), 메탄(CH_4), 아산화질소(N_2O), 수소화플루오린화탄소(HFC), 플루오린화탄소(PFC), 플루오린화황(SF_6) 가운데 배출량에 따른 영향력 면에서 온실효과를 일으키는 기여도가 가장 큰 이산화탄소 중의 탄소(C, 온실효과 기여도는 약 55%)를 기준으로 환산한 톤(T)을 말한다.

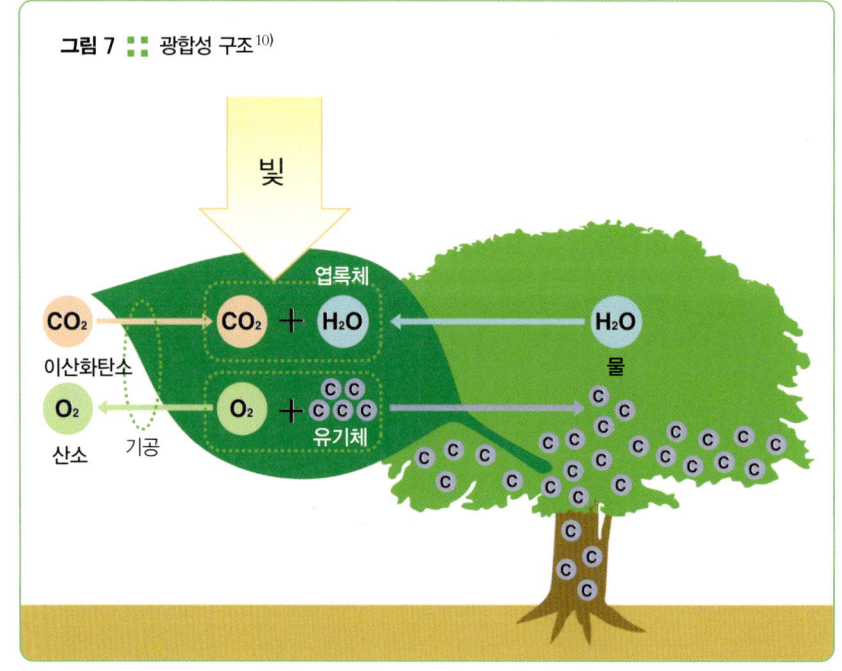

그림 7 :: 광합성 구조[10]

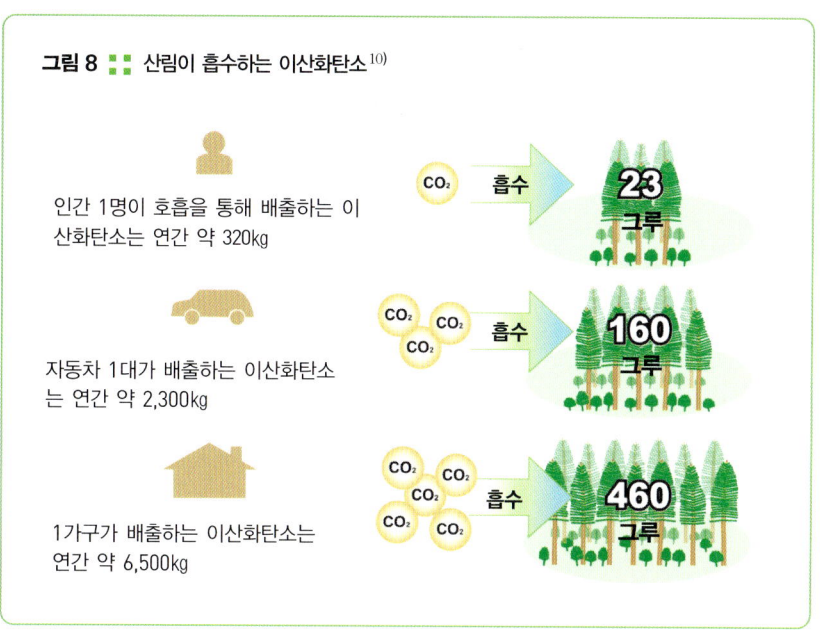

그림 8 산림이 흡수하는 이산화탄소[10]

목조 주택은 '제2의 산림'이라고도 불린다. 목재 제품은 최종적으로 에너지원으로 이용되기 때문에 결과적으로 화석연료의 사용량을 억제하는 효과가 있다. 또 소각 등을 통해 이산화탄소를 대기 중에 방출한다 해도 이때의 탄소는 원래 대기 중에서 흡수한 것이어서 새로운 탄소를 대기 중으로 방출하지 않는 성질이 있다.

② **대기와 열에너지 교환**

태양의 열에너지는 대기 중에서 일부는 반사되고 나머지가 해양이나 육지에 도달해 지표면과 대기를 데운다. 이때 수분이 적은 사막에서는 열에너지를 소비하는 증발작용이 일어나지 않기 때문에 매우 더운 환경이 조성된다. 그에 비해 산림은 수분이 많은 수목으로 덮여 있어서 열에너지의 대부분이 수분 증발에 쓰인다. 그래서 산림이 많은 지역의 기후는 대체로 온화하다. 또 열 교환이 수관부(樹冠部, 나무의 줄기와 잎이 많이 달려 있는 줄기의 윗부분)에서 이루어지므로, 산림 내 미기후**는 일사량, 풍속, 기온 변화의 교차**가 적은 특징을 보인다.

더욱이 산림에는 기후의 시간적 변동을 완화하는 작용이 있다. 이는 산림의 토양이 높은 보수능력을 지니는 사실과도 관련이 있다. 강수 후 상황을 비교해보면 사막에서는 강수로 공급되는 수분이 태양의 열에너지로 말미암아 급속도로 증발되어 금세 고온 환경으로 되돌아가는 데 반해, 산림에서는 토양에 침투한 수분을 수목이 서서히 뿌리로 빨아올려서 증발산하여 장기간에 걸쳐 안정적인 기후 조건을 유지할 수 있다.[12]

수목이 증발산을 통해 기후에 미치는 영향은 산림이 있는 장소에만 국한되지 않고, 대기의 흐름을 타고 주변 지역과 지구 규모로 확대된다. 따라서 산림에는 지구 환경을 보전하는 기능이 있다.

**
미기후(微氣候)
지면에 접한 대기층의 기후. 보통 1.5m 정도 높이까지를 그 대상으로 하며 이는 농작물의 생장과 밀접한 관계가 있다.

**
교차(較差)
최고와 최저의 차.

3) 산림의 쾌적 요소

예부터 산림은 요양을 위한 장소로 이용되었고 유럽에서는 산림 속에서 심신의 건강을 지키는 산림테라피를 실천해왔다. 산림은 인간을 쾌적하게 하는 기능이 있기 때문이다.

산림은 신록이나 단풍이 그렇듯이 아름다운 풍경으로 눈을 즐겁게 할 뿐 아니라, 수목의 작용으로 여름에는 더위를 누그러뜨리고, 낙엽을 밟았을 때 기분 좋은 흙의 감촉을 선사한다. 수목의 잎은 대기오염물질을 흡착하여 공기를 청정하게 만들고, 그 청정한 공기 속에 식물이 내뿜는 방향물질이 떠돈다. 또 외부의 불쾌한 소리를 차단하는 기능까지 갖추고 있는 등 인간의 오감을 고루 만족하며 생활에 쾌적함을 안겨준다. 이번 장에서는 대기를 정화하는 기능, 산림의 향기, 방음 기능에 대해 소개한다. 산림 환경이 인간의 오감에 미치는 영향에 대해서는 '제1장 산림의학'을 참고하기 바란다.

① 대기 정화 기능

산림을 구성하는 식물은 황산화물, 질소산화물, 탄화수소, 옥시던트** 등 가스 형태의 오염물질을 흡수하고, 유해물질을 포함한 먼지나 분진을 흡착한다. 산림 속 수목이 지닌 이 같은 작용이 바로 대기 정화 기능이다.

식물은 광합성이나 호흡에 필요한 산소와 이산화탄소를 잎 뒷면에 있는 기공으로 흡수하는데, 이때 가스 형태의 오염물질도 함께 잎 속으로 들어온다. 오염물질이 들어오면 식물의 정상적인 대사가 저해되지만 오염물질의 농도가 별로 높지 않다면 세포 내 화학반응을 통해 저독성(低毒性) 물질로 축적된다. 그리고 잎에 흡수된 오염물질은 낙엽과 함께 떨어져 토양 성분이 된다. 또 대사가 저해된 잎이라 해도 오존처럼 불안정한 가스는 잎에 닿기만 해도 분해되어 버린다.

더욱이 산림에서는 바람이 적당히 약하기 때문에 먼지가 떨어지기 쉬워 대기가 정화된다. 또 미세한 입자는 바람이 불지 않아도 공기 중에 부유하며 지상으로 떨어지지 않는데, 이런 물질 역시 수목의 작용으로 제거된다. 즉 식물의 가지와 잎이 오염물질을 포함한 먼지나 안개를 흡착해서 비나 눈과 함께 땅속으로 흘려보내거나, 낙엽과 함께 땅으로 떨어져 대기를 정화한다. 잎 면적이 넓은 수종일수록 이러한 기능이 커진다. 잎의 앞면과 뒷면, 가지나 줄기의 표면적까지 더하면 지표면적의 10~20배에 달한다.[13] 산림은 오

**
옥시던트(oxidant)
대기 가운데 오존, 이산화질소, 각종 유기 과산화물 등의 산화성 물질을 통틀어 이르는 말. 자동차나 공장 따위에서 배출되는 배기가스가 태양의 자외선과 반응하여 생기는데, 광화학 스모그의 주된 원인으로 추정한다.

염물질을 제거하는 효율적인 정화 장치라 할 수 있다.

단, 이들 대기오염물질은 식물에게도 유해한 물질이므로 고농도일 때는 식물이 말라죽기도 한다. 따라서 대기 정화 기능을 고도로 발휘하려면 수목을 건강하게 생육할 필요가 있다.

② **산림의 향기**

산림에서 나는 향의 정체는 피톤치드다. 피톤치드란 식물이 방출 혹은 분비하여 다른 생물에게 영향을 미치는 휘발성 물질이다. 이 단어는 1930년 레닌그라드대학의 토킹 박사가 처음 만들었는데, 피톤은 '식물', 치드는 '죽인다'는 뜻이다.[14] 식물은 이동해서 외부의 공격을 피할 수 없기 때문에 피톤치드를 발산하여 자신의 몸을 지킨다. 피톤치드에는 다른 식물의 성장을 저해하는 작용, 곤충이나 동물에 대한 섭식 저해 작용, 곤충이나 미생물에 대한 기피 및 유인 작용, 살충과 살균 작용 등이 있다. 우리 인간에게는 이완 효과를 준다고 알려져 있다.

표 1 ::: 침엽수림 내의 주요 휘발성 물질(테르펜류)[15]

물질명	편백나무숲 (아게마츠마치)	적송림 (야마나시시)	편백나무숲 (유노하라초)	삼나무숲 (가라츠시)
δ-3-Carena	165.6*	110.9	44.2	39.4
α-Pinene	6025.1	1350.0	5046.3	892.5
Camphene	550.1	nd	206.8	94.8
β-Pinene	710.2	172.1	460.5	114.0
ρ-Cymene	407.2	nd	110.6	nd
ρ-Memtha-1,3,8-triene	1804.1	1583.4	904.8	nd
Limonene	1354.8	114.3	972.0	nd

이 피톤치드의 주성분인 테르펜류[15](표 1)는 침엽수림에서 여름(6~8월)의 오전 중에 농도가 높아지며,[16] 맑은 날에 농도가 높고 비가 오면 1/10~1/50까지 내려간다.[17] 또 숲속으로 깊이 들어갈수록 피톤치드의 농도가 높아지는데, 숲 가장자리에서 60m 정도 들어간 지점에서 가장 높은 수치[18]를 보였다는 결과도 나와 있다.

③ 방음 기능

숲속으로 들어가면 주위의 소음에 신경 쓰지 않게 된다. 이는 소음원에서 멀어졌기 때문이기도 하지만, 동시에 수목이 소음을 줄이는 효과가 있기 때문이다. 산림의 방음 효과는 저주파수 대역보다도 고주파수 대역에서 높아지며, 음의 감쇠량은 자연감쇠를 제외하면 임내거리(林內距離) 30m당 4~8dB(데시벨) 정도[19]라고 한다. 산림의 방음기능은 상록활엽수 가운데 가지와 잎의 밀생도가 높은 수종이 주를 이룰수록, 또 산림의 계층구조가 발달할수록 효과가 커진다.

또 산림에는 가지와 잎이 바람에 스치는 소리나 시냇물 흐르는 소리, 새가 지저귀거나 벌레 우는 소리 등이 있어서, 이들 쾌적한 음이 불쾌한 음을 덮어 주는 마스킹** 기능도 있다.

마스킹(masking)
물리적 현상이나 효과가 내부나 외부의 방해를 받아 가려져 나타나지 않거나 약화되는 일. 전파의 잡음이나 방해 전파로 인하여 검출되지 않는 현상을 이른다.

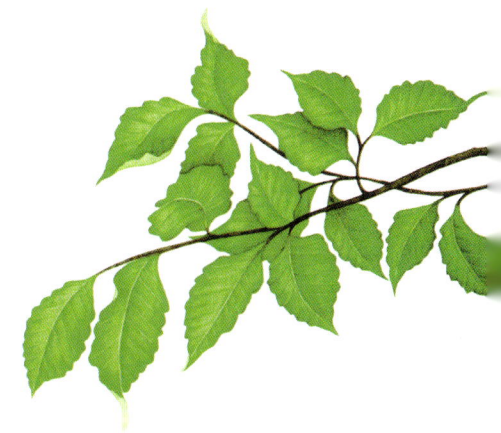

4) 산림의 방재 기능

산림은 건전한 상태로 유지만 된다면 산지의 침식과 붕괴를 막고 토사의 유출을 방지하는 등 인간 생활에 매우 유익한 역할을 한다. 또 눈사태로 인한 피해를 줄이고 바람을 약하게 하며 조수나 모래의 피해 등도 막아준다.

① 표층 붕괴 방지 및 토사 유출 방지 기능

산림에는 수관, 임상식생(林床植生), 낙엽퇴적층이 존재하므로 강우에 의한 빗방울의 충격이 완화되어 토양의 붕괴나 토사 유출이 적어진다. 또 수목의 뿌리가 지하 깊숙이 뻗은 덕분에 지반이 잘 흘러내리지 않아 표층 붕괴를 예방할 수 있다. 아래로 깊게 뻗은 뿌리는 지반을 잡아주는 작용을 하며, 옆으로 휘감기는 뿌리는 다른 뿌리와 얽히면서 그물처럼 토양을 고정한다[20](그림 9). 산사태를 막아주는 산림의 기능은 수목의 성장 정도와 관련이 깊다. 뿌리의 양이 충분히 확보되어 이 같은 기능을 발휘할 수 있기까지는 20년 정도 걸린다. 또 말라죽거나 벌채된 수목의 뿌리는 썩어버리기 때문에 벌채 후 10~20년 동안은 이 기능이 가장 약해지는 시기로[21], 표층 붕괴의 위험성이 높아진다.

② 낙석 및 눈사태 방지 기능

낙석이란 경사면의 암석이 지진이나 태풍 등의 원인으로 경사면을 타고 떨어지는 것을 말한다. 또 눈사태란 경사면에 쌓인 적설층이 미끄러져 떨어지는 일을 가리킨다. 산림은 수목의 지엽(枝葉)이나 줄기로 암석과 눈이 움직

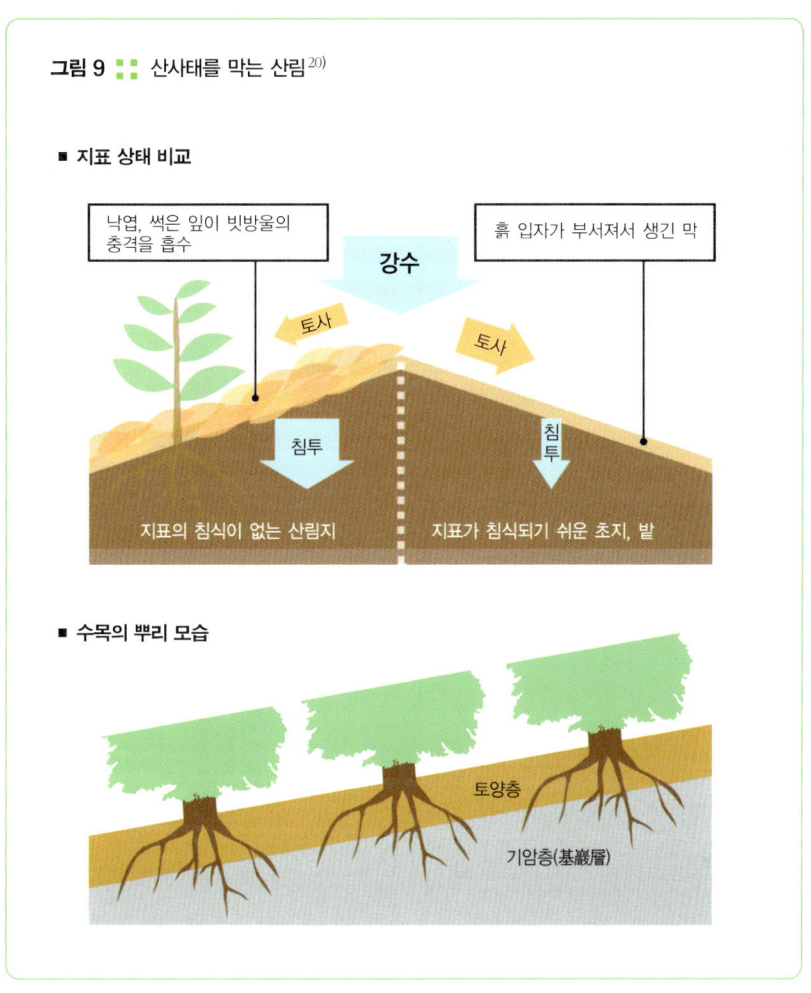

그림 9 :: 산사태를 막는 산림[20]

이지 않도록 지탱하는 작용을 해 재해를 막아준다. 낙석의 경우 떨어진 돌이 수목의 줄기와 충돌하면서 운동에너지가 줄어들어 피해가 경감된다. 눈사태에서는 수목의 잎과 가지, 줄기가 쌓인 눈을 받쳐주어 눈사태를 막아준다.

③ **방풍 및 비사 방지 기능**

산림은 바람의 흐름을 가로막아 풍속을 떨어뜨리고 풍향을 바꾸기도 한

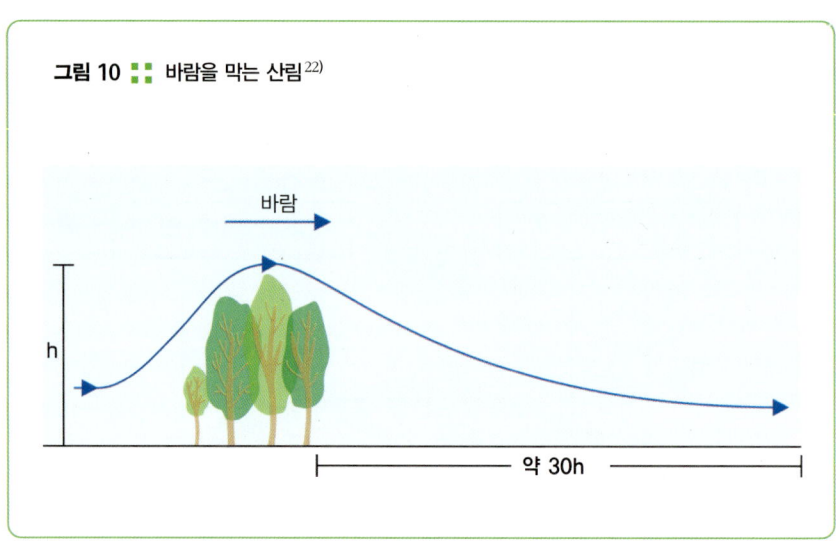

그림 10 :: 바람을 막는 산림[22]

다. 또 바람을 타고 운반되는 염분, 안개, 분진 등을 수목의 가지나 잎이 붙잡아서 이들로 인한 피해를 막아준다[22](그림 10). 이 때문에 농촌 지역에서는 강풍이나 비사(飛砂, 날리는 모래)로 인한 농작물 피해를 막기 위해 방풍림을 만들고, 사람들의 생활을 지키기 위해 건물이나 땅을 둘러싸는 형태로 나무를 심는다. 방풍이나 비사를 방지하기 위해 조성한 산림은 대부분 띠 모양으로 펼쳐져 있기 때문에 이 같은 산림을 띠숲[林帶]라고 부른다.

일반적으로 높이가 높은 띠숲일수록 방풍 효과가 넓은 범위에 미친다. 이는 달리 보면 그늘이 커진다는 뜻도 된다. 또 띠숲의 수목 밀도에 따라 방풍 효과가 달라진다. 띠숲의 폭이 좁고 수목의 밀도가 낮을 경우 바람이 그대로 빠져나가서 방풍 효과가 떨어진다. 반대로 띠숲의 폭이 넓고 수목 밀도가 높으면 띠숲을 빠져나온 직후의 풍속은 크게 낮아지지만 후방에서 소용돌이 형태의 바람이 생겨 바람이 잦아드는 지역의 범위가 좁아진다. 따라서 산림의 밀도를 적절하게 관리해야 할 필요가 있다. 또 해안지대처럼 염분을 포함한 강풍이 몰아치는 혹독한 환경에서는 수목의 표고 성장이 억제되어 띠숲의 폭을 넓게 확보할 필요가 있다.

④ 방조 기능

　방조 기능(防潮機能)이란 태풍이나 해일로 인한 피해를 줄이는 기능을 말한다. 태풍이나 해일이 나뭇가지에 충돌하면서 유속과 파도의 에너지가 저하되어 파괴력이 약화된다. 또 다양한 표류물의 이동을 저지하여 표류물 때문에 생기는 이차적 재해를 줄인다. 방조림은 해안에 높은 지형을 형성하여 태풍이나 해일의 방벽으로 작용하기도 한다. 이 같은 작용을 고려할 때 방조림의 띠숲 폭은 넓을수록 좋다.

- 가세타니 다마미(綛谷珠美)

3. 산림의 보전과 관리

1) 마을땅과 마을산

마을땅과 마을산
오랜 세월에 걸쳐 인간이 손질해 유지돼온 이차림. 이차초원인 마을산이 있고 그 마을산을 둘러싼 농지나 저수지, 초원 등의 마을 땅이 있다.

신탄림(薪炭林)
땔나무와 숯을 생산하기 위해 가꾸는 숲.

이차초원
불 놓기 같은 인위적인 간섭으로 유지해온 야초지(野草地).

마을땅과 마을산**이란 오랜 세월에 걸쳐서 특정 지역 사람들의 관리를 받아 유지된 일대의 지역과 그곳을 둘러싼 농지나 저수지, 초원 등의 땅을 말한다(사진 9). 마을산은 신탄림** 이나 농용림(農用林) 같은 이차림뿐만 아니라 채초지(採草地) 등의 이차초원** 도 포함한다.

일본환경성은 마을땅과 마을산을 '산간 자연지역과 도시지역의 중간에서 인간의 다양한 활동을 통해 환경을 형성해온 지역으로, 집락을 둘러싼 이차림과 이차림에 혼재된 농지, 저수지, 초원 등으로 구성된 지역 개념'으로 정의한다.

마을땅과 마을산은 농림업 생산의 장소인 동시에 다양한 동식물의 생육 공간이고, 경관 형성 등에도 큰 역할을 하며 나아가 방재(防災)나 기상 완화의 역할까지 담당해왔다. 송사리, 개구리, 얼레지 등 다양한 생물의 서식지

이기도 해서 전국의 희귀종이 집중 분포하는 지역 중 5% 이상이 마을땅과 마을산에 있을 정도다.

마을땅과 마을산처럼 사람의 활동으로 유지해온 지역은 사람의 활동이 줄어들면 많은 영향을 받는다. 현재 인구 감소나 고령화의 진행, 산업구조의 변화 등으로 마을땅과 마을산의 유지가 곤란에 처해 있다. 실제로 일본의 많은 마을땅과 마을산에서는 사람의 활동이 줄어든 결과 초목이 난잡하게 자라나 '덤불'로 변하거나, 장소에 따라서는 쓰레기 투기장이 돼버린 곳도 있다. 옛날에는 아이들의 놀이터이자 지역의 휴식처였던 마을땅과 마을산이 최근에는 토지 소유자가 숲을 방치하거나 사람들의 이용이 차츰 줄어들면서 황폐해졌다. 평야지역의 못과 늪, 논의 수로, 실개천 등에서 흔히 볼 수 있었던 송사리는 1999년에 환경성의 레드리스트**에 올랐다. 송사리가 멸종 위기에 처한 배경에는 생식에 적합한 자연호안(自然護岸, 강, 바다 기슭이 무너지지 않도록 보호하는 둑 따위)이 사라졌다는 데에도 원인이 있다. 송사리도 살아

**
레드리스트(Red List)
국제자연보호연맹이 멸종 위기에 처한 동식물에 대해 2~5년마다 발표하는 보고서. 정식 명칭은 '멸종 위기에 처한 동식물 보고서'이고, 레드리스트는 별칭이다. 본문에서 나온 레드리스트는 국제자연보호연맹이 아니라 일본환경성에서 작성하여 발표하는 레드리스트를 뜻한다.

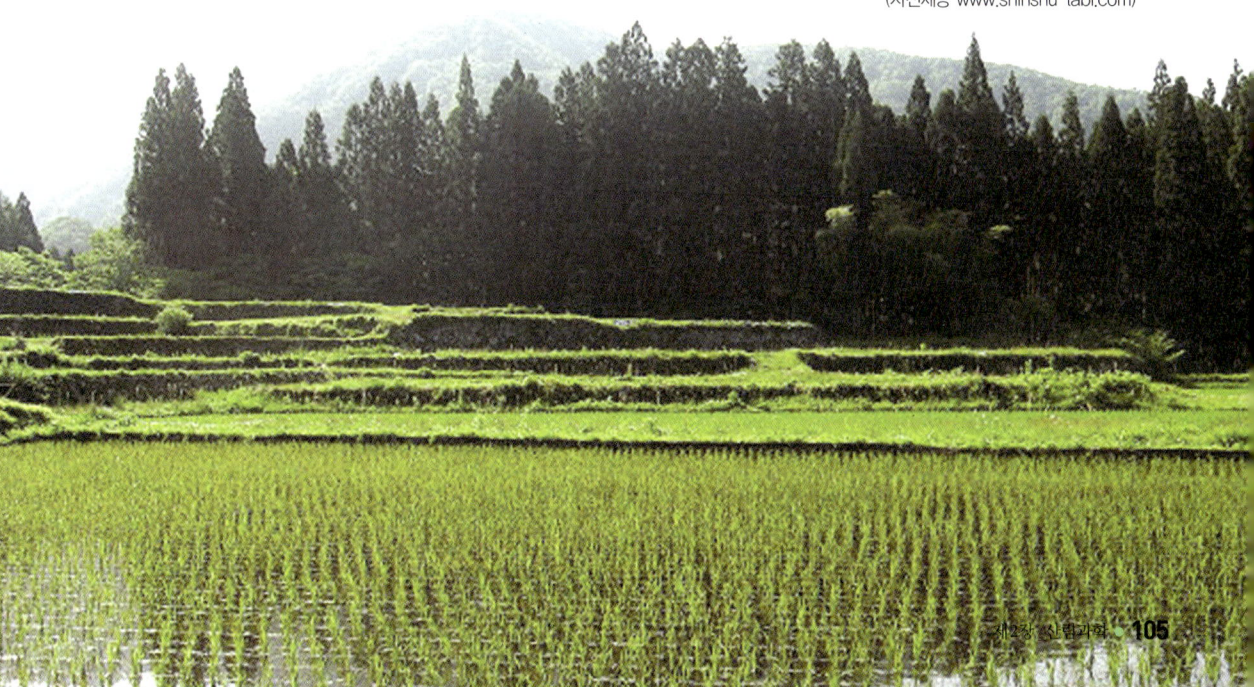

사진 9 _ 나가노 현 하쿠바아오니의 마을산
(사진제공 www.shinshu-tabi.com)

갈 수 있는 마을땅과 마을산의 환경을 유지하는 작업은 매우 중요하다.

마을땅과 마을산은 가까이서 쉽게 접할 수 있는 자연과 만나는 장이자 자연환경 교육의 장으로서도 빼놓을 수 없는 공간이다. 과거의 어린이들은 나무 열매 따기, 나무 타기, 숨바꼭질, 곤충채집, 목마타기, 대나무잠자리 만들기 같은 수많은 놀이를 마을땅과 마을산에서 즐겨왔다. 마을땅와 마을산을 많은 사람들에게 알리고 지켜가기 위해서 이곳 생활을 체험하고 생물을 관찰하는 참가자 체험형 프로그램이 지금 각지에서 진행되고 있다.

2) 자연보호

자연풍경의 아름다움을 그림으로 표현한 것으로는 묵으로 그려낸 산수화를 들 수 있다. 이처럼 인간은 다양한 자연의 모습을 주목해왔으며 자연에 의미를 두고 가치를 입히는 과정을 거쳐 풍경으로 받아들였다.

인간이 살아가는 데 가장 중요한 관점 중 하나가 자연보호다. 자연보호를 통해 다양한 생물을 기르는 생태계와 멸종 위기에 처한 동식물을 지킬 수 있다. 자연환경은 인간의 마음에 편안함과 여유를 주며 아이들의 건전한 성장에 매우 중요한 요소다. 따라서 언제나 개발은 인간사회와 조화를 꾀하면서 진행해야 한다.

일본에서는 1960년대에 접어들면서 급격한 경제 성장에 발맞추어 국토개발이 광역화, 대규모화되었다. 이에 1972년 자연환경보전법을 제정해 '국민이 미래에도 자연의 혜택을 받을 수 있도록 뛰어난 자연환경을 보유한 지역을 자연환경보전지역으로 지정하여 보호한다'는 내용을 법으로 규정하였

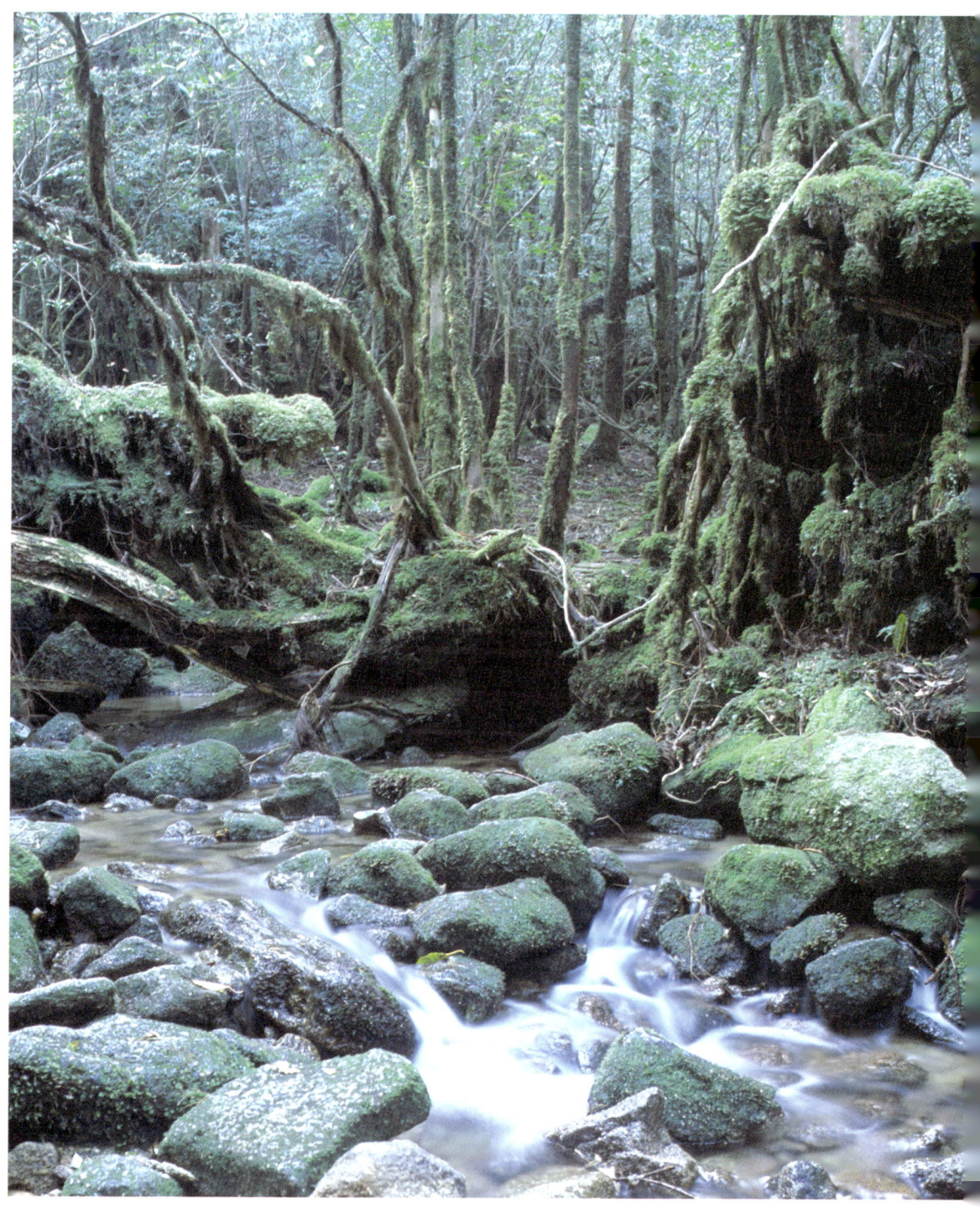

사진 10 _ 야쿠시마 시라타니운스이쿄(사진제공 MIXA '일본의 세계유산')

디. 자연환경보전지역이란 인간의 손이 거의 미치지 않아 원시 상태로 보존된 지역이며 자연환경 보전이 목적이다. 원시자연환경보전지역(사진 10)과 자연환경보전지역의 두 종류가 있다. 또 이 법에서는 자연환경보전의 이념과 자연환경보전기초조사** 등 기본적인 사항에 대해서 정해놓았다.

1993년에는 지속 가능한 사회를 구축하고 지구환경 보전이라는 흐름에 대응하기 위해 환경기본법을 제정했다. 이 법에서는 환경보전에 관한 기본 이념을 정하고 나라와 지방 공공단체, 사업자 및 국민의 책무를 명백히 밝히면서 환경보전 관련 시책의 기본사항을 정해두었다.

자연환경보전기초조사
일본 내 자연환경의 현황 및 변화된 상황을 파악한 것. 1973년부터 자연환경보전법에 의거하여 5년마다 실시한다. '녹색 국세조사(國勢調査)'라고도 한다.

3) 생물다양성

일본의 국토는 남북으로 길어서 사계절의 변화가 뚜렷하다. 표고차도 크고 수많은 섬들로 이루어져 있다. 또 화산 분화와 하천의 범람, 태풍 같은 오랜 기간의 자연 변화로 인해 다양한 생물의 생식 및 생육 환경이 만들어졌다. 일본에 서식하는 것으로 알려진 생물종의 수는 9만 종 이상이며 분류되지 않은 종류까지 포함하면 30만 종이 넘는다. 특히 고유종**의 비율이 높아서 땅에서 서식하는 포유류와 유관속(維管束) 식물의 약 40%, 파충류의 약 60%, 양서류의 약 80%가 고유종이다. 고유종이란 분포가 특정 지역에 한정된 종이나 아종을 말한다.

다양한 생물은 제각각 개성을 지니면서 그물눈처럼 얽혀 서로 관계를 주고받으며 살아간다. 이것이 바로 '생물다양성'이다. 그물눈처럼 얽힌 관계는 먹이사슬이나 생태계의 연결을 뜻하는 동시에, 생물끼리의 연결과 세대

고유종
분포가 특정지역에 한정된 종 혹은 아종(亞種).

를 초월한 연결을 의미한다. 또 공간적인 연결을 중시한 에코로지컬 네트워크(ecological network)도 있다. 에코로지컬 네트워크란 원시적 자연지역 같은 중요지역을 핵으로 삼아 생태적인 전체상을 고려하여 유기적으로 연결한 생태계 네트워크를 말한다. 에코로지컬 네트워크가 형성되면 야생생물의 생식과 생육 공간의 확보, 인간과 자연이 만나는 장소 제공, 지구온난화 방지 등 다면적인 기능을 발휘할 수 있다.

생물다양성협약(生物多樣性協約)** 에서는 생물다양성을 '모든 생물 사이에 차이가 없을 것'이라고 정의하면서 생태계의 다양성, 종간(種間) 다양성, 유전자 다양성이라는 3가지 차원이 있다고 했다. 생태계의 다양성이란 일본의 전국 각지에 다양한 형태의 자연이 있다는 뜻이다. 종간 다양성이란 다양한 동물과 식물이 생식하고 생육하는 상황을 말한다. 유전자 다양성이란 유전적인 차이를 지닌 복수의 집단이 생식 및 생육하는 것을 가리킨다.[23]

참고로 2008년에는 생물다양성기본법이 성립되었고, 2010년에는 생물다양성협약 제10회 체결국회의(COP10)가 아이치(愛知) 현 나고야(名古屋) 시에서 열렸다.

**
생물다양성협약
(Convention on Biological Diversity)
지구상의 생물종을 보호하기 위해 마련된 협약. 여기에서 생물종이란 지구상의 모든 생물종과 이 생물종들이 서식하는 생태계와 생물이 지닌 유전자까지도 포함된다. 한국은 154번째 회원국이다.

4) 멸종 위기에 처한 종의 보존

생물은 새끼를 낳아서 기르고 먹이를 확보하고 둥지로 돌아가 쉬는 등 다양한 장소로 이동하면서 생활한다. 그렇기 때문에 야생생물의 생식 환경을 부분적으로 파악하는 데서 그칠 것이 아니라 생식 환경의 연결을 고려한 보전이 중요하다.

국제자연보호연맹(IUCN; International Union for Conservation of Nature)
1948년 세계의 자연환경 및 천연자원을 보호하기 위하여 결성한 국제기관. 본부는 스위스 모제스에 있다.

종의 보존법
멸종 위기에 처한 희귀야생생물의 보호에 관한 규정. 지정종(指定種)은 판매 및 배포 목적의 진열 및 양도 등이 원칙적으로 금지된다(1992년).

멸종위기종 Ⅰ류
현재 상황이 초래한 압박 요인이 계속 작용할 경우 야생에서 존속이 곤란한 종에게 붙인 등급.

멸종위기종 Ⅱ류
멸종 가능성이 증대되는 종을 말한다.

쓰시마살쾡이(ツシマヤマネコ)
뱅골살쾡이의 아종인 아무르살쾡이의 변종. 일본에서는 쓰시마에만 분포한다. 학명은 *Prionailurus bengalensis euptailurus*, 영명은 Tsushima Cat.

워싱턴협약(Washington Convention)
야생동식물이 국제 거래로 인해 남획되거나 종의 존속이 위협받지 않도록 거래 규제를 도모한 조약.

야생생물을 보호하려면 멸종 위기에 처한 종을 정확하게 파악하여 일반에 널리 홍보할 필요가 있다. 일본의 환경성에서는 일본의 멸종 위기에 처한 야생생물종의 리스트인 레드리스트를 작성하여 공표하고 있으며, 레드리스트를 기초로 서식상황 등을 정리한 《레드데이터북》을 간행하고 있다. 레드리스트에 따르면, 멸종 우려가 있는 종의 수가 3000종을 넘기는 실정이다. 레드리스트에는 환경성이 작성한 것 외에도 국제자연보호연맹**이 작성한 것과 지방자치단체나 학술단체가 작성한 것도 있다.

종의 보존법**에서는 외국산 희귀야생생물(국제희귀야생동식물종)의 보호와 국내에서 생식·생육하는 희귀야생생물(국내희귀야생동식물종)의 보호에 대해 규정하고 있다.

국내희귀야생생물종은 《레드데이터북》과 레드리스트에서 멸종 위기에 처한 종(멸종위기종Ⅰ류**, Ⅱ류**) 가운데 인위적인 영향으로 생식과 생육에 지장이 초래되는 상황에 처한 것이 지정된다. 이들 국내희귀야생동식물의 판매 및 배포 목적의 진열, 선물로 주고받는 행위, 판매, 임대, 포획은 원칙적으로 금지돼 있다. 국내희귀야생동식물 가운데 생식 및 생육 환경의 보전이 필요하다고 인정된 경우에는 생식지 등을 보호구역으로 지정한다. 또 개체의 번식 촉진, 생식지 정비 등의 사업을 추진할 필요가 있을 경우에는 보호증식사업계획이 책정된다. 보호증식사업이 진행 중인 대표적인 동물로 신천옹, 따오기, 쓰시마살쾡이** 등이 있다.[24]

워싱턴협약**이란, 국제 거래로 인한 야생동식물의 남획으로 종의 존속이 위협받지 않도록 거래를 규제하는 조약이다. 일본은 1980년에 가입했다. 수입국과 수출국이 협력해서 야생동물의 국제 거래를 규제하여 멸종 위기에 처한 야생동식물종의 보호를 꾀하고 있다.

일본은 양자 간 철새보호협정**을 미국, 호주, 러시아, 중국과 맺고 철새 포획 등을 규제하고, 멸종 위기에 있는 조류와 조류 생식 환경 보호를 실천하고 있다. 워싱턴협약 및 양자 간 철새보호협정에 따라 국제희귀야생생물(동식물)종으로 지정되었을 경우 판매 및 배포 목적의 진열, 증여, 판매, 임대 행위가 원칙적으로 금지된다.

** 양자 간 철새보호협정
철새 포획 등 규제 및 멸종 위기에 처한 조류와 서식환경의 보호 등을 목적으로 맺은 협약.

5) 조수의 보호

최근 야생조수(野生鳥獸) 때문에 생기는 농작물 등의 피해가 큰 문제로 부각되고 있다. 특히 사슴, 멧돼지로 인한 피해가 늘고 있다. 피해가 심한 지역에서는 심각한 문제다. 그렇다고 해서 닥치는 대로 포획해서는 안 된다. 조수의 포획은 조수보호법**을 준수하여 행해야 한다. 조수보호법에서는 수렵에 의한 포획이 가능한 조수의 종류를 정해놓았다. 일본사슴, 멧돼지, 산토끼 등의 짐승과 꿩, 참새 등의 조류다. 또 일본에 들여온 외래 조수가 야생화하여 재래종을 위협하는 경우도 늘어나고 있다. 타이완다람쥐, 뉴트리아에 더하여 흰코사향고양이와 밍크, 미국너구리가 수렵조수**로 추가 지정되었다.

조수보호법에 따라 조수의 보호와 번식을 위해 조수보호구가 설치되었다. 조수보호구에는 국가지정 조수보호구와 지자체지정 조수보호구가 있다. 람사르협약**은 물새의 생식지로서 국제적으로 중요한 습지를 지키기 위해 채택되었다. 일본에서는 구시로(釧路)습지 등이 등록되어 습지 보호활동과 습지에서 살아가는 생물이나 식물에 대한 보호활동이 이루어지고 있다.

** 조수보호법(鳥獸保護法)
조수의 보호와 수렵의 적정화를 도모하려는 목적의 법률. 해당하는 조수의 종류나 보호구역 등을 규정하고 있다(2002년).

** 수렵조수
조수보호법에 근거해 수렵으로 포획할 수 있는 조수의 종류.

** 람사르 협약 (Ramsar Convention)
물새에게 귀중한 서식지인 습지 생태계 보호를 목적으로 한 국제습지협약.

6) 외래 생물

외국이 원산지인 생물은 가까운 곳에 의외로 많다. 네잎클로버란 이름으로 알려진 토끼풀, 북아메리카 원산인 붉은가재(미국가재), 남아메리카 원산의 수초 물옥잠 등이 그 예다. 이처럼 국외나 국내의 타지역에서 다른 곳으로 도입되거나, 본래의 자연분포지역을 벗어나 생식 혹은 생육한 생물종을 외래종이라고 부른다.

외래종 중에는 도입처의 생태계, 농림수산업, 인간의 생명과 신체에 현저하게 영향을 미치는 것이 있어 큰 문제가 되고 있다. 예를 들어 인도몽구스, 미국너구리, 큰입배스 등은 야생생물의 본래 이동능력을 뛰어넘어 사람에 의해 의도적으로나 비의도적으로 도입되었는데, 이들은 지역 고유의 생물상이나 생태계에 커다란 위협이 되고 있다. 의도적인 도입 외에도, 목재 등을 수입할 때 생각지도 못한 생물이 붙어 들어와 야생화하는 경우도 있다.

그래서 생태계 등에 피해를 주는 특정외래생물의 수입, 사육 등을 규제함과 동시에 방제를 촉진하기 위해 외래생물법을 제정했다(2004년). 이 법률에 근거해 해외 기원의 외래 생물로서 생태계, 인간의 생명과 신체, 농림수산업에 피해를 미치는 것(미칠 우려가 있는 것도 포함)을 특정외래생물로 지정한다.

특정외래종으로 지정된 인도몽구스는 아마미오시마(奄美大島)와 오키나와 본섬의 얀바루(やんばる) 지역에서 생식하는 아마미검은멧토끼** 나 얀바루흰눈썹뜸부기** 같은 고유종, 희귀종에 악영향을 미치고 있다. 미국너구리는 농림수산업에 피해를 줄 뿐만 아니라 마을땅과 마을산의 생태계를 위협하는 존재가 되었다. 1925년경 아시노코(芦ノ湖)에 방류한 것이 시초라는 큰입배스는 현재 일본의 거의 모든 하천에서 발견될 정도다.

이미 정착한 외래종을 방제하는 데는 많은 시간과 노력이 필요하므로 외

**
아마미검은멧토끼
(アマミノクロウサギ)
토끼목 토끼과의 야행성 동물로, 일본 고유종이다. 뱀을 잡기 위해 방치한 몽구스와 야생에 내다버린 개나 고양이 같은 포식자의 증가, 골프장이나 도로 건설로 인한 서식지 파괴가 원인이 되어 현재 멸종 위기종이다. 학명은 *Pentalagus furnessi*, 영명은 Amami Rabbit이다.

**
얀바루흰눈썹뜸부기
(ヤンバルクイナ)
오키나와 본섬에 서식하는 뜸부깃과의 조류. 학명 *Gallirallus okinawae*, 영명 Okinawa Rail.

래 생물을 마구잡이로 들여오는 대신 기르고 있는 외래 생물을 야외에 버리지 않는 것도 중요하다. 또 야외에 이미 존재하는 외래 생물은 타지역으로 퍼뜨리지 않는 배려도 매우 중요하다. 참고로 철새나 해류를 타고 들어온 물고기나 식물의 종자 등은 자연의 힘으로 이동한 것으로 외래 생물로 치지 않는다.

7) 자연재생

자연환경을 보전하는 데서 머물지 않고 훼손된 생태계를 건전한 상태로 되돌리기 위해 자연을 적극적으로 재생하는 작업이 중요한 과제로 부각되었다. 그래서 자연재생추진법** 이 제정되었다.

자연재생이란 과거에 훼손된 자연환경을 되살리기 위하여 관계 행정기관, 관계 지방공공단체, 지역주민, NPO**, 전문가 등 지역의 다양한 주체가 참가하여 자연환경 보전, 재생, 창출, 유지관리를 행하는 것이다.[25]

이 법률의 특징은 모두 3가지다. 첫째로 생태계의 회복 자체를 목적으로 하며, 둘째로 지역에서 조직된 협의회가 구상하고 계획을 책정하여 시행하는 방식을 채용했다. 셋째로 과학적 지식에 근거해 장기적 관점에서 행하는 순응적 관리가 기본사고라는 점이다.

자연재생 사업에는 양호한 자연환경이 현존하는 장소에서 그 상태를 적극적으로 유지하는 행위인 '보전', 자연환경이 훼손된 지역에서 훼손된 자연환경을 되살리는 '재생', 대도시 등 자연환경이 거의 사라진 지역에서 대규모 녹색 공간을 조성하는 방식으로 그 지역 자연생태계를 되살리는 '창

**
자연재생추진법
과거에 훼손된 자연환경을 되살리기 위해 다양한 주체가 참가하여 실시하는 자연환경의 보전, 재생, 창출 등의 자연재생사업을 추진하기 위한 법률(2002년).

**
NPO(Non-Profit Organization)
영리를 목적으로 하지 않고 사회의 각 분야에서 자발적으로 활동하는 각종 비영리조직.

춤', 나아가 재생된 자연환경의 상황을 모니터링하면서 그 상태를 장기간에 걸쳐 유지하기 위해 필요한 관리를 실시하는 '유지관리'가 있다.

자연재생 활동은 아직 시작 단계에 불과하지만 각지의 활동이 착실하게 진행되면서 사례가 축적되고 있다(사진 11).

– 후루야 가츠노리(古谷勝則)

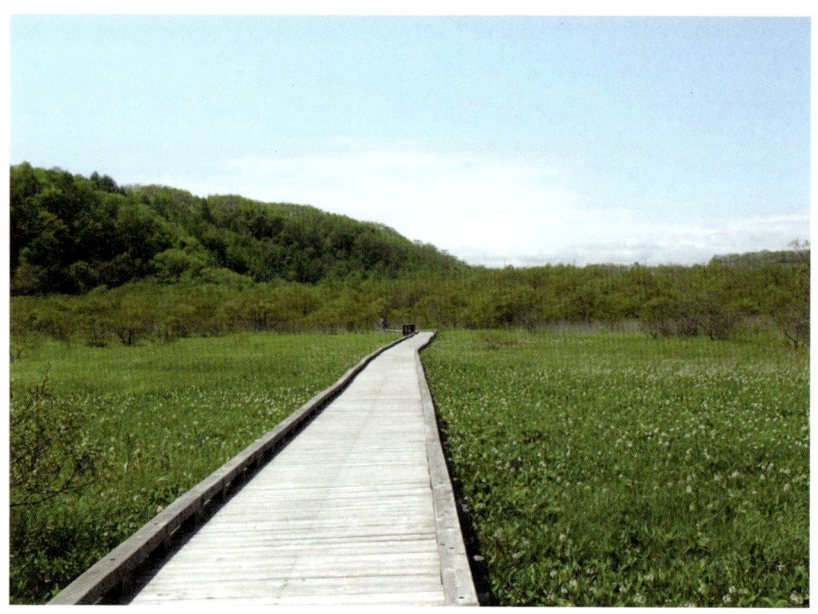

사진 11 _ 구시로 습지

4. 산림 경관과 테라피 로드의 디자인

일본에서는 나라시대**, 헤이안시대** 부터 풍치림(風致林, 자연경관을 보존하기 위해 보안림으로 지정한 산림)을 가꾸기 위해 일부 산림을 금벌림(禁伐林, 벌채가 금지된 산림)으로 지정하고 산림 풍경을 보호해왔다. 1000여 년에 이르는 풍치림의 오랜 역사 덕분에 각지의 사찰림이나 풍경지의 뛰어난 산림 경관이 보전돼왔다.

또 산림풍치시업이라고 볼 수도 있는 관습을 줄곧 실천해왔는데, 불가시지역벌채(不可視地域伐採)를 특징으로 하는 벌채법이 그것이다. 이는 벌채면을 시야에서 숨기는 방식이다. 경관을 해치는 벌채의 영향을 줄이려 노력한 결과다.

하지만 사람들에게 풍부한 매력을 지닌 산림 풍경을 제공하려면 눈에 보이는 산림의 모습을 멋지게 가꾸기 위한 부가행위도 필요하다. 그 실현이야말로 포레스트 스케이프(forest scape, 산림 경관)의 목적이다.

**
나라시대(奈良時代)
나라가 수도였던 시대. 710~784년까지를 이른다.

**
헤이안시대(平安時代)
환무천황(桓武天皇)이 헤이안쿄(平安京)에 도읍을 정한 후, 1192년 가마쿠라막부(鎌倉幕府)가 성립될 때까지 약 400년간의 시기. 귀족이 정치를 했던 귀족문화의 시대.

1) 포레스트 스케이프

포레스트 스케이프(산림 경관)는 산림이나 수목을 시각적 대상으로 하는 경관을 말하며 경관을 좋게 하는 일을 뜻한다. 이를 위해서는 산림을 바라보는 시점의 설정이나 시점장**의 디자인, 숲을 인상적으로 연출하기 위한 수면(水面)의 조성, 포레스트 스케이프 체험을 풍부하게 해줄 시설 조성 등 산림 그 자체뿐만 아니라 다른 많은 구성요소들의 디자인 작업 역시 중요하다.[26] 요점을 정리하면 다음과 같다.

① 시점과 시각 대상의 관계를 중시한다

포레스트 스케이프에서는 당연히 숲이나 수목, 시냇물 같은 시각 대상이 가장 중요하지만, 동시에 그들을 가장 멋지게 보여주는 시점의 중요성 역시 간과해서는 안 된다. 아무리 뛰어난 시각 대상이라 하더라도 그에 맞는 시점이 설정되지 않는다면 좋은 체험은 불가능하다.

② 시점을 포함한 공간 : 시점장을 중시한다

뛰어난 포레스트 스케이프를 보기 위한 시점 장소가 위험한 곳에 있거나, 장소 자체가 불편하다면 모처럼 찾은 멋진 경관이 눈에 들어오지 않는다. 벤치처럼 앉거나 누울 만한 공간을 만들고, 시야를 가리는 나뭇가지나 덩굴, 잡초, 구조물은 되도록 제거한다.

** 시점장
뛰어난 경관이 보이는 지점(시점)을 포함한 공간을 가리킨다. 포레스트 스케이프에서 매우 중요한 개념이다. 예를 들어 원경의 산악을 조망하는 시점장에서 덩굴이나 나뭇가지에 가로막혀 산악이 보이지 않는다면 시점의 효과가 없다.

③ **이용자를 항상 의식한다**

포레스트 스케이프를 보고 평가하는 사람은 이용자이므로 그들의 목적이나 취향, 연령층과 성별 등을 고려해서 디자인해야 한다.

④ **산림은 시각 대상의 일부다**

포레스트 스케이프는 산림뿐만 아니라 초원, 호수나 계곡 같은 물가, 화초, 다리 등 다양한 구성물로 돼 있는 점을 고려해야 한다.

2) 포레스트 스케이프의 디자인 방법

포레스트 스케이프는 산림 공간을 포함한 다양한 구성요소로 된 공간이다. 뛰어난 포레스트 스케이프 창출을 위해 디자인할 때에는 시각 대상인 산림이나 자연경관의 평가를 높이려는 노력과 함께 뛰어난 자연경관을 어떤 방식으로 보여줄지에 관한 연구도 중요하다.

① **인공림의 자연성을 높인다**

인공림의 하층식생을 풍부하게 해서 내부 경관에 다양성을 더하면 쾌적성 높은 산림 공간으로 연출할 수 있다. 수령 40~50년 이상 된 삼나무와 편백나무 등의 인공림에서는 수관 사이로 태양광이 비쳐들어 관목이나 초본 등의 식생이 자라날 수 있는 환경이 조성된다. 따라서 인공림 주변지역의 종

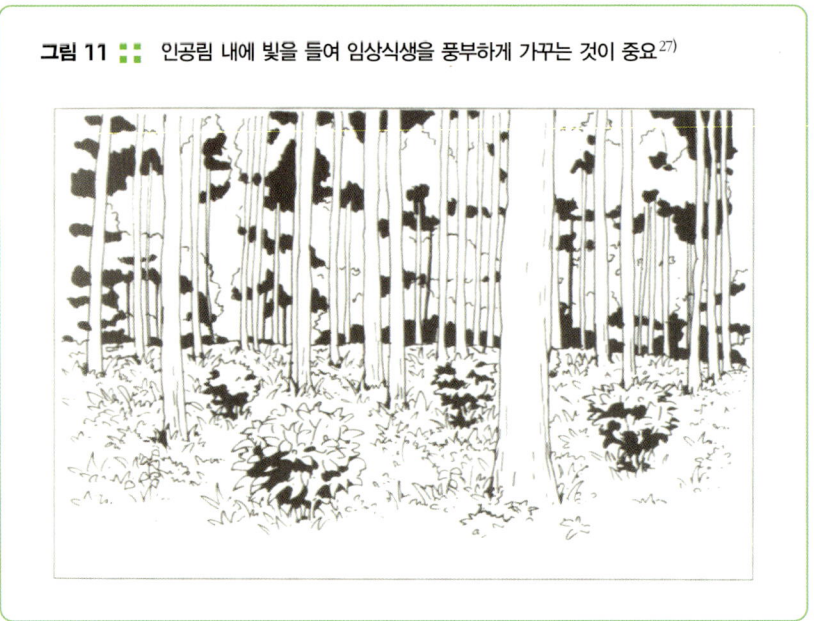

그림 11 인공림 내에 빛을 들여 임상식생을 풍부하게 가꾸는 것이 중요[27]

자 공급이나 식재 등을 통해 그 지역 특유의 임상식생을 풍부하게 가꿔나가는 것이 중요하다.[27] (그림 11).

② 오목지형에서 경관을 보여준다

　관찰장소 혹은 휴게장소로는 테라피 로드에서 전형적인 산림 경관을 전망할 수 있는 시점장이 바람직하다. 오목지형**을 휴게장소 및 시점장으로 설정하면 시야가 넓어져서 시각 효과가 커진다[28] (그림 12). 골짜기가 내려다보이는 오목지형에서는 숲의 수목이 입체적으로 보이고, 계곡을 낀 장소라면 물가의 전체 모습을 볼 수 있다. 게다가 저 멀리에 눈이 쌓여 있는 봉우리가 보인다면 설산과 녹색 숲, 푸른 물의 3요소를 갖춘 매우 뛰어난 시점장이 된다.

**
오목지형
오목형(concave) 지형을 말한다. 시점과 시각 대상 사이에 적절한 요지(凹地)가 있으면 안쪽 깊이까지 시선이 미치는 명쾌한 경관이 탄생한다. 고개에서 바라보는 산의 조망 등이 대표적인 예다.

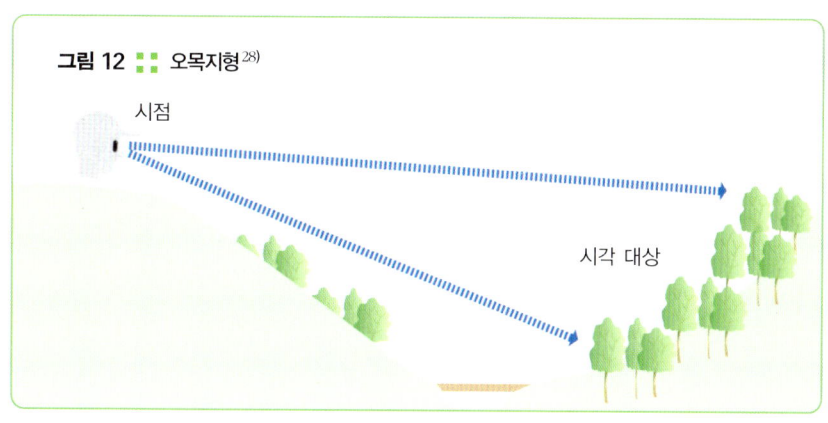

그림 12 오목지형[28]

③ 시점에서 보이는 경관의 다양성을 높인다

숲의 수목이나 화초 같은 근경이 잘 보이는 장소인지, 원경(遠景)이나 중경이 매력적인 장소인지에 따라 시점장의 특징이 달라진다. 시각적 자극에 변화를 주어 이용객이 질리지 않도록 배려하는 연구가 중요하다[29](그림 13). 관

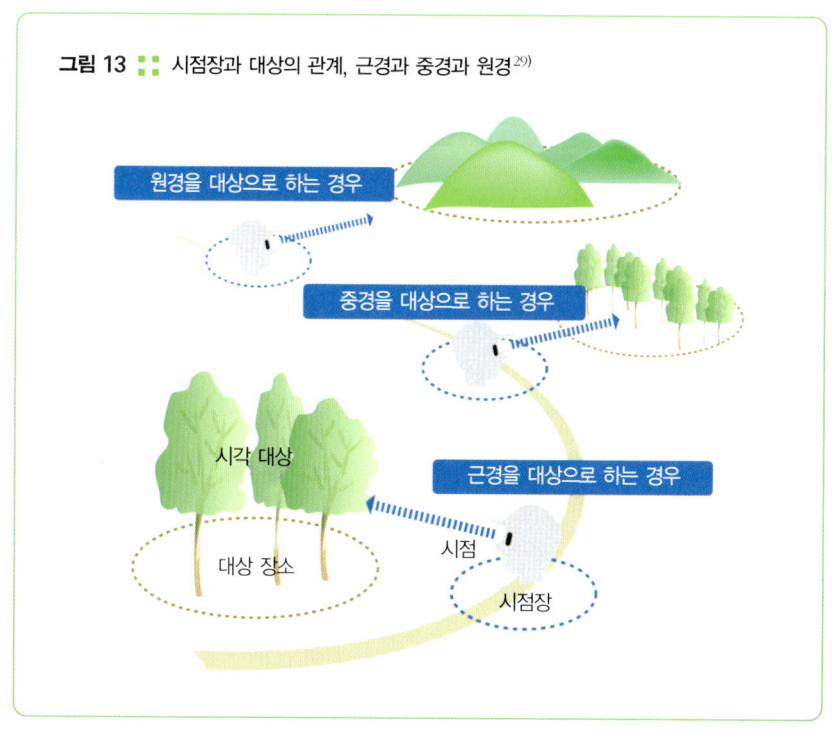

그림 13 시점장과 대상의 관계, 근경과 중경과 원경[29]

간벌(間伐)
최종적인 벌채 전까지 순조롭게 성장할 수 있도록 조림목을 솎아내는 작업.

제벌(除伐)
잡초 제거를 완료한 뒤 식재목이 순조롭게 생육할 수 있도록 다른 관목류 등을 제거하는 보육 작업. 잡초 제거 후 여러 번의 제벌을 행한다.

리 방법에서도 각각의 대상이 지닌 매력이 돋보이도록 차별화할 필요가 있다. 예를 들어 근경의 수목이 잘 보이는 곳에서는 로드를 따라 잡초를 제거하고, 중경인 숲이나 물가가 보이는 시점장에서는 숲의 간벌** 이나 물가 주변의 제벌** 등이 필요하다. 원경인 산악 등이 보이는 위치는 막히는 것 없이 시야가 탁 트이도록 하는 제벌과 간벌이 효과적이다.

3) 테라피 로드의 디자인

최근 전국의 수많은 지자체에서 테라피 로드를 설정하고 있다. 경사가 비교적 완만하고 경관이 뛰어나 누구나 안전하게 걸을 수 있는 길로, 치유효과가 증명된 곳이다. 산림테라피의 혜택을 충분히 누리려면 이런 테라피 로드를 전국에 널리 설치하여 적절하게 관리할 필요가 있다.

테라피 로드는 도시라는 인공환경 속에서 지속적으로 스트레스를 받은 현대인의 심신을 이완하기 위해 활용된다. 또 생활습관병이나 대사증후군(metabolic syndrome) 등을 예방하기 위해서 주로 중노년층이 이용하리라 예상된다. 동시에 테라피 로드는 고령자나 아이들, 여성도 안심하고 가볍게 걸을 수 있는 산림 산책길이기도 하다.

따라서 등산로처럼 오로지 정상 정복만을 목표로 만든 급경사 길이 아니라, 완만한 경사에 숲의 풍경을 감상하면서 걸을 수 있는 길로 만들어야 한다(사진 12). 또 새소리나 시냇물 소리, 피톤치드의 향이나 흙냄새, 낙엽을 밟는 감촉과 가지를 스치는 시원한 바람 등 오감을 자극하는 환경 요소를 만끽할 수 있도록 설계해야 한다.

일례로 크나이프 요법(kneipp's therapy) 등으로 대표되는 산림테라피의 선진국 독일에는 완만한 산림욕 산책로가 산림요양지 주변에 다수 정비돼 있다. 바이에른 주의 유명한 요양지인 바트 뵈리스호펜(Bad Wörishofen)에서는 크나이프병원이나 요양지의 호텔에서 도보로 산림욕을 즐길 수 있다. 호텔이 숲속에 있기 때문이 아니다. 시

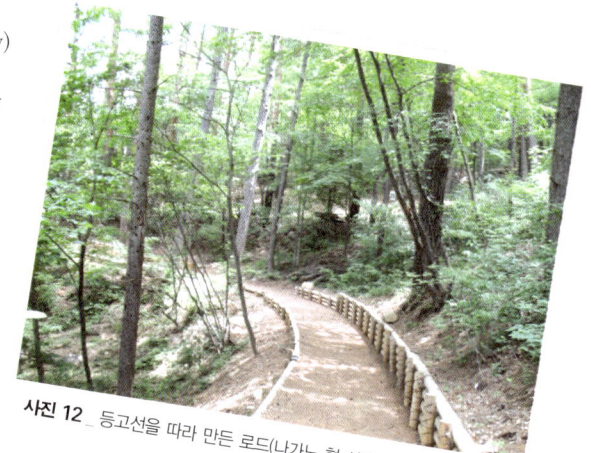

사진 12_ 등고선을 따라 만든 로드(나가노 현 사쿠 시)

가지의 호텔이나 병원에서 산림욕 산책로까지 스트레스 없이 걸어갈 수 있기 때문이다. 중심 시가지에는 보행자 우선도로가 설치돼 있어 시가지를 가로질러 목초지나 밭으로 이어지는 길을 따라 걸어가다 보면 산림욕 산책로로 들어서게 된다. 마을은 산림욕과 일체화된 디자인으로 조성되어 있다. 또 교통기관도 환경에 부담을 주지 않는 전기버스를 운행하는 등 마을 전체의 분위기가 테라피를 중심으로 설계되어 있어 이용자에게 높은 만족감을 준다.

한편 미국에서는 국립공원을 중심으로 수많은 트레킹 코스가 설치돼 있다. 등산객 전용의 고난도 코스도 있지만, 가족용의 완만한 경사로로 누구라도 안전하게 걸을 수 있는 코스도 많이 정비돼 있다. 또 방문객 센터와 같은 주요 시설 근처에는 휠체어로 이용할 수 있는 유니버설 디자인** 의 짧은 산책로가 설치돼 있다. 일본에서도 등고선을 따라 만든 완만한 테라피 로드를 더 많이 설정할 필요가 있으며, 테라피 로드 이용자는 시선을 바닥으로 떨어뜨리지 말고 고개를 들고 숲을 조망하면서 산림욕을 즐기는 과정을 통해 조금이라도 더 오감을 자극하는 것이 바람직하다.

**
유니버설 디자인
(Universal Design)
장애의 유무는 물론 성별, 연령, 국적, 문화적 배경과 상관없이 누구나 손쉽게 쓸 수 있는 제품 및 사용 환경을 만드는 디자인. '모두를 위한 디자인(Design For All)' 혹은 '범용 디자인'이라고도 한다.

효과적인 산림테라피를 체험하려면 수백 미터의 짧은 거리라도 상관없으니 일단은 유니버설 디자인의 테라피 로드를 설치해야 한다. 그렇게 된다면 고령자나 장애가 있는 사람들에게도 산림테라피를 제공할 수 있다. 그 다음으로 건강한 일반인이라면 누구나 안전하게 체험할 수 있도록 완만하게 경사졌으며 30분에서 한 시간 정도 소요되는 초보자용 로드, 조금 경사가 있으며 한두 시간 정도 소요되는 중거리 로드, 트레킹에 가까운 수준의 기복이 심한 길, 반나절 정도 걸리는 장거리 로드를 설치한다면 더할 나위 없다. 이들 로드가 다양하게 마련되어 있으면 이용자는 자신이 좋아하는 코스를 선택하거나, 장기간 머무르면서 테라피 로드를 질리지 않고 체험할 수 있다. 또 의료기관과 연계한 테라피 메뉴를 개발한다면 산림 이용자의 건강이나 체력 등에 맞춘 로드를 의사나 산림테라피스트가 추천해줄 수도 있다.

다음은 테라피 로드의 요건을 살펴보자. 우선 도로 폭은 마주 스쳐지나가는 보행자끼리 스트레스를 느끼지 않을 정도인 1.2~1.5m 이상을 확보하는 편이 좋고, 낙엽이나 흙의 감촉이 산림욕다운 느낌을 연출할 수 있도록 비포장도로 쪽이 바람직하다. 단 산책로를 걸을 때는 방해가 되지 않도록 되도록 평평하게 다듬을 필요가 있는데, 이때 지역자원을 활용하여 나뭇조각 등으로 포장한다면 밟는 느낌도 좋고 향긋한 후각 효과까지 가미되어 일석이조가 될 수 있을 것이다(사진 13).

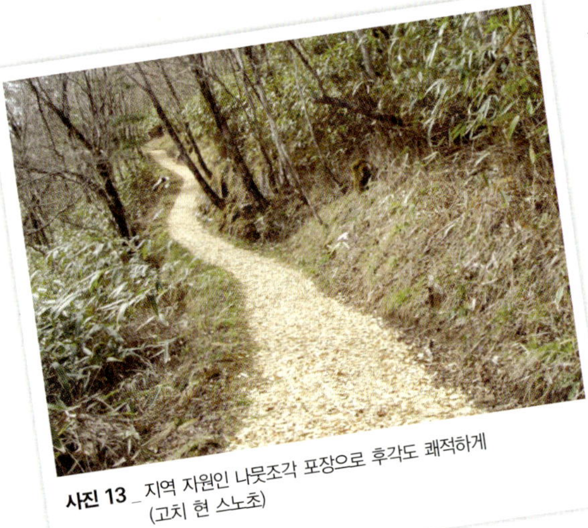

또 이용자가 안심하고 이용할 수 있는 산림 관리도 중요하다. 특히 여성이나 도시 주민처럼 숲에 들어가

사진 13 _ 지역 자원인 나뭇조각 포장으로 후각도 쾌적하게
(고치 현 스노초)

본 경험이 별로 없는 사람에게 시야가 확보되지 않은 숲은 불안감을 높여 치유 효과를 떨어뜨린다. 로드에 가까운 공간에서는 조릿대나 키가 큰 초본 등을 낮게 정리하고, 덩굴이나 관목을 제벌하여 시야를 확보한다. 숲속으로 깊이 들어갈수록 관리 빈도는 낮아져도 상관없지만, 고목층은 간벌을 해서 수관부 너머로 원경을 바라볼 수 있도록 신경 써야 한다. 특히 물가를 지나는 로드의 경우, 로드 주변을 벌채하면 경관이 크게 향상된다(사진 14, 15). 인공림에서는 나뭇가지 사이로 비쳐드는 햇빛이 수천 럭스(lux)에 달하도록 조절하는 등 사람이 좋아하는 밝기를 목표로 간벌을 해나가면 시각 효과가 커진다.

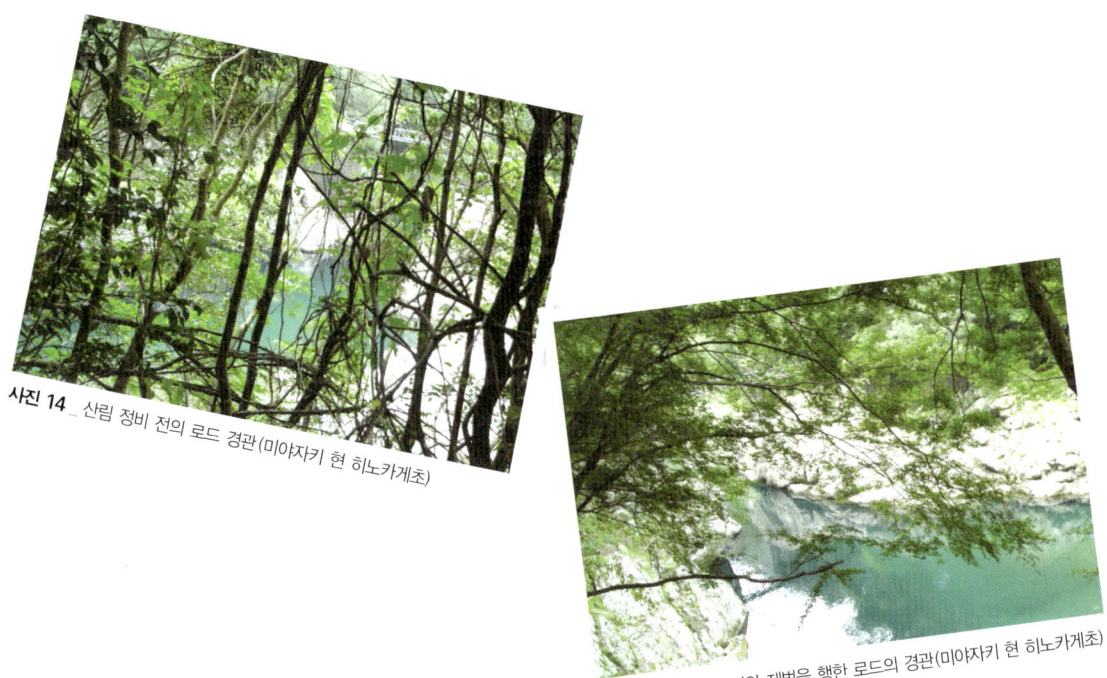

사진 14 _ 산림 정비 전의 로드 경관(미야자키 현 히노카게초)

사진 15 _ 덩굴 제거와 제벌을 행한 로드의 경관(미야자키 현 히노카게초)

4) 테라피 로드의 표지판

① 입구의 표지판

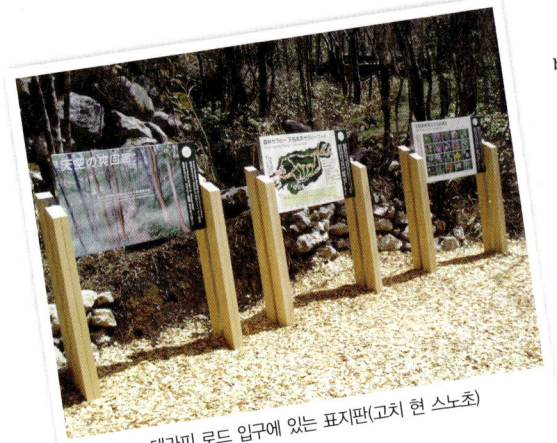

사진 16 _ 테라피 로드 입구에 있는 표지판(고치 현 스노초)

테라피 로드의 정비에는 표지판 정비와 주변 숲의 정비가 있다. 이용자가 제일 먼저 접하는 입구에는 산림테라피 기지나 테라피 로드의 특징 등을 표기한 표지판을 설치해서 이용자에게 테라피 로드에 대한 기초적인 지식을 전달한다. 산림욕을 하기 전에 테라피 로드 체험에 대한 기대감을 높이는 데에도 입구 주변의 공간은 매우 중요한 역할을 한다(사진 16, 17). 따라서 기지 및 로드의 이미지를 알기 쉽게 전달하고, 로드의 매력이 집약되어 있는 정확한 표지판이 필요하다.

이용자가 목적이나 필요에 따라 쉽게 코스를 선택할 수 있도록 걸으면서 볼 수 있는 야생 화초나 새 등의 자연생태 정보와 함께 로드의 경사도나 거리, 운동량 등의 정보가 담겨 있으면 이용하는 데 한결 편리하다. 표지판이 있으면 산림테라피 가이드나 산림테라피스트 등과 상담해가며 코스를 결정할 수도 있다. 기타 시설에 대한 정보, 로드 내 매력적인 자원의 배치와

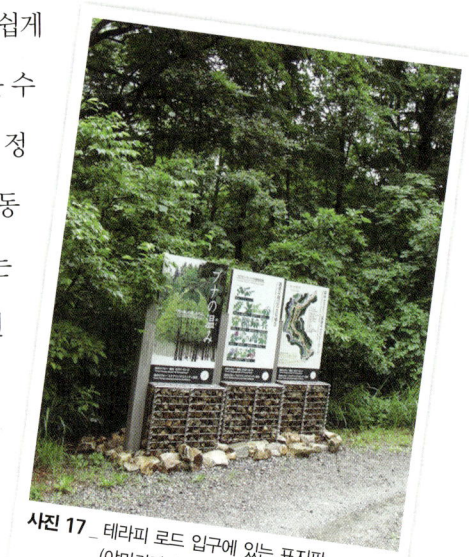

사진 17 _ 테라피 로드 입구에 있는 표지판
(야마가타 현 오구니마치)

내용, 가령 시점장이나 랜드마크**의 위치, 조망이 좋은 장소나 계곡이 있는 장소 같은 정보를 제공한다면 이용자에게 한층 친절한 표지판이 될 수 있다.

입구 쪽에는 본격적인 산림테라피에 앞서 스트레칭 같은 신체 준비를 할 수 있는 소광장이 마련되어 있으면 고령자나 운동 부족인 이용자, 재활요양 등을 목적으로 한 이들도 편리하게 이용할 수 있다.

**
랜드마크
지역을 특징 짓는 데 적합한 경관 요소. 자신이 있는 위치를 확인하기 위한 목표물로 산악이나 거목, 폭포, 다리 등이 대표적이다.

② 휴게 및 관찰 장소, 테라피 효과의 표지판

단순히 보행 중의 경관(시퀀스 경관**)만을 즐기는 것이 아니라 제대로 된 산림욕을 하기 위해서는 휴게소와 소광장 등을 설치해 산림욕을 체험할 폭을 넓혀야 한다. 산림테라피 기지에서 실험한 결과 중에는 산림욕을 통한 생리적, 심리적 이완 효과가 보행 시보다 오히려 관찰 시에 높아지는 사례도 있었다.

관찰 장소에서 실제로 행한 산림욕 실험 결과(생리적 효과나 심리적 효과, 온열환경이나 피톤치드 등 환경 요소의 수치)를 독특하게 디자인한 표지판으로 보여주는 방법도 하나의 아이디어다. 이용자는 표지판의 수치 확인을 통해 자신의 산림욕 효과를 실감할 수 있기 때문이다.

또 산림테라피스트 등이 이용자를 안내하여 관찰 장소에서 산림테라피의 생리적 효과에 대해 설명하거나, 실제로 15분간 관찰을 실시해서 산림테라피 효과를 체험할 때도 이용할 수 있다(사진 18, 19).

**
시퀀스 경관
(sequence 景觀)
보행 중이나 주행 중인 차 내에서 조망하는 경치처럼, 시점의 이동과 함께 연속적으로 변화하는 경관.

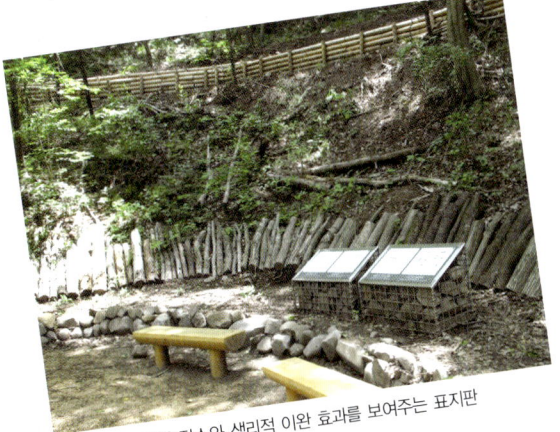

사진 18 _ 관찰 장소와 생리적 이완 효과를 보여주는 표지판
(나가노 현 사쿠시)

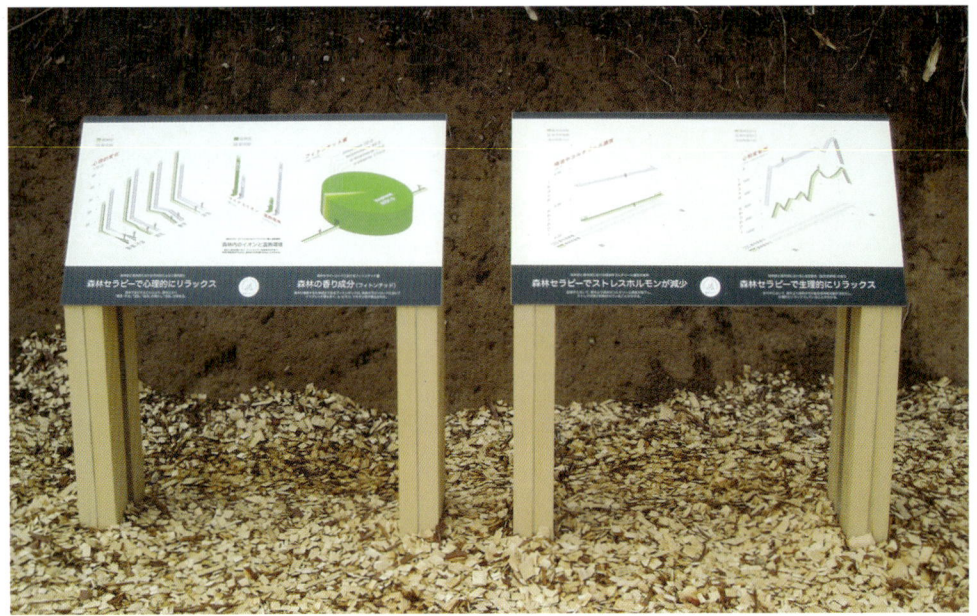

사진 19_ 생리적 이완 효과를 보여주는 디자인(고치 현 스노초)

테라피 기지에 로드를 배치할 때에는 이용자의 다양한 수요에 부응하여 다양한 코스를 설정하는 것이 이상적이다. 우선 15분 정도(수백 미터)는 휠체어로도 이용할 수 있는 유니버설 디자인의 로드를, 다음 코스는 초보자용으로 30분 정도(약 1~2킬로미터) 걸리는 평탄하거나 완만한 경사의 로드, 그리고 두 시간에서 반나절 정도(5~10킬로미터) 걸리는 조금 높은 운동 강도의 장거리로드 등 지역 특징에 맞춰 다양하게 조합한 여러 갈래 루트가 있으면 더 많은 이들이 이용할 수 있다.

한편 테라피 이용자가 쉴 수 있는 벤치 등을 15분 정도의 산림 보행마다 하나씩 설치하고, 이 밖에 점심을 먹을 수 있는 휴게장소나 소규모 숲 광장 등도 설치해 이용자들을 배려해야 한다. 여성 이용자도 많으리라 예상되어 청결한 화장실이나 삼나무 나뭇조각을 이용한 바이오 화장실을 중간중간 설치할 필요도 있다.

5) 테라피 로드의 픽토그램

산림이 지닌 다양한 자연요소가 인간의 오감을 매개로 생체에 종합적인 자극을 주면 자율신경계나 내분비계, 면역신경계 등이 이에 반응해 스트레스 경감 효과가 나타난다. 이들 산림의 자연요소를 픽토그램(그림문자)** 으로 디자인해서 테라피 로드에 정확하게 배치하면 이용자가 각 로드에서 산림테라피를 체험하는 데 도움이 된다.

픽토그램(pictogram)
사물, 시설, 행위, 개념 등을 상징화한 그림문자. 불특정 다수의 사람들이 빠르고 쉽게 공감할 수 있도록 만든 상징문자.

시원한 바람이 부는 골짜기나 침엽수의 피톤치드가 풍부한 장소, 마이너스이온이 다량 발생하는 물가, 단풍이 아름다운 단풍나무숲, 향긋한 조장나무숲, 쌓인 낙엽들로 푹신푹신한 흙길, 깊은 산에 사는 새가 지저귀는 장소, 맛좋은 샘물이 솟는 계곡 같은 산림의 요소요소에 특징을 일목요연하게 표현한 픽토그램을 배치해둔다면, 방문한 테라피 로드에 대해 잘 모르는 이용자라도 픽토그램의 도움을 받아 오감의 자극을 통한 치유 효과를 바로 인식할 수 있다. 또 산림테라피스트 등 안내자 역시 픽토그램을 활용하면 이용자에게 설명하기도 쉬워져 효과는 배가 될 것이다.

픽토그램의 배치 장소로는 랜드마크가 있는 장소나 시점장이 좋다. 랜드마크가 되는 전나무나 물참나무 같은 거목(사진 20)을 소개하는 픽토그램은 웅대한 인상을 주도록 제작한다. 멀리 눈 쌓인 계곡의 봉우리를 조망할 수 있는 시점장의 픽토그램은 개방적인 인상을 주고, 나뭇가지 사이로 비치는 적당한 밝

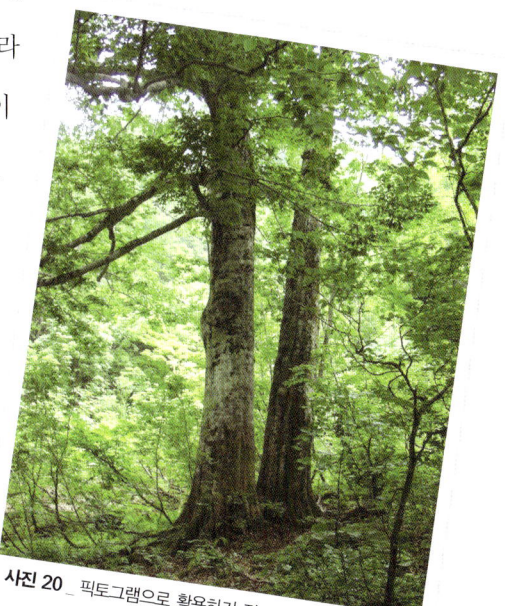

사진 20 _ 픽토그램으로 활용하기 적당한 랜드마크인 거목

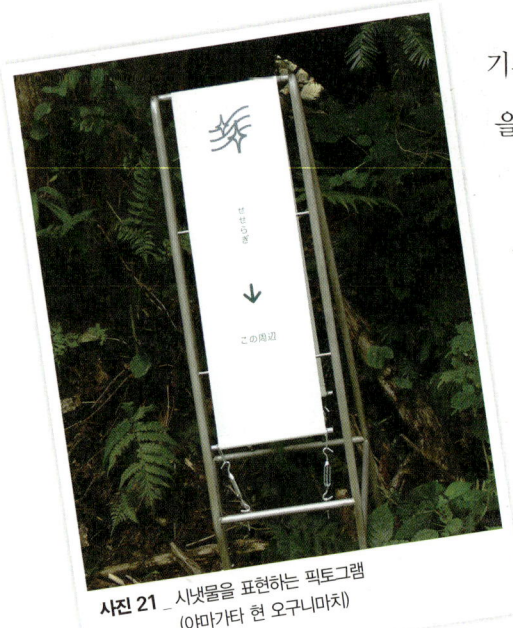

사진 21 _ 시냇물을 표현하는 픽토그램
(야마가타 현 오구니마치)

기의 햇빛을 안내하는 픽토그램은 시각적인 만족감을 줄 수 있게 디자인한다.

바람이 통과하는 계곡이나 능선에 설치한 픽토그램에서는 시원함이 느껴지고, 폭포나 시냇물의 픽토그램에서는 상쾌한 느낌이 전달돼야 한다(사진 21). 물가의 픽토그램은 시각이나 청각을 자극하도록 디자인한다. 만약 청량한 소리로 지저귀는 깊은 산속의 새가 있다면 마음을 치유하는 효과는 더욱 커질 것이다(사진 22). 후각을 표현하는 픽토그램을 편백나무숲이나 소나무숲에 배치하면 피톤치드의 상쾌한 향을 느낄 수 있다. 또 휴게소에 설치된 픽토그램에서는 이용자가 편안함을 느낄 수 있어야 한다.

이런 식으로 픽토그램을 각 테라피 로드의 특징에 맞춰서 디자인한다면 그 지역 고유의 특성까지 전달할 수 있다.

-가가와 다카히데(香川隆英)

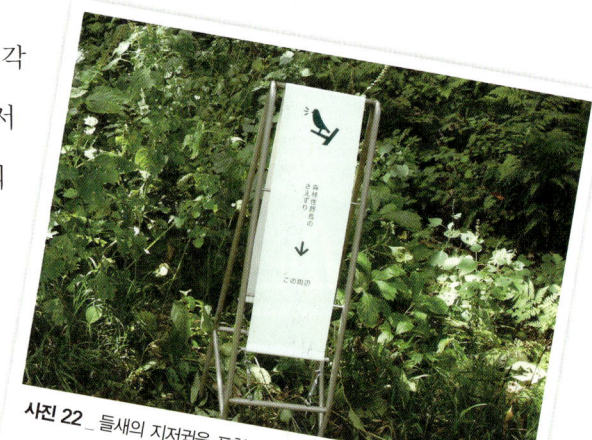

사진 22 _ 들새의 지저귐을 표현하는 픽토그램(야마가타 현 오구니마치)

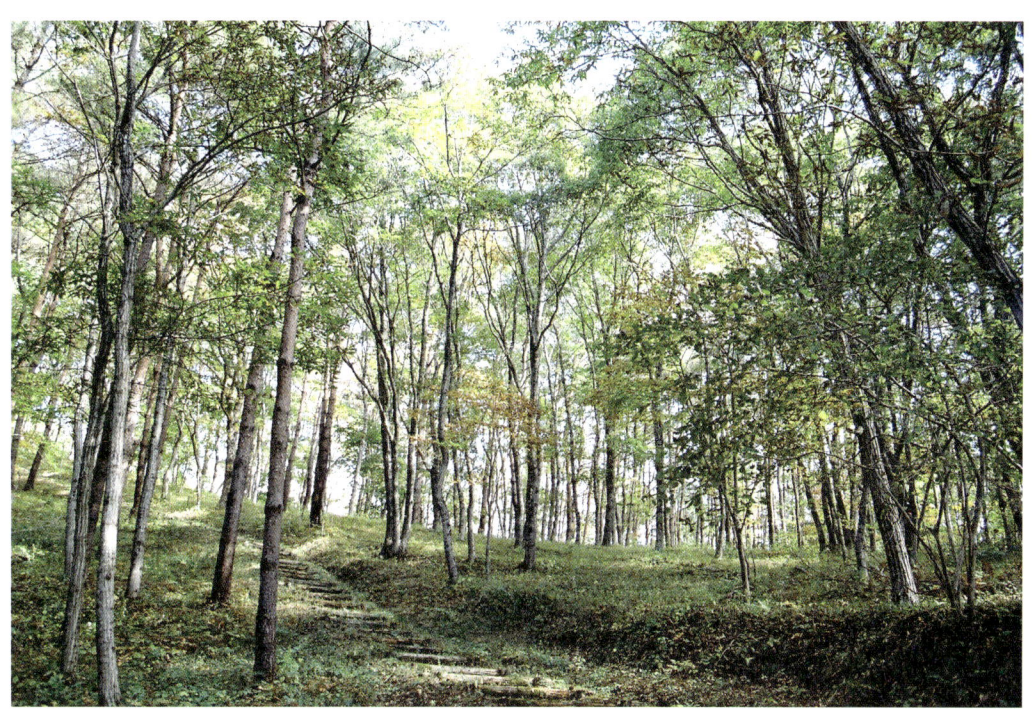

사진 23 _ 산림테라피 로드 '도요매(쯉米) 만남의 숲'(미야기 현 도요마마치 산림조합)

5. 산림 레크리에이션

1) 자연공원

일본에서는 뛰어난 자연풍경지를 국립공원 등으로 지정하여 자연을 보호하고 있다. 지정된 장소에서는 자연을 파괴하는 개발이 금지되고, 생물의 거주지 보호를 위한 규칙을 정해놓았다.** 이 밖에도 국립공원 등은 자연보호에 그치지 않고 상처 입은 자연을 회복시키는 역할도 담당하며, 자연을 관찰하거나 야외 레크리에이션 등을 통해 자연과 즐겁게 만날 수 있는 장으로 이용하고 있다(사진 24).

세계 최초의 국립공원은 1872년에 지정된 미국의 옐로스톤 국립공원이다. 일본에서는 1931년 자연공원법**의 전신인 국립공원법**이 시행되었고, 1934년 3월에 세토내해(瀨戶內海), 운젠(雲仙), 기리시마(霧島)의 세 곳이 최초로 지정되었다[30](그림 14).

자연공원법(1957년)은 뛰어난 자연풍경지를 보호함과 동시에 그 이용을

✽✽
한국의 경우 국립공원은 '자연공원법'에 따라 자연생태계나 자연 및 문화 경관을 대표할 만한 지역을 국립공원으로 선정한다. 1967년 최초로 지정된 지리산 국립공원을 비롯하여 20여 곳이 국립공원으로 지정돼 있다.

✽✽
일본의 자연공원법
뛰어난 자연풍경지의 보호와 이용을 독려하는 법률. 국립공원과 국정공원, 도도부현립자연공원 등을 지정한다.

✽✽
일본의 국립공원법
일본을 대표하는 걸출한 자연풍경지로 자연공원법에 근거하여 지정한다.

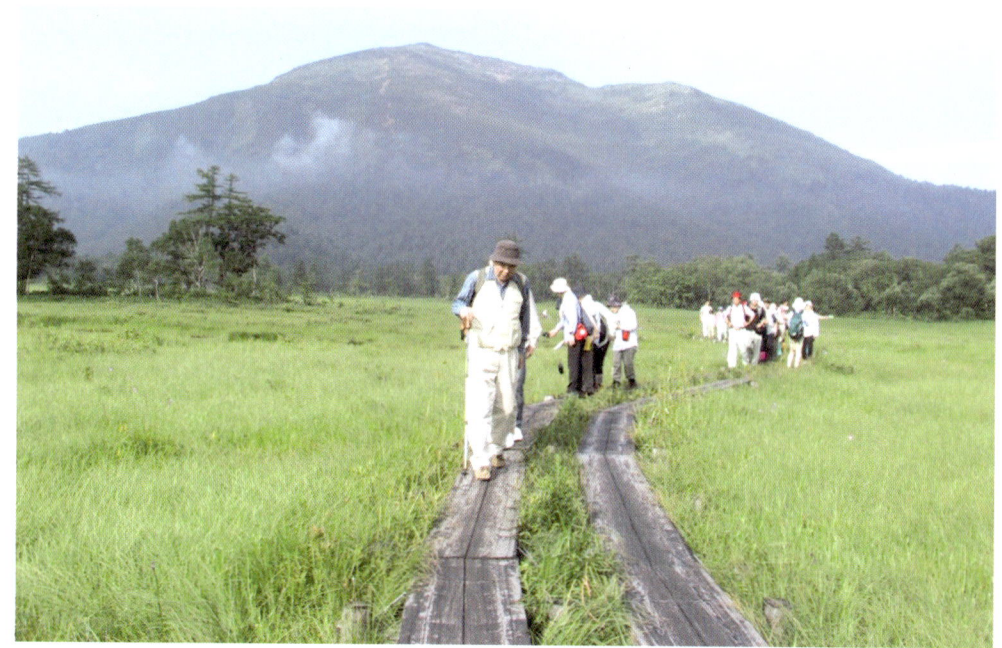

사진 24 _ 자연환경의 보호와 이용을 위해 부설된 나무 길(오제 국립공원)

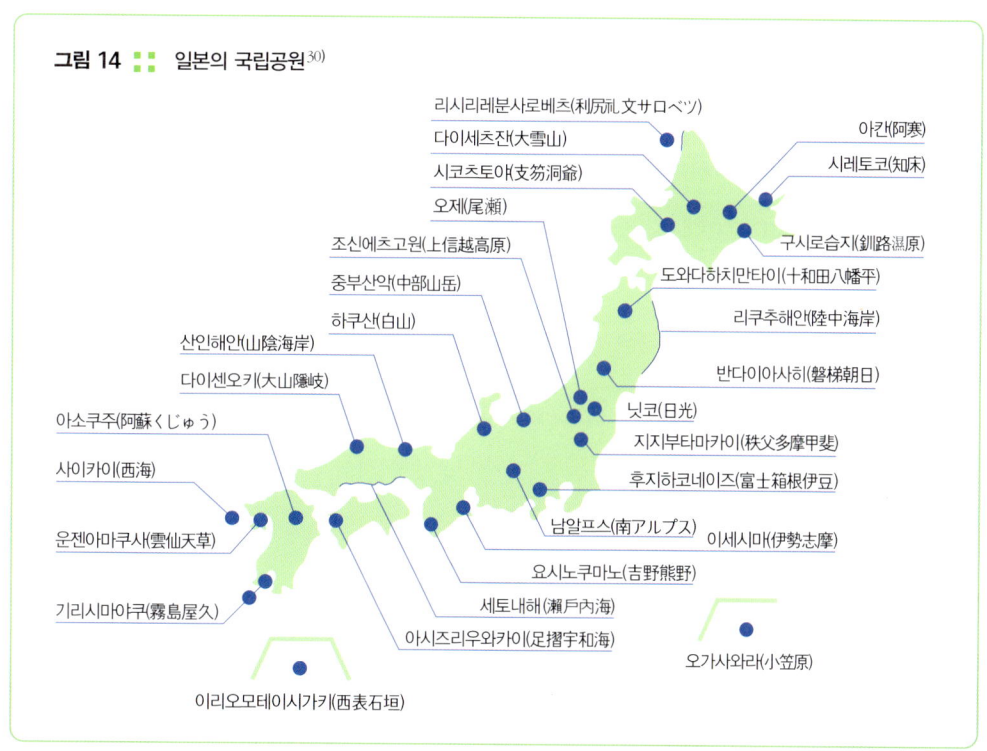

도모하여 국민의 보건, 휴양 및 교화에 이바지하도록 하는 데에 목적을 둔 법률이다. 이 법률을 근거로 일본을 대표하는 걸출한 자연풍경지에 대해서는 '국립공원', 국립공원에 준하는 뛰어난 자연풍경지에 대해서는 '국정공원(國定公園)', 지자체를 대표하는 자연풍경지는 '도도부현립(都道府俔縣立)자연공원'으로 지정한다.

2) 세계유산

세계유산이란 세계유산협약(세계의 문화유산 및 자연유산의 보호에 관한 협약)** 에 의거하여 세계유산 리스트에 등록된 유적이나 자연 등 인류가 공유해야 할 보편적인 가치를 지닌 것을 가리킨다. 1978년 미국의 옐로스톤과 갈라파고스제도 등이 처음으로 세계유산 리스트에 등록되었다. 일본의 대표적인 자연유산으로는 시레토코(知床), 시라카미 산지(白神山地), 야쿠시마(屋久島)가 있다(사진 25).

시레토코에는 세계에서 가장 저위도에 해빙(海氷)이 위치하며 이 해빙의 영향으로 복합적인 생태계가 유지된다. 시라카미 산지에는 아오모리와 아키타 두 현에 걸치는 세계 최대 면적의 너도밤나무숲이 남아 있고, 야쿠시마에는 수령이 수천 년에 달하는 야쿠삼나무 거목군을 대표로 하는 특수한 식물상을 보인다.

세계유산협약은 문화유산 및 자연유산을 인류 전체를 위한 세계의 유산으로 보고 이들을 손상이나 파괴 등의 위협에서 보호하고 보존하기 위한 국제적인 협력 및 원조 체제를 확립하는 데 목적이 있다. 세계유산에는 문화유

**
세계유산협약
(The World Heritage Convention)
1972년 11월 1일 제17차 유네스코 정기총회에 참가한 각국의 대표자와 전문가들이 인류의 소중한 유산이 인간의 부주의로 파괴되는 것을 막기 위하여 제정된 약속이다. 한국은 1988년 102번째로 가입했으며, 2006년 10월부터는 위원국으로 활동하고 있다. 우리나라는 석굴암과 불국사(1995), 해인사 장경판전(1995), 종묘(1995), 창덕궁(1997), 수원 화성(1997), 고창·화순·강화의 고인돌 유적(2000), 경주 역사유적지구(2000), 조선왕릉(2009), 한국의 역사마을(하회와 양동, 2010) 등 9건의 문화유산이 세계유산으로 등재돼 있다. 자연유산은 제주 화산섬과 용암동굴(2007)이 등재되어 있다. 북한은 2004년 고구려 고분군이 문화유산으로 등재됐다.

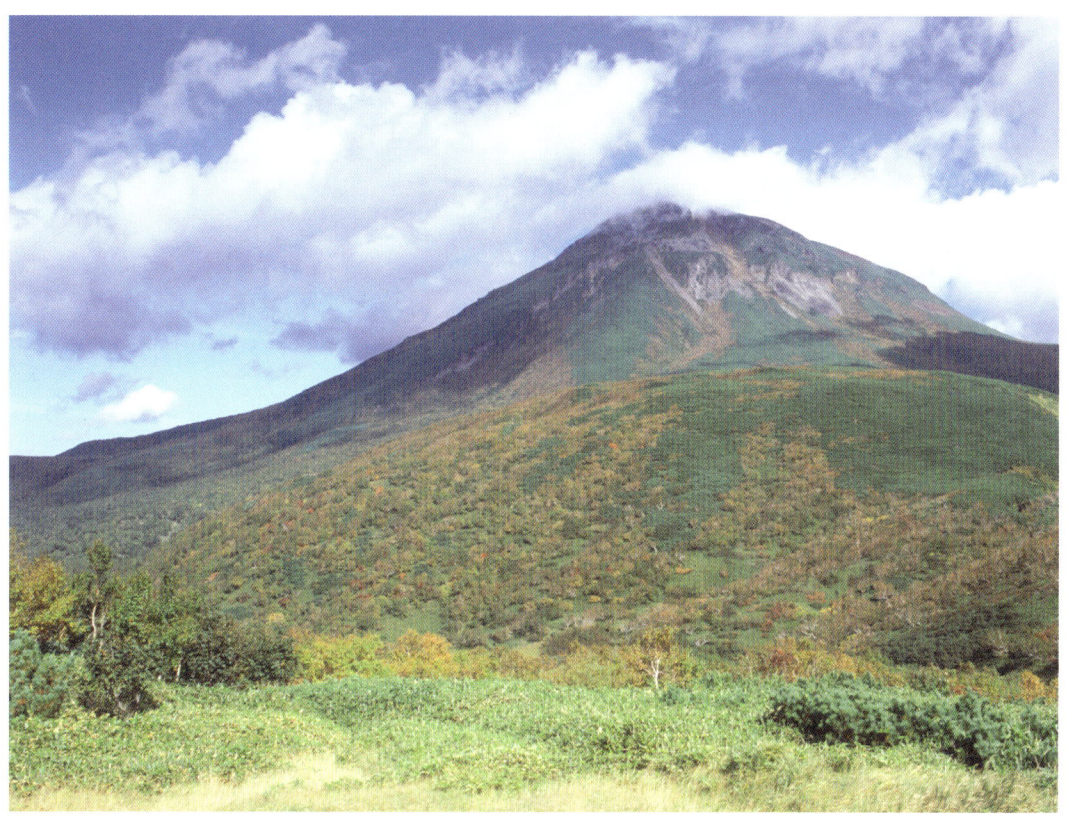

사진 25 _ 2005년에 세계유산(자연유산)으로 등재된 일본 시레토코 지역내 라우스산

산, 자연유산, 복합유산이 있다. 문화유산은 우수하고 보편적인 가치를 지닌 기념물, 건축물이나 유적, 문화적 경관 등을 대상으로 한다. 자연유산은 우수하고 보편적 가치를 지닌 지형이나 지질, 생태계, 경관, 멸종 위기에 처한 동식물의 생식 및 서식지 등을 포함한 지역이 대상이다. 복합유산은 문화유산과 자연유산 양쪽을 겸한 유산이다.

후세에 남겨주기 어려워진 세계유산은 위기에 처한 유산 리스트(위기유산 리스트)에 올라간다. 세계유산의 등록 현황을 보면 전체 등록수의 약 20%가 자연유산으로, 문화유산보다 자연유산의 수가 적은 것이 현실이다.

3) 산림 환경교육

현대사회에서는 일상생활 속에서 산림과 관계되거나 목재의 이용 등에 대해 체험하거나 배울 기회가 갈수록 적어지고 있다. 이 때문에 산림이 보유한 다양하고 입체적인 기능과 임업과 목재 이용의 의의 등에 대한 이해와 관심을 높이기 위한 산림 환경교육이 매우 중요하다. 산림 환경교육을 통해 산림과 접할 기회를 늘리고 숲속에서 다양한 체험활동 등을 통해 산림에 대해 좀 더 깊이 이해할 수 있으리라 기대한다.

한편 산림욕 같은 산림공간 활용이 진행되면서 산림이 인간의 심신에 미치는 이완 효과에 대한 관심이 고조되고 있다. 그 때문에 산림이 지닌 치유 효과에 주목한 '산림테라피 기지' 활동 등도 진행 중이다. 이 같은 산림테라피 효과를 산림 환경교육 과정에 도입하는 작업 역시 갈수록 중요해질 것이다(사진 26).

앞으로 산림을 자연과 만나는 장으로 활용하려면 안전하고 쾌적한 이용도 중요하지만 동시에 과도한 이용에 따른 식생 및 서식지 파괴와 같은 문제가 일어나지 않도록 적절한 이용한도를 정해서 엄격하게 규제하는 활동 역시 필요하다. 이 같은 산림의 다면적 기능이나 테라피 효과, 이용의 적정선 등에 대해서 지도하는 역할을 담당할 인력이 아직 부족한 실정이며 하루 빨리 교육된 인재를 배출해야 할 필요성이 있다**

** 한국의 산림청에서는 2014년까지 경북 영주와 예천 지역에 국립 백두대간 테라피 단지를 조성하고 2020년까지 7개로 확장할 예정이다. 또한, 지방자치단체가 지역활성화 사업과 연계하여 공유림 등을 대상으로 치유의 숲을 조성할 수 있도록 지원(국고 50%, 광역특별회계)하고 있다. 2011년 현재 전남 장흥, 전남 화순, 충북 영동, 전남 순창의 4개 지방자치단체가 선정되었으며, 2020년까지 30개소를 선정할 예정이다. 또한 산림치유와 관련된 인재를 배출하기 위하여 자격제도의 개설이 적극적으로 검토되고 있다.

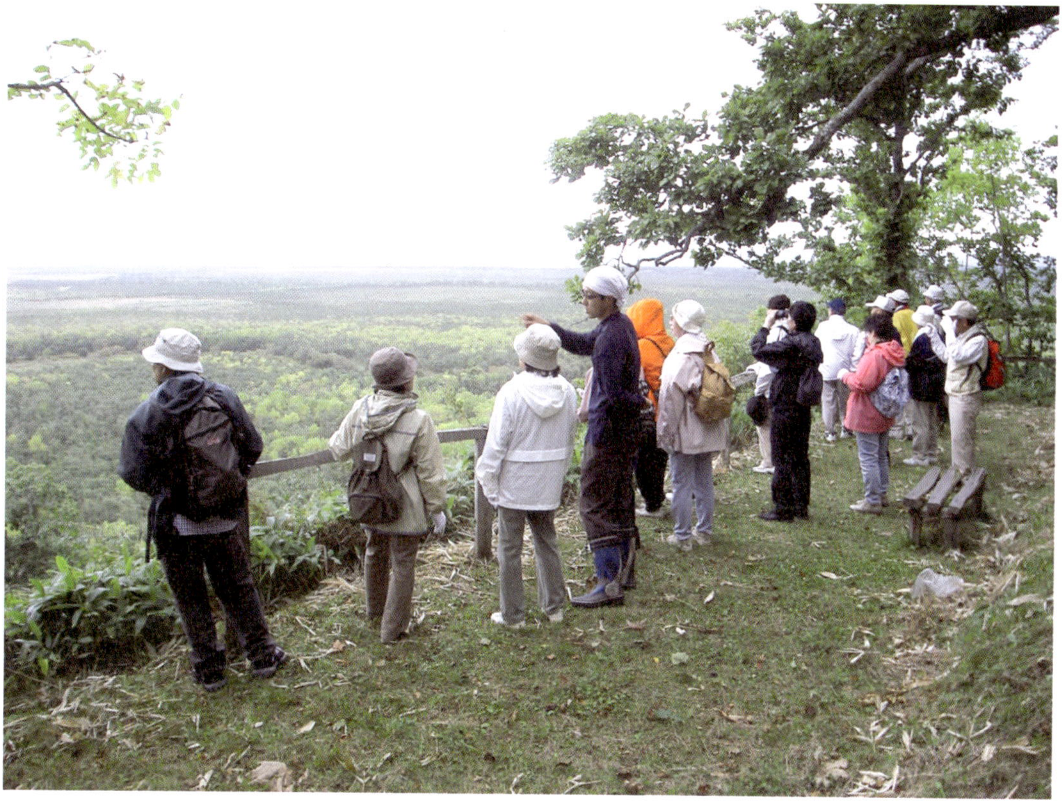

사진 26 _ 산림테라피 기지 '야마자키산림'(홋카이도 쓰루이무라)

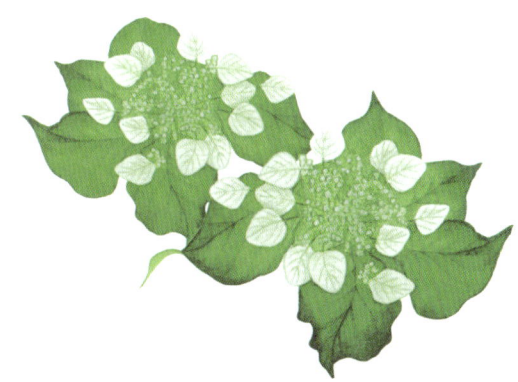

쌍떡잎식물 장미목 범의귀과의 낙엽 덩굴식물
학명 Schizophragma hydrangeoides

4) 에코투어리즘

환경의식이 높아지면서 에코투어리즘(eco-tourism, 생태관광)에 사회적 관심이 급속도로 높아지고 있다. 에코투어리즘이란 여행자가 가이드의 안내나 조언을 받아 자연관광자원의 보호에 힘써가며 자연보호를 의식하면서 자연을 배우고 알아가는 활동을 가리킨다.

자연관광자원이란 동식물의 서식지 등의 자연환경 외에도 자연과 밀접하게 연관된 풍속처럼 문화생활과 관련된 요소까지 포함된 개념인데, 1982년 IUCN(국제자연보호연맹)이 '제3회 세계국립공원회의'에서 처음 다뤘다고 한다. 이후 지속 가능한 관광으로서 확대된 에코투어리즘은 UN이 2002년을 에코투어리즘의 해로 선포한 것을 계기로 국제적으로도 정착되었다.[31]

일본에서는 2007년 에코투어리즘추진법을 제정했다. 이 법률은 지역 내 에코투어리즘 활동에 관한 종합적인 틀을 정해놓았으며 자연환경을 보전하여 후세에 물려줄 것과 국민의 건강하고 문화적인 생활을 실현해나갈 것을 목적으로 한다. 자연환경을 보전하면서 관광 및 지역 발전을 추진하고, 환경교육의 장으로서 자연환경을 활용하려는 데 그 목적이 있다.

한편 농산어촌지역에서 자연이나 문화, 그 토지에 사는 사람들과의 교류를 즐기려는 체재형 여가활동을 그린투어리즘(green tourism)이라고 한다. 이 같은 활동은 농산어촌지역의 풍부한 자연과 만나게 돼 자연환경에 대한 이해를 증진할 목적으로 전개되고 있다.

— 후루야 가츠노리(古谷勝則)

6. 산림과 임업

1) 국유림

국유림은 일본 산림 면적의 약 30%, 국토 면적의 약 20%인 77만 ha를 점한다.[32] (표 2). 그 대부분은 국토 보전을 위해 중요한 산악지대나 하천 상류의 수원지대(水源地帶)에 분포한다. 또 국유림의 약 90%가 보안림으로 지정되어

표 2 :: 산림 면적 현황(2007년 3월 현재)[32]

구분			총수	인공림	천연림	기타
면적	합계		2,409	1,035	1,339	137
	민유림	계	1,741	798	869	74
		공유림	283	125	145	13
		사유림	1,458	673	724	61
	국유림	계	768	237	470	63
		임야청 소관	762	236	465	62
		타기관 소관	6	1	5	1

(단위 : 만 ha)

토사 붕괴를 막고 홍수를 완화하고 양질의 수자원을 제공하여 국민의 생명을 지키고 있다.

또 세계유산으로 지정된 시레토코, 시라카미 산지, 야쿠시마처럼 중요한 야생동식물이 많이 서식하는 산림의 대부분이 국유림에 소재하며 육지의 세계자연유산 지역 중 95%를 국유림이 점한다. 국유림 관리를 위해 농림수산성 장관은 10년을 1기로 하는 기본계획을 5년마다 수립한다.

기본계획에서는 국유림이 발휘하는 산림의 기능을 '수토보전림(水土保全林)', '산림과 인간의 공생림', '자원의 순환이용림'의 세 종류로 나눈다. '수토보전림'에서는 토사 유출이나 산의 붕괴 방지, 수자원의 보전 등을 중시하며, 장벌기 시업** 이나 복층림 시업(複層林施業), 침활혼효림 시업(針闊林混淆林施業) 등을 추진한다. '산림과 인간의 공생림'은 희귀한 자연자원을 보

※※
장벌기 시업
(長伐期施業, forestry of long-term cutting)
벌채 수령을 70년에서 80년 이상으로 설정하는 시업. 보통 수령이 40~50년이 되면 벌채하지만 그 두 배 가까이 벌채 시기를 늘리는 방법이다.

표 3 　 레크리에이션 숲[33]

종류	특징	대표 사례
자연휴양림	풍경이 특히 아름답고 보건휴양에 적합한 산림. 자연 관찰 여행, 등산, 하이킹, 캠프 등 다양한 산림 레크리에이션을 즐길 수 있다.	다카오산, 아카자와, 미노오
자연관찰교육림	자연과학 교육이나 자연 관찰에 적합한 산림. 자연 관찰 여행을 즐기면서 식생, 야생조류 등의 관찰이나 산림의 작용 등을 배울 수 있다.	하코네, 가루이자와, 가미코치
산림스포츠림	산림과 접하면서 스포츠 등을 즐길 수 있는 산림. 캠프, 필드 경기, 사이클링 등 아웃도어 라이프를 즐길 수 있다.	핫코다산, 오우기노센, 가제노마스바라
야외스포츠지역	웅대한 자연과 신선한 공기 속에서 스키, 테니스 등의 스포츠를 즐길 수 있다.	자오, 고카세, 나에바
풍치탐승림 (風致探勝林)	산악, 호수와 늪, 계곡 등이 일체화된 아름다운 자연경관을 즐길 수 있는 산림으로, 산책로 등을 이용하는 동안 다양한 수목과 사계절의 변화 속에 자연이 자아내는 색채의 향연을 즐길 수 있다.	소운쿄, 호타카, 고마가오카
풍경림	명소, 유적지 등과 일체화되어 경승지를 형성하거나, 전망대 등에서 조망할 수 있는 아름다운 산림.	아라시야마, 마슈, 미야지마

전하고 산림이 자연과 인간이 만나는 장이라는 측면을 중시해 벌채를 제한하거나 뛰어난 경관 조성을 목적으로 하는 산림시업을 행한다. '자원의 순환이용림'에서는 삼나무와 편백나무 등의 인공림을 중심으로 목재 수요에 부응하기 위한 식재(植栽)나 간벌 같은 인공림 시업을 행한다.

또 귀중한 국유림의 산림을 보호할 목적에서 1915년에 보호림제도가 생겼다. 보호림은 원시적인 산림생태계로 이뤄진 자연환경의 유지, 동식물의 보호, 유전자원(遺傳資源)의 보존, 시업 및 관리기술의 발전 등을 위해 보호하고자 하는 국유림으로, 현재 보호하는 산림의 목적에 따라 산림생태계보호지역, 산림생물유전자원(遺傳資源)보존림, 식물군락보호림 등 7종류로 나뉘어 지정돼 있다. 이 중에서 홋카이도 시레토코의 세계자연유산은 '시레토코 산림생태계보호지역'으로서 보전 및 관리되고 있으며, 마찬가지로 시라카미 산지와 야쿠시마 역시 산림생태계보호지역이다. 전국적으로 보호림은 모두 833곳, 78만 ha에 달한다.

한편 '레크리에이션 숲**'에는 자연휴양림과 풍경림 등 6종류가 있으며, 전국적으로 1238곳, 40만 ha에 이르며, 1억 4천만 명이 이용하고 있다[33](표 3). 자연휴양림으로는 도쿄 다카오산(高尾山), 나가노 현의 아카자와 편백나무숲, 야쿠시마 등이 있다.

**
레크리에이션 숲
풍부한 자연환경을 적극적으로 활용하기 위해 선정된 국유림으로, 아름다운 산림이나 산악, 계곡, 호수 등의 경승지나 야외 스포츠에 적합한 산림.

2) 산림계획

산림을 육성해서 훌륭한 숲으로 가꿔나가는 데는 오랜 세월이 걸리기 때문에 계획적인 벌채와 숲 가꾸기가 필요하다. 산림을 무질서하게 벌채하거나 개발하면 토사 재해나 태풍에 취약해지고, 수자원의 함양 기능이 떨어지는 등 산림 기능 자체의 저하를 초래한다. 나아가 산림 자원을 고갈시켜서 목재 자원의 지속적인 공급에도 차질이 생긴다. 이처럼 국민생활과 안전에 커다란 영향을 미치는 점을 고려하여 적절한 계획을 세워야 한다.

산림법에서는 장기적인 시점에서 입안한 산림계획제도를 정해두었다. 2003년에 개정된 산림 및 임업기본법에 따라, 현재의 산림 및 임업기본계획은 2006년부터 시작되었다. 전국산림계획에서는 어떤 산림 기능을 중시하느냐에 따라 산림을 '수토보전림', '산림과 인간의 공생림', '자원의 순환이용림'으로 구분했고, 각각의 산림 기능에 부응한 산림 정비와 보전을 행하도록 했다.

산림은 우선 농림수산성 장관이 '전국산림계획'을 통해 세 가지 구분법에 따른 산림 정비의 기본개념을 제시한다. 민유림의 경우, 다시 도도부(都道府)현의 지사가 '지역산림계획'을 발표해서 세 가지로 구분하는 기준을 제시하고, 이를 근거로 시정촌장(市町村長)을 중심으로 하는 '시정촌산림정비계획'에서 지역산림을 세 종류로 구체적으로 구분한다. 그리고 국유림은, 산림관리국장이 주도하는 '국유림의 지역별 산림계획'을 바탕으로 구체적으로 3종류로 구분한다. 또 민유림의 산림 소유자는 계획적인 산림시업을 시행하기 위해 '산림시업계획'을 세운 뒤 시정촌장 등에게 인정을 받아야 한다. 이때 우대조치가 따른다.

3) 보안림

보안림제도는 1897년 산림법 제정 시 만들었다. 하지만 그 기원은 천무제(天武帝), 환무제(桓武帝), 평성제(平城帝) 등이 조례로 풍치림의 금벌령(禁伐令)을 내린 7세기 전후 시기까지 거슬러 올라간다. 12세기에는 산림 벌채로 인한 제방 기능의 손상을 방지하기 위한 금벌이나 수원 함양을 위해 수원림(水源林) 금벌을 실시했는데, 이들이 훗날 보안림제도의 원형이 되었다. 또 사찰림의 풍치 보호란 측면에서 보면, 신앙 공간과 사찰림을 하나로 보았던 당시 사람들은 숲의 보호와 금벌이란 개념을 지극히 자연스럽게 받아들였다. 산림을 보전하자는 최초의 발상이 풍경 보호에서 연유된 점은 일본의 특징이라 할 수 있다.

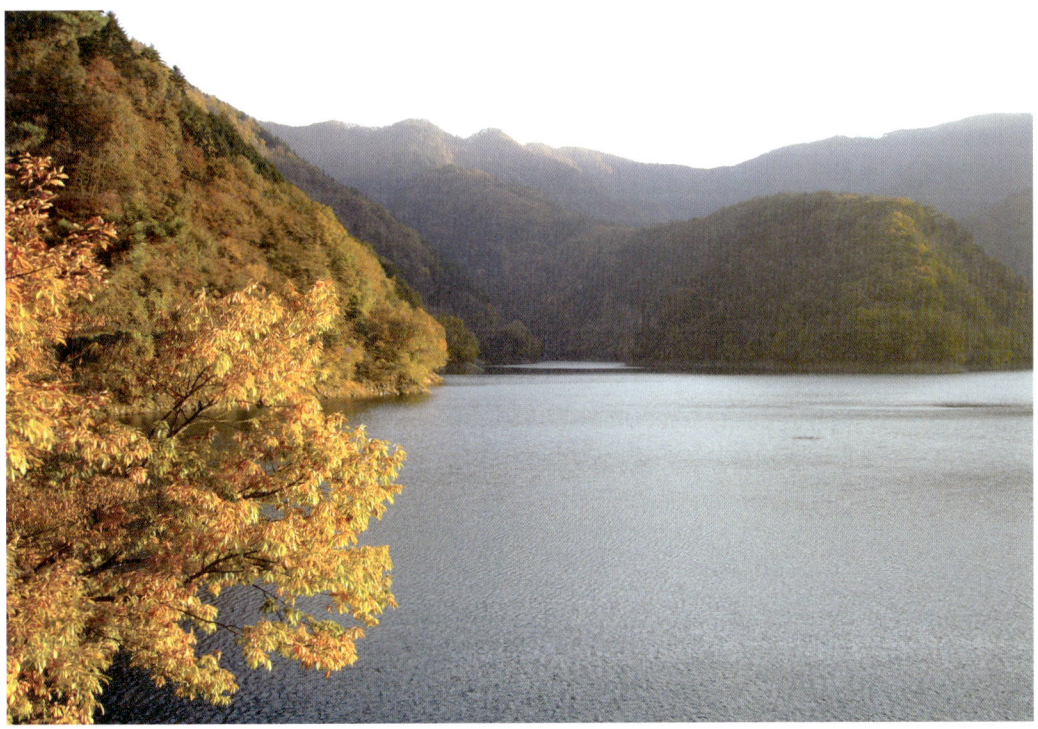

사진 27 _ 수원함양보전림 – 도쿄 오쿠타마마치(多摩町)

표 4 :: 보안림의 종류와 기능[34]

종류	기 능
수원함양보안림**	유역 보전상 중요한 지역에 있는 산림의 하천 유량 조절 기능을 높게 유지하며, 그 밖의 산림 기능과 함께 홍수나 가뭄을 방지하고 각종 용수를 확보한다.
토사유출방비보안림	산림의 수목이나 지표의 식생 등 지피물**의 직간접적 작용을 통해 임지의 표면 침식이나 붕괴로 인한 토사의 유출을 방지한다.
토사붕괴방비보안림	수목의 뿌리에 의한 지지나 기타 물리적 작용으로 임지 붕괴의 발생을 방지한다. 이를 위해 무너져 내린 토사로 피해를 입기 쉬운 도로, 철도, 기타 공공시설 등의 위쪽에 배치한다.
비사(飛砂)방비보안림	내륙부 토지의 고도이용과 주민 생활환경을 보호하기 위해 해안의 모래땅에 산림을 조성하여 흙먼지의 발생을 막고 흙먼지 내륙 진입을 차단, 방지한다.
방풍보안림	나무로 장벽을 형성해서 바람에 저항하며 그 에너지를 감쇄(減殺)시켜 풍속을 완화하여 풍해를 방지한다.
수해방비보안림	하천이 홍수로 범람했을 때, 주로 나무줄기의 작용으로 물의 기세를 완화하고 표류물 등을 여과한다. 또 뿌리의 작용으로 침식을 방지하여 수해 방비 및 경감을 꾀한다.
조해(潮害)방비보안림	쓰나미 혹은 해일이 발생할 때, 주로 나무줄기의 작용으로 파도의 에너지를 감쇄시켜 그 피해를 방지한다. 또 바람과 파도가 거센 해안에서는 주로 나무의 몸체가 강풍으로 비산한 공기 중의 해수미립자를 포획함과 동시에 풍속을 완화하여 해수염분 때문에 생기는 피해를 방지한다.
한해(旱害)방비보안림	홍수나 가뭄을 방지하고 각종 용수를 확보하는 산림의 수원 함양 기능을 이용하여 국소적인 용수원을 보호하기 위해 배치한다.
방설보안림	비사 방비 및 방풍보안림과 같은 기능을 이용하여 눈보라를 방지하기 위해 설치한다.
방무(防霧)보안림	산림 때문에 생기는 공기의 난류를 이용하여 안개의 이동을 저지한다. 또 산림의 나뭇가지나 잎으로 안개입자를 포획하여 안개 피해를 방지한다.
눈사태방지보안림	산림을 이용하여 눈사태의 원인이 되는 설비** 생성을 방지한다. 더불어 산복사면**의 마찰 저항을 크게 해서 눈이 미끄러지는 것을 방지한다. 또 일단 무너져내리기 시작한 눈의 기세를 약화하고 방향을 바꿔서 피해를 입지 않은 곳으로 유도하려는 목적으로 배치한다.
낙석방지보안림	수목의 뿌리가 암석을 견고하게 고정해서 붕괴나 낙석사고를 방지한다. 또 굴러 떨어진 돌덩이를 나무줄기가 장애물이 되어 산 중턱에서 저지해 낙석으로 인한 위험을 방지한다.
방화보안림	내화성이나 방화성에 뛰어난 수목으로 구성된 방화림을 조성, 화염에 맞서는 장벽을 만들어 화재로 인한 연소를 방지한다.
어류보호보안림	수면에 비치는 수목의 그림자와 어류에 대한 숲의 양분 공급 기능, 수질오염 방지 기능 등을 통해 어류의 서식과 번식을 돕는다.
항행목표보안림	해안 혹은 호숫가 부근에 있는 산림 중 지리적인 목표로 삼기에 적합한 숲을 골라 주로 부근을 항행하는 어선 등을 목표로 삼는다.
보건보안림**	산림을 통한 국소적 기상조건의 완화, 먼지나 매연의 여과작용, 시민의 레크리에이션 같은 보건과 휴양의 장으로 이용할 때 발생하는 생리적, 심리적 효과를 이용해 공중보건과 위생에 기여한다.
풍치보안림	명소나 유적지에 산림이 있는 것으로 뛰어난 정취를 더할 때 이를 보존한다.

** **수원함양보안림**: 안정되고 깨끗한 물을 확보하기 위한 보안림.
** **지피물(地被物)**: 땅을 덮고 있는 떨어진 나뭇잎이나 나뭇가지, 종자 따위의 온갖 물건.
** **설비(雪庇)**: 산 능선의 바람받이에 튀어나온 처마 모양으로 쌓인 눈. 완만한 사면이 바람이 불어오는 쪽이 되고, 급한 사면이 바람받이가 되었을 때 생긴다.
** **산복사면(山腹斜面)**: 산의 중턱. 산의 꼭대기와 기슭 중간의 비탈진 곳.
** **보건보안림**: 레크리에이션 등의 보건 및 휴양의 장을 제공하는 보안림. 소음 완화, 공기의 청정화 등 생활환경을 지키고 생활의 여유를 주고자 하는 목적에서 설정된다.

현재는 수원 함양(사진 27), 토사의 붕괴와 기타 재해의 방비, 생활환경의 보전 및 형성 등을 위해 농림수산성 장관 혹은 도도부현지사가 지정하는 산림을 보안림이라고 한다. 보안림에는 모두 17종류가 있는데, 각각의 목적에 따른 산림 기능을 확보하기 위해 나무의 벌채나 토지의 형질 변경 등이 규제된다(표 4).

4) 산림시업

산림시업은 산림의 종류나 벌채 및 갱신 방법, 혹은 벌채 시기 등에 따라 인공림 시업과 천연림 시업, 개벌** 시업과 택벌** 시업, 복층림 시업, 장벌기 시업 등으로 나뉜다.

유럽에서는 로부르참나무, 유럽너도밤나무 같은 활엽수 인공림 시업을 시행하여 가구재나 내장재로 이용했는데, 지형이나 기후 등의 요건이 다른 일본에서는 이 같은 활엽수 대경목(大徑木)을 기르는 시업은 일부 느티나무를 제외하고는 좀처럼 뿌리를 내리지 못했다. 일본의 인공림 시업은 활엽수 대경목보다는 삼나무나 편백나무 같은 침엽수를 중심으로 시행되었다. 활엽수의 경우, 마을산 등지에서는 맹아갱신**으로 신탄림(薪炭林) 등을 유지해온 역사가 길고, 심산에서는 천연림 시업을 많이 행했다. 침엽수 천연림 시업은 적송을 중심으로 시행했으며, 노송나무 등의 택벌 시업도 실시해왔다.

삼나무를 중심으로 한 침엽수 인공림은 대체로 수령이 50년 정도 되면 벌채하는 경우가 일반적이었다. 벌채할 때는 일정 면적의 삼나무숲을 모두 잘라내고(개벌) 그 뒤에 다시 삼나무나 편백나무 등의 묘목을 식재하는 방식을

개벌(皆伐)
목재를 수확할 때 쓰는 산림 벌채 방법. 일정 면적의 모든 수목을 벌채하는 것.

택벌(擇伐)
목재를 수확할 때 쓰는 산림 벌채 방법. 단목적(單木的)으로 수목을 골라서 벌채하는 것.

맹아갱신(萌芽更新)
수령 20년 전후의 졸참나무나 상수리나무 등을 벌채한 뒤 남은 그루터기에서 싹을 틔워 숲을 갱신하는 방법. 마을산의 신탄림은 대개 이 방법으로 유지되었다.

썼다. 그런데 큰 면적을 개벌하면 토양이 유출되고 물을 저장하는 기능이 저하되는 등 산림의 다양한 기능이 훼손되는 사실이 알려지면서 차츰 개벌 면적을 줄여나가게 되었다.

벌채하는 수령 역시 50년 정도에서 70~80년으로 늘어났으며, 때에 따라서는 수령 100년이 넘는 대경목 숲으로 키운 뒤 벌채하는 장벌기 시업으로 바뀌어왔다. 벌채 방법도 개벌 방식에서 0.5ha 정도의 소면적 벌채나, 이보다 더 작은 군상 벌채(群狀伐採)** 또는 대상 벌채나 단목(單木) 단위의 택벌 시업 등 다양한 벌채 방식이 일부에서 시작되고 있다. 개벌의 면적이 작아질수록 산림 환경에 주는 피해가 작아지므로 환경을 생각하는 시업이라 할 수 있다.

산림시업이나 장벌기 시업에서 이 같은 벌채 방식을 채택하면 산림의 다면적인 기능은 좀처럼 훼손하지 않으면서도 숲속에 적당한 빛이 들어오게 되어 지역 고유의 관목류나 초본이 자라나게 된다. 그로 말미암아 야생생물의 생식 환경도 갖추게 되어 생물다양성이나 경관의 다양성이 풍부한 인공림으로 형성돼간다. 하지만 비용이 많이 들고 최소면적의 택벌 시업을 하려면 벌채목의 선정이나 갱신, 벌출 기술(伐出技術) 등에 고도의 지식과 기술이 요구된다.

소면적 벌채나 택벌 뒤에 식재할 경우 식재한 수목과 잔존 수목이 복층구조를 이루므로 이를 복층림 시업이라고 부르기도 한다. 복층림 시업에서는 식재목의 생육이 방해받지 않도록 임내 환경을 조절해갈 필요가 있다.

— 가가와 다카히데(香川隆英)

**
군상 벌채(群狀伐採)
목재를 수확할 때 쓰는 산림 벌채법. 개벌보다 작은 면적에서 산림의 일부를 벌채하는 것.

7. 세계의 산림

일본은 산림 면적이 국토의 70% 가까이를 차지하는데**, 이는 세계적으로 보아도 매우 높은 수치다. 산림 비율이 일본에 필적하는 나라는 북구의 핀란드와 스웨덴 정도다. 프랑스는 30%에 못 미치고, 산림을 활용한 자연요법의 역사를 지닌 독일조차 32%에 불과하다. 영국은 최근 열심히 나무를 심고 있지만, 과거 산림의 벌목이 심했던 탓에 12%에 불과하다. 산악국의 이미지가 강한 스위스가 30% 정도며, 호주가 21%, 아마존이 있는 브라질조차 57%, 중국이 21%, 인도가 23%다. 대산림국이라는 미국이 37%, 캐나다가 34%이고 보면 일본의 산림 비율이 압도적으로 높고, 세계적으로 산림의 혜택을 받은 나라란 사실을 실감할 수 있다.

**
한국의 산림 면적은 전 국토의 약 64%이다.

1) 독일의 숲

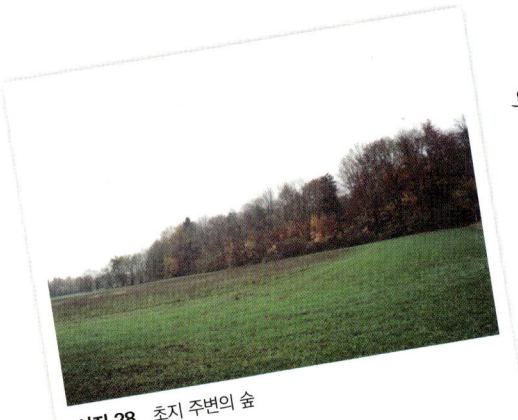

사진 28 _ 초지 주변의 숲

독일은 크나이프요법으로 대표되는 보완대체 요법의 긴 역사를 지니고 있다. 크나이프요법에서는 숲을 걷는 지형요법도 도입해서 실행해왔다. 크나이프요양지가 있는 바이에른 주에서는 일본과 달리 마을 주위에 목초지 등의 농지가 자리하고 있고, 마을과 농지 바깥쪽을 완만한 구릉의 숲이 둘러싸고 있다(사진 28). 따라서 그 중간에 누구나 걸을 수 있는 완만한 경사도의 산책로가 많이 정비돼 있는 점이 특징이다.

독일은 약 200년간 가문비나무숲 인공림 시업을 중점적으로 시행해왔다(사진 29). 하지만 최근에는 가문비나무의 침엽수일제인공림(針葉樹一齊人工林)을 중지하고, 유럽너도밤나무나 졸참나무 같은 낙엽활엽수림의 육성 쪽으로 방향을 전환하고 있다(사진 30). 바이에른 주는 침활혼효림화를 추진하고 있는데, 침엽수림 80%에 활엽수림 20% 수준인 주유림(州有林)의 활엽수림 비율을 지금의 두 배인 40%까지 올리자는 목표를 세우고 산림을 관리하고 있다. 사유림에서도 혼효림화를 추진, 장려하고 있다.

혼효림을 추진하게 된 계기는 19세기 말 해충의 대발생으로 피해를 입은 경험과 그 100년 뒤 태풍 대피해 등으

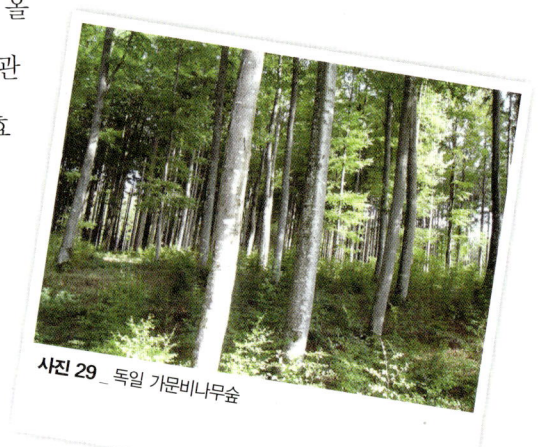

사진 29 _ 독일 가문비나무숲

로 가문비나무숲이 궤멸되는 타격을 받았던 것에서 기인한다. 또 독일인은 숲 산책을 좋아하기로 유명한데, 너도밤나무와 졸참나무처럼 밝은 색조를 띤 낙엽활엽수림이나 침활혼효림 쪽을 선호한다는 사실이 밝혀졌다. 이처럼 건강 증진 차원에서 산림을 이용하는 요구가 높아진 점도 큰 이유다. 그래서 자연재해 등에 취약한 단일 수종의 숲 가꾸기를 포기하고, 다양한 수종으로 이루어져서 자연재해에 강하고 생물다양성도 높고 사람들의 건강 증진에 적합한 숲 가꾸기로 방향을 틀었다.

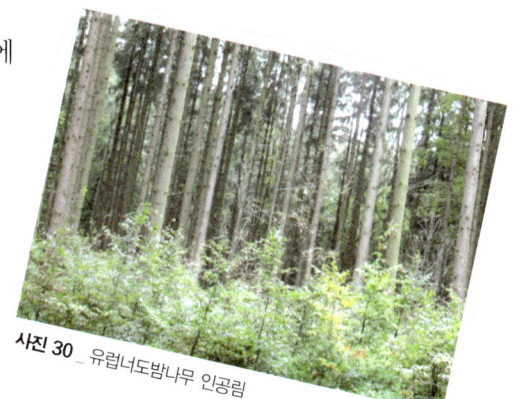

사진 30 _ 유럽너도밤나무 인공림

독일의 산림관인 포레스터는 지위도 높고 큰 존경을 받는 직업이다. 이들은 활엽수와 침엽수의 혼효림 시업을 위해 기술 개발을 지속할 뿐만 아니라 시민을 위한 숲 안내자로서, 또 기능면에서 축적된 연구를 바탕으로 시민에게 높은 만족감을 선사하는 사람들이다.

바이에른 주의 아우구스부르크에는 잘 관리된 도시근교림이 있다. 방문객 센터에는 두 명의 포레스터가 배치돼 있어 초중학생의 산림학습을 지도한다. 이곳에는 숲의 구조나 역할을 가르치는 시설과 함께 목공이나 염색 같은 숲의 생산물을 활용한 체험학습 시설도 갖추고 있으며, 포레스터가 친절하게 지도해준다. 또 야외에는 혼효림화를 진행하는 시험지역이 있기 때문에 학생이나 시민은 실내연수와 현장실습을 체험하면서 산림과 임업의 소중함, 현재의 상황과 미래의 과제 등을 포레스터에게서 배울 수 있다.

이처럼 착실한 활동이 오랜 기간 쌓여서 지금과 같은 포레스터의 사회적 지위나 산림정책에 대한 두터운 신뢰가 형성되었고 시민은 숲과 친숙해질 수 있었다.

2) 오스트리아의 숲

오스트리아는 유럽의 여러 나라 중에서 산림 비율이 높은 나라에 속하며, 국토의 50% 가까이를 산림이 차지한다. 이처럼 산림 비율이 높아진 것은 산림을 늘리려는 오스트리아 정부의 정책이 크게 공헌했다. 개인이나 기업 등이 소유한 토지에서 수목 식생률이 50%를 넘으면 산림에 편입시키는 제도가 산림법에 규정되어 있기 때문이다. 농지나 표고가 높은 곳에서 볼 수 있는 알프** 역시 방치해서 수목이 우거지면 산림에 편입된다. 일단 산림이 되면 개발을 위한 건축 등은 거의 허가되지 않고, 그 결과 매년 2000ha 정도의 산림 면적이 증가하는 경향을 보인다.

오스트리아의 수도 빈 근교에는 광대한 숲이 펼쳐져 있다(사진 31). 흔히 빈의 숲이라고 불리는 이 숲의 최대 특징은 도시 바로 옆에 있는 대규모 숲이라는 점이다. 총면적 14만ha에 이르는 빈숲은 빈 시뿐만 아니라 주변을 둘러싼 여러 마을을 아우르며 펼쳐져 있다. 빈숲이란 이름은 통칭으로 숲과 농지, 집락 등을 모두 포함해서 부르는 호칭이다. 하나로 이어진 이 넓은 숲은 과거에 '파르크'라 불리던 귀족들의 사냥숲이 현재까지 보존된 것이다. 따라서 자연림이 아니다. 주로 사슴이나 멧돼지가 좋아하는 열매가 열리는 나무만 골라서 기른 인공림이다. 예를 들어 2500ha의 라인처 티어가르텐(Lainzer Tiergarten) 숲은 합스부르크 가문의 수렵림(狩獵林)으로서 보전되었다. 이 숲에서는 11월부터 3월까지는 지금도 수렵 이용이 우선적으로 허용되고 있다. 역사적 수렵문화가 계승되고 있기 때문이다. 매년 수

알프(Alp)
고산지대의 초지. 유럽 알프스의 고산 빙하와 산림한계(산림이 없어지는 곳) 사이에 띠 모양으로 전개되는 초원지역을 말한다.

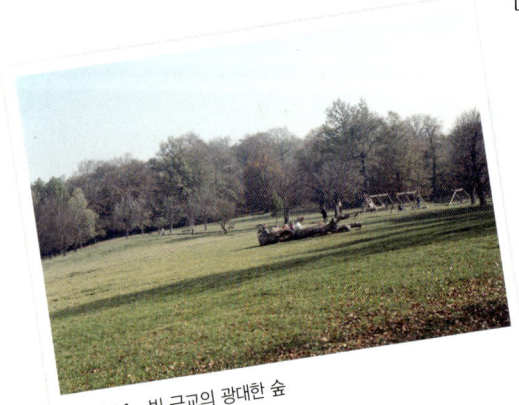

사진 31 _ 빈 근교의 광대한 숲

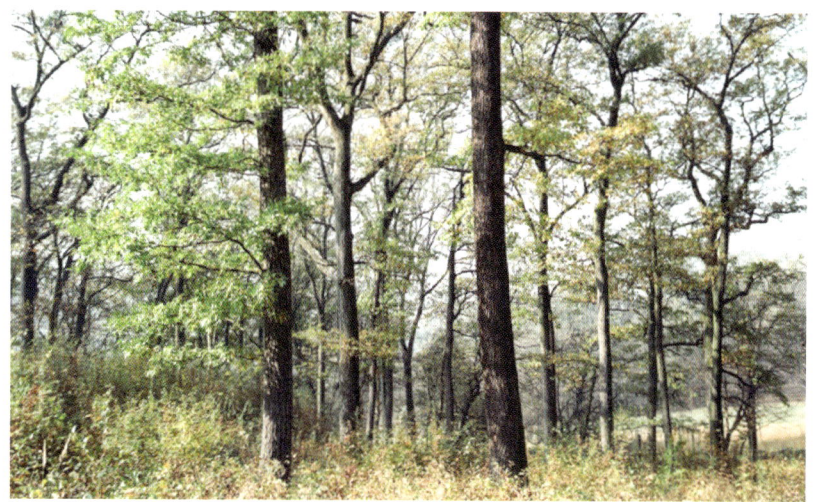

사진 32 _ 유럽너도밤나무와 졸참나무의 선택적 벌채 시업

렵 기간에는 사슴이나 멧돼지가 1000마리 안팎으로 잡혀서 경제적으로도 시 재정에 일조한다. 사냥꾼들은 뿔이나 모피, 고기값으로 멧돼지의 경우 한 마리에 수백만 원, 사슴은 1000만 원이 넘는 돈을 시에 지불해야 한다. 동시에 수렵을 통해 숲에 사는 야생동물의 개체수도 관리하고 있다.

수렵 기간 중에도 광대한 숲의 수백ha는 산림공원으로 시민에게 개방되어 공원 이용은 중단되지 않는다. 또 수렵을 위해 설치된 광장은 수렵 기간이 아닐 때는 시민의 휴게광장으로 활용된다.

라인처 티어가르텐의 숲은 낙엽활엽수림으로 유럽너도밤나무가 가장 많고 거기에 로부르참나무 같은 몇 종류의 활엽수가 섞여 있다. 숲은 산림관리소가 세심하게 관리하며 선택적인 벌채 시업을 행한다. 가령 두껍게 자라난 너도밤나무나 졸참나무를 제거한 뒤 다시 같은 수목이 천연갱신하도록 돕는 식이다(사진 32). 너도밤나무나 졸참나무의 대목(大木)은 가구재나 건축재, 와인통 등에 쓰이는 고급 목재 자원으로서 빈 시의 경제를 윤택하게 만든다. 또 사냥으로 잡은 고기는 빈숲 내에 있는 여러 레스토랑에서 지비에** 요리

지비에(Gibier)
식탁에 오르는 야생동물.

로, 역시 숲에서 수확한 버섯 등을 곁들여서 방문객에게 제공한다.

3) 프랑스의 숲

프랑스를 대표하는 도시 근교의 숲으로 퐁텐블로(Fontainebleau) 숲을 들수 있다. 파리 리옹 역에서 약 1시간, 60km 정도 떨어진 근거리에 있어 파리 시민은 하루 일정으로 산림욕을 즐길 수 있다.

퐁텐블로 숲은 2만 5000ha의 광대한 면적을 보유한 숲으로(사진 33), 프랑스왕실이 대대로 수렵림으로 이용하기 위해 보호해왔다. 이 숲은 일본의 대표적인 도시공원인 히비야공원(日比谷公園, 16ha)의 1500배가 넘는 어마어마한 면적을 자랑한다. 연간 1000만여 명의 이용자가 들른다고 하니 파리시민들이 얼마나 사랑하는 숲인지 알 만하다.

퐁텐블로 숲은 성을 포함해 시가지를 감싸안는 형태로 크고 넓게 펼쳐져

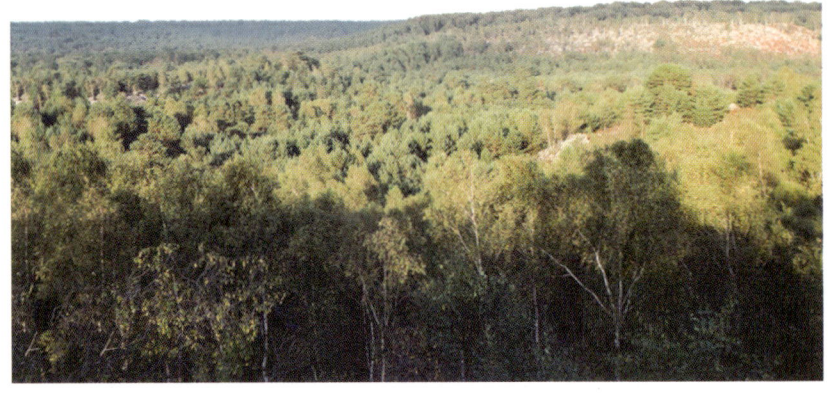

사진 33 _ 광대한 퐁텐블로 숲

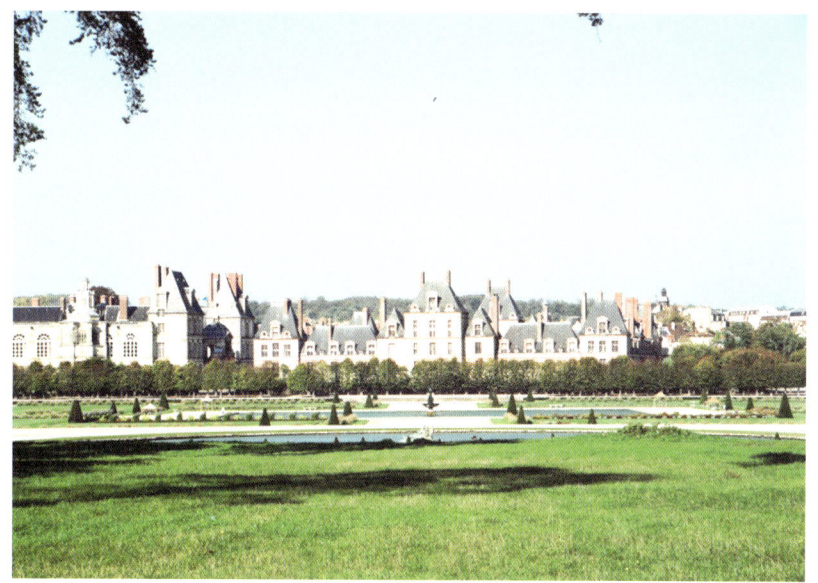

사진 34 _ 퐁텐블로 성

있어 퐁텐블로 시(市)는 숲속의 도시라고도 할 수 있다. 이 시는 환경이 좋아서 파리시민이 많이 이주해 오는 매우 인기 높은 거주지이기도 하다. 중심부의 퐁텐블로 성은 물론 정원도 잘 정비되어 있어서 역사유산으로서도 매력적인 곳이다(사진 33, 34).

퐁텐블로 숲에서는 산림 레크리에이션 활동이 활발하고 숲속에 적당한 암벽장이 있어서 젊은이들은 간단한 암벽등반 등을 즐긴다. 또 19세기에는 바르비종파** 의 화가들이 퐁텐블로 숲을 즐겨 소재로 삼는 등 역사적으로도 숲의 지명도가 매우 높다. 숱한 개발 압력 속에서도 숲이 줄어들지 않고 오히려 증가하고 있는 사실이 놀라울 따름이다. 저명한 화가 중 한 사람인 루소** 가 그렸던 졸참나무가 아직도 남아 있어(사진 35) 이용자들은 졸참나무 거목을 보며 역사의 무게를 느낄 수 있다.

퐁텐블로의 졸참나무숲도 역사적으로는 1720년부터 1830년에 걸쳐 광대

바르비종파(Barbizon派)
1830년 무렵 프랑스 파리의 바르비종이란 경치 좋은 마을을 중심으로 농촌 풍경과 농민 생활 따위를 낭만적이고 서정적으로 그렸던 유파. 밀레, 코로 등이 대표적이다. 퐁텐블로파라고도 한다.

루소(Theodore Rousseau, 1812~67)
프랑스의 화가. 바르비종파의 대표자로서 자연을 풍경화로 그려 인상파의 선구자가 되었다. 작품에 〈봄의 풍경〉, 〈숲의 태양〉, 〈퐁텐블로의 숲〉 등이 있다.

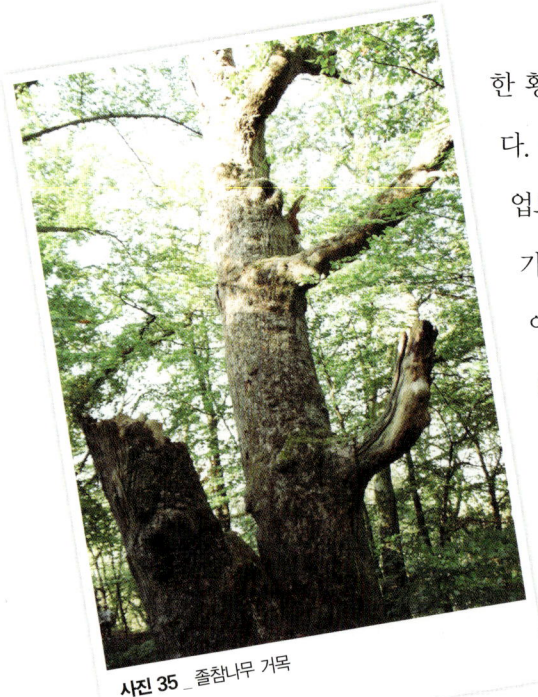

사진 35 _ 졸참나무 거목

한 황무지에 조림(造林)된 인공림이라고 할 수 있다. 6000ha에 달하는 유럽졸참나무숲도 조림작업으로 만들었다. 원칙적으로 말하면 인공림이기는 하지만 이미 200년의 세월을 거치는 동안 이제는 자연 숲과 같은 경관을 보이게 되었다(사진 36).

퐁텐블로 숲에서는 소나무류 등의 침엽수와 졸참나무류 등의 낙엽활엽수가 섞인 혼효림화도 적극적으로 진행해왔다. 이 같은 침활혼효림이 오랜 세월 속에서 생물다양성이 높은 숲으로 성장하여 도시주민에게 치유의 장을 제공하고 있다.

– 가가와 다카히데(香川隆英)

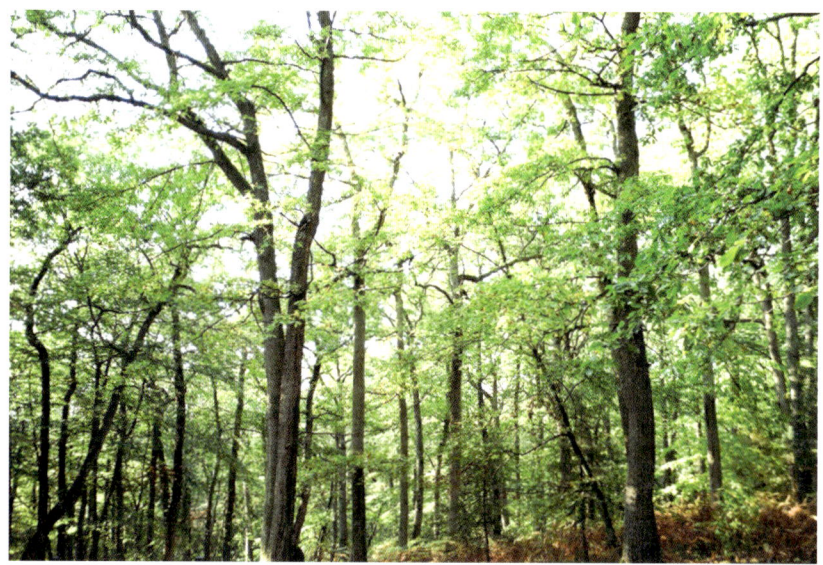

사진 36 _ 성숙한 활엽수림

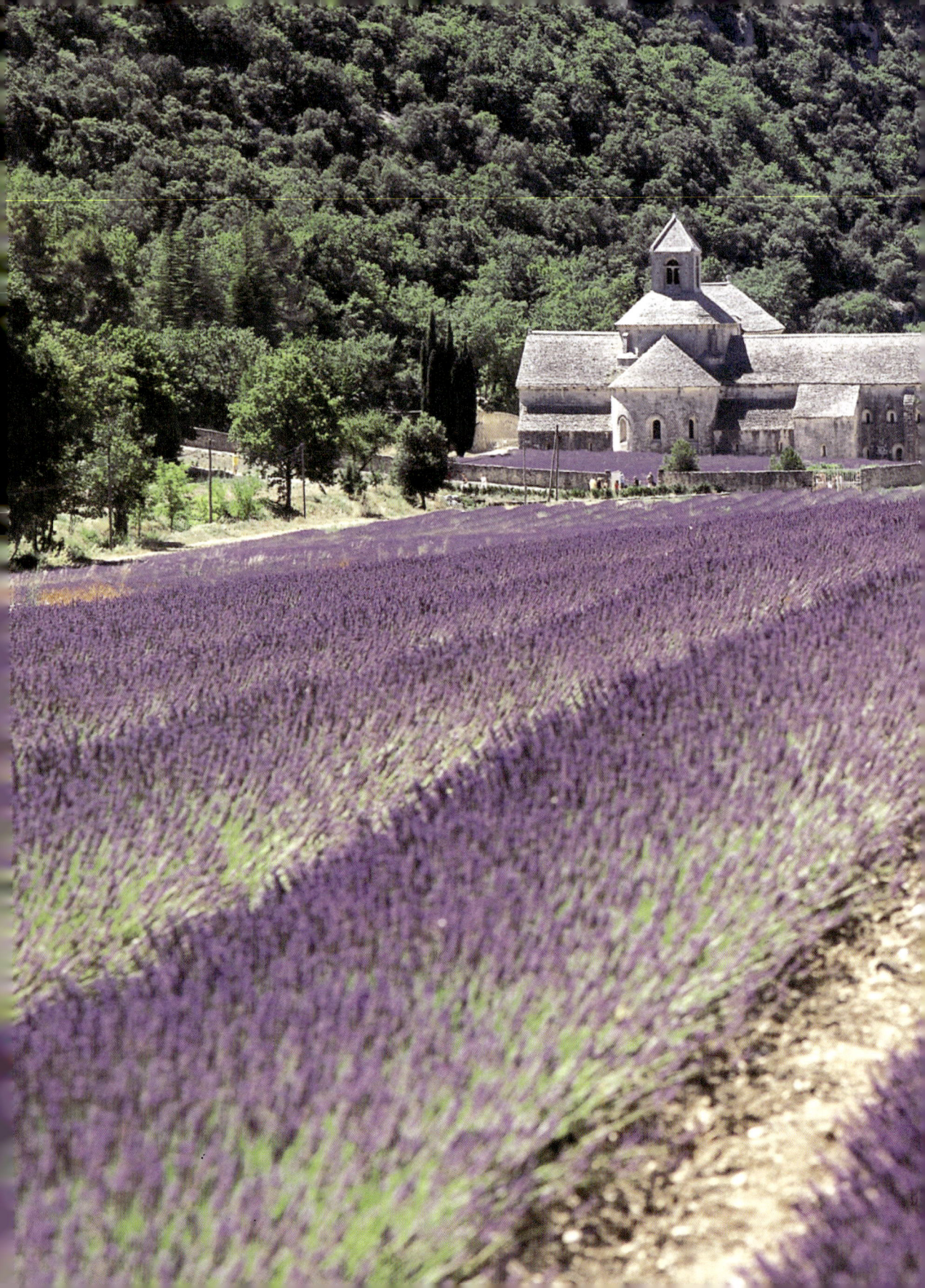

제3장

산림약학 및 아로마테라피

약의 역사와 정유의 효과

1. 산림약학
1) 한방약과 일본의 대표적인 민간약
2) 전승약에서 근대의약품으로
3) 한방약과 한방방제
4) 화학합성에서 유전공학까지
5) 산림약학의 역할

2. 아로마테라피
1) 아로마테라피의 역사
2) 정유 제조 방법
3) 정유의 성분과 분류
4) 아로마테라피의 실제
5) 정유의 일반적 효과
6) 산림테라피의 도입

(사진제공: (주)생활의나무)

1. 산림약학

현재 인류가 사용하는 의약품의 대부분은 자연, 특히 약용식물(약초와 약목)에서 유래했다. 태곳적부터 인류는 특정 화초나 수목이 특정 질병을 치료하는 데 효과가 있다는 사실을 체험적으로 알고 있었다. 바로 '전승약' 혹은 '민간약'이라 불리는 것들이다. 세계 각 지역에서는 주변에서 쉽게 찾을 수 있는 천연자원을 질병이나 외상을 치료하는 약으로 사용해왔는데 이를 민간약이라고 한다. 약용식물이 대부분을 차지하지만 동물이나 광물이 사용된 경우도 적지 않다.

근대의학에서는 수많은 화학합성품을 의약품으로 사용하고 있는데, 그 대부분은 세계 각지에서 사용해온 민간약이나 전승약의 성분을 분리하거나 화학적으로 합성한 것이다. 또 민간약 등의 성분에서 힌트를 얻어 화학구조를 바꿔서 약리작용을 강화하거나 부작용을 줄인 의약품도 많이 나와 있다. 즉 근대 이래의 약학은 먼 옛날 사람들이 산림이라는 약용식물의 보고(寶庫)에서 경험적으로 체득한 지혜를 과학적으로 통합하고 분석하여 그 약효성분을 특정함으로써 좀 더 효과적이고 안전한 의약품을 개발해온 역사, 즉 '산림약학' 그 자체라고 할 수 있다.

1) 한방약과 일본의 대표적인 민간약

약용식물은 가공하지 않고 생(生)으로 사용하기도 하지만, 일반적으로 보존이나 운반의 편이성을 고려하여 건조 및 가공을 한다. 이처럼 가공 조제한 것이 '생약'이며 한방약이나 민간약으로 이용한다. 일본에서는 민간약과 한방약 양쪽에서 모두 쓰는 생약을 '화한약(和漢藥)'이라고 한다.

민간약이란 특정 지역에서 예부터 질병에 효과가 있는 것으로 알려진 '약용식물'을 가리킨다. 기본적으로는 단일한 약용식물 혹은 생약을 사용한다. 그에 비해 한방에서는 생약을 복잡하게 조합하여 전혀 다른 질병을 치료하거나 체질을 개선하는 데 사용하기도 한다. 중국에서는 오랜 세월에 걸쳐 여러 가지 생약을 조합했을 때의 약효를 조사하여 체계화했다. 이것이 바로 한방약을 달여서 복용하는 탕액치료법(湯液治療法)으로, 한방의학 치료법의 한 축이다. 참고로 한방의학을 떠받치는 또 하나의 기둥은 경락(經絡) 이론에 기초한 침구치료법(鍼灸治療法)이다.

그림 1에는 한방약과 민간약을 중심으로 한 산림약학의 흐름을 나타냈다.[1] 약용식물은 옛날부터 용도에 맞춰 뿌리나 잎, 꽃, 과실, 나무껍질처럼 특정 기관을 사용하는 경우가 많아서 각각에 생약명이 붙어 있다[황벽나무(P_7)의 나무껍질 → 황백(B_7), 약모밀(P_{10})의 지상부 → 중약(H'_{10}), 칡(P_{13})의 뿌리 → 갈근(R_{13}) 등]. 한방약으로 이용되는 약용식물은 대부분 일본열도에 많이 분포

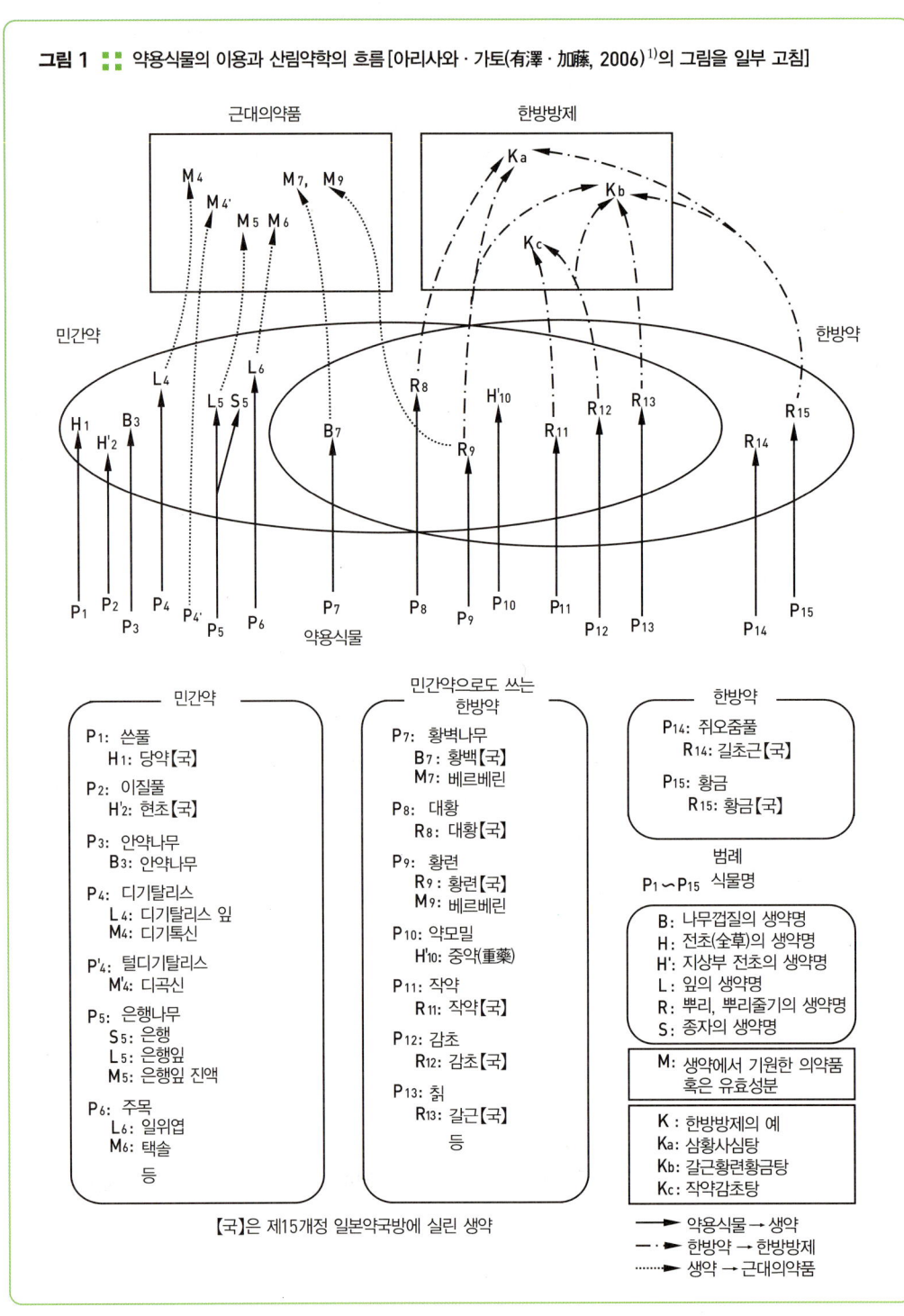

그림 1 약용식물의 이용과 산림약학의 흐름 [아리사와・가토(有澤・加藤, 2006)[1]의 그림을 일부 고침]

해 오래전부터 민간약으로 사용해왔다[황벽나무(P_7), 황련(P_9), 약모밀(P_{10}), 칡(P_{13}) 등].

쓴풀(P_1), 이질풀(P_2), 약모밀(P_{10})은 모두 주변에서 흔히 볼 수 있는 풀이며 옛날부터 널리 이용되어 '일본의 3대 민간약'으로 불리기도 한다. 쓴풀(P_1)은 홋카이도 서남부에서 규슈 지역에 이르는 햇빛이 잘 드는 습한 초지에 자생하는 용담과의 두해살이풀이다. "천 번 우려내도 쓰다"는 말이 있을 정도로 쓴맛이 강해서 '쓴풀'이란 이름이 붙었다. 무로마치시대** 부터 위를 튼튼히 하고 복통을 가라앉히는 데 썼으며, 피부기생충을 구제하기 위해 외용해왔다. 개화기(開花期)의 전초(全草)를 당약(當藥, H'_1)이라고 하는데 일본약국방**에 고미건위제**의 원료로 실려 있다. 당약 진액으로 당뇨병 실험쥐의 혈당치가 저하되었다는 연구 결과[2]도 있다. 또 학명(*Swertia japonica*)에서 알 수 있듯이 쓴풀은 일본 고유 식물로 한방약으로는 쓰지 않는다. '당약'이란 생약명도 일본어다.

이질풀(P_2)은 일본 전역의 산야나 길가 등에 자생하는 쥐손이풀과의 여러해살이풀로, 중국대륙이나 한반도에도 분포한다. 오래전부터 설사를 멈추게 하기 위해 달여 먹고 옻이나 습진 같은 피부질환을 가라앉히기 위해 외용해 온 일본 민간약의 대표격이지만 전통적인 한방방제(한방약)에서는 사용하지 않는다. 《본초강목계몽》(1803)** 에는 '이질을 치료하는 데 효과가 있으며, 그래서 이질풀이라고 한다'라고 나와 있는데, 빠른 효과 때문에 식물에도 그 같은 이름이 붙었다고 한다. 또 과잉 섭취를 해도 변비가 생기지 않는 등 우수한 정장(整腸) 효과를 지닌 생약이라고 해서 일본에서는 '의사불요(醫師不要, 医者いらず)'란 별명으로도 불린다. 유효성분은 타닌(tannin)이며 타닌 양이 많은 개화기 직전의 지상부(줄기와 잎)가 일본약국방에 '현초(H'_2)'로 실려 있다.

무로마치시대(室町時代)
14세기부터 16세기까지 일본에서 아시카가(足利) 막부가 집권한 시대. 남북조를 통합하여 무로마치 막부가 전국 통일을 완성한 때부터 오다 노부나가(織田信長)에 의해 막부가 쓰러질 때까지의 시대. 1338년 ~1573년.

일본약국방(日本藥局方)
일본 국내에서 사용되는 중요한 의약품의 품질, 강도, 순도 등에 대해 정해놓은 기준. 약사법에 의거하여 후생노동성이 고시한다.

고미건위제(苦味健胃劑)
쓴맛으로 맛감각을 자극하여 위 기능을 증강하는 약. 용담, 황련 등을 쓴다.

《본초강목계몽(本草綱目啓蒙)》
오노 란잔(小野蘭山)이 《본초강목(本草)》을 바탕으로 일본의 본초(本草)에 대해 강의한 것을 그 손자와 문인 등이 정리해서 출판한 책. 48권. 1803~1806년 출간.

**
총포(總苞)
꽃대의 끝에서 꽃의 밑동을 싸고 있는 비늘 모양의 조각. 잎이 변한 것으로, 국화과의 두상(頭狀)꽃차례와 산형과의 산형(繖形)꽃차례에서 볼 수 있다.

**
수상꽃차례(穗狀꽃次例)
무한꽃차례의 하나. 하나의 긴 꽃대 둘레에 여러 개의 꽃이 이삭 모양으로 피는 꽃차례를 이른다.

**
정장제(整腸劑)
장(腸)을 깨끗하게 하여 장의 전반적인 기능을 좋게 하는 약. 특히 설사나 장내 이상 발효 등을 가라앉히고 장의 소화, 흡수, 운동 기능을 향상시킨다.

**
완하(緩下)
장을 윤활하게 하는 약을 써서 배변을 쉽게 하게 하는 일.

약모밀(P_{10})은 동아시아에서 동남아시아에 걸쳐 넓게 분포하는 여러해살이풀이다. 그늘진 습한 장소를 좋아하며 일본에서는 혼슈 이남의 저지대에서 자생한다. 6~7월경 개화기에는 꽃잎처럼 보이는 4장의 흰 총포**가 십자 모양으로 달리고 총포의 중심에는 담황색의 조그만 꽃이 밀생한 수상꽃차례**가 서 있다. 화기(花期)의 지상부(줄기, 잎, 꽃이삭)를 그늘에서 말린 것이 중약(H'_{10})이란 생약명으로 일본약국방에 실려 있다. 정장제**로서 완하**, 이뇨, 해독을 위해 복용하며, 민간에서는 생약을 불에 건조해서 화농, 종기, 치질, 외상 등에 외용한다. 약모밀은 옛날부터 민간에서 해독약으로 많이 쓰였고, 잎 모양이 메밀과 비슷하다고 해서 '약모밀'이란 이름이 붙었다. 약모밀은 독특한 강한 냄새가 나는데, 건조하면 냄새의 원인이 되는 성분이 변화하므로 중약은 약간의 냄새만 난다. 또 약모밀의 어린잎을 튀기면 냄새가 완전히 사라진다. 베트남요리에서는 향초로 많이 사용된다.

단풍나뭇과의 안약나무(P_3, *Acer nikoense*)는 민간약이며 나무껍질이나 잔가지를 달인 물을 문자 그대로 안약으로 쓰거나 세안(洗眼)할 때 사용하며 간질환에는 내복한다. 쓴풀(P_1)과 마찬가지로 일본 고유도치기 현 닛코(栃木縣 日光) 식물이라 한방에서는 사용하지 않는다.

2) 전승약에서 근대의약품으로

디기탈리스(P_4, digitalis)는 심장기능 저하로 발생한 심각한 부종을 치유하는 비약으로 영국에서 약용으로 사용해온 식물이다. 1785년 그 효능이 발표되면서[3] 디기탈리스 잎(L_4)이 널리 사용되었다. 1869년에는 디기탈리스 잎(L_4)

에서 강심배당체** 인 디기톡신(M_4)을 분리하였고 20세기에 들어서는 이 성분이 심방세동으로 인한 부정맥이나 울혈성심부전에 특효가 있다는 사실이 알려졌다. 단, 디기톡신(M_4)은 지효성(遲效性)이라 효과가 발현되기까지 3~6시간이 걸린다. 게다가 배설이 늦고 체내에 축적되는 성질이 있어 부작용에 주의해서 투여할 필요가 있다.

이 같은 결점을 극복하기 위해 디기탈리스 근연종** 의 성분을 탐색했다. 그 결과 털디기탈리스(P'_4)의 유효성분에서 유도한 디곡신(M'_4, digoxin)이 즉효성인 데다가 배설까지 빨라 부작용이 적은 점을 밝혔다. 1991년 5월 캠프 데이비드의 별장지에서 조깅을 하던 조지 부시 제41대 미국 대통령이 부정맥과 심방세동으로 쓰러졌을 때 의료진이 처방한 약이 디곡신이다.

디기탈리스의 꽃은 홍자색으로 일반적으로 안쪽에 짙은 자홍색 반점이 있는데, 흰색이나 홍자색 반점이 있는 것도 있어 관상용으로 정원에 심는다. 디기탈리스의 학명 '*Digitalis purpurea*' 은 라틴어로 '보라색 골무'란 뜻이다. 자색의 꽃잎이 골무와 닮았는 데서 유래한 이름이다. 일본에서는 영어 이름인 커먼 폭스글로브(common foxglobe)를 번역하여 '여우장갑(キツネノテブクロ)'이란 이름으로 부른다.

은행나무(P_5)는 중국 원산으로 고대에 일본으로 건너온 수목이다. 그 종인(種仁, 딱딱한 씨껍질을 제거한 것)인 은행(S_5)은 주로 식용으로 사용되지만 민간에서는 기침약으로도 써왔다. 또 가벼운 동상에는 은행잎(L_5)을 달인 물로 만든 습포를 민간약으로 사용했다. 최근 독일의 제약회사가 은행잎 진액(M_5)이 뇌혈류를 개선하는 효과가 있다는 사실을 밝혀내면서 뇌혈관질환 치료제로 주목을 끌고 있다.[4] 은행잎의 학명 '*Ginkgo biloba*' 중 'Ginkgo'는 은행에서 유래한다.

깊은 산에서 자라는 상록고목인 주목(P_6)의 잎은 일위엽(L_6)이란 이름으로

강심배당체(强心配糖體)
분자구조 중에 당기(糖基)를 가지고 있는 물질. 심장 근육에 강력한 생리 작용을 나타내어 심부전 등에 사용하는 것으로, 디곡신, 디기탈리스 등이 있다.

근연종(近緣種)
생물의 분류에서 유연관계가 깊은 종류. 예를 들면, 물까치는 까마귀의 근연종이다.

민간에서는 이뇨제 등으로 쓰여왔다. 1970년대 미국은 자연계에서 항암제를 찾으려는 대규모 프로젝트를 전개했는데, 북아메리카에 자생하는 태평양주목의 나무껍질에서 강력한 항암작용을 지닌 택솔(M₆)을 추출했다.[5] 택솔은 매우 유망한 항암제지만 유효성분을 얻기 위해 나무껍질을 벗겨내면 나무가 고사해버린다. 게다가 주목류는 성장이 늦어서 천연자원만으로는 의약품 원료로서의 수요를 감당할 만한 양을 확보할 수 없었다. 그래서 세계 각지에서 택솔을 화학합성하려는 연구를 시도했고, 1993년에 합성에 성공했다.[6]

그 뒤 택솔의 유사 화합물이 유럽에 분포하는 서양주목의 잎에 함유되어 있는 사실을 밝혀냈다. 현재는 이 성분을 원료로 한 반합성품(半合成品)인 택솔 관련 항암제를 이용하고 있다. 또 자연환경에 미치는 영향도 고려해서 서양주목의 배양세포에서 대량의 택솔을 얻는 기술도 개발했다.[7] 한반도 동쪽과 일본열도 서쪽의 높은 산이나 깊은 산에 자생하며 절 등의 정원수로도 식재되는 상록관목인 누운주목**은 주목의 근연종이다. 주목속의 속명 'taxus'은 그리스어의 'taxos(활)'에서 유래한다. 주목류가 세계 각지에서 활의 재료로 사용된 역사가 있기 때문인데 일본의 아이누인들 역시 주목으로 활을 만들어 썼다고 한다.

** **누운주목**
주목과의 상록 관목. 관상용이고 높은 지대에서 자라는데 한국의 설악산과 일본 등지에 분포한다. 학명은 *Taxus caespitosa*.

3) 한방약과 한방방제

운향과인 황벽나무(P₇)의 나무껍질은 고미건위제로 민간에서도 사용해왔는데, 한방에서는 황백(黃柏, B₇)이라 해서 설사나 황달 등의 증상에 처방하고 소염습포제로 외용한다. 황벽나무의 나무껍질에서 분리한 베르베린(M_7)은 항균작용이 있어 고미건위제나 정장제의 유효성분으로 이용된다. 베르베린을 생합성** 하는 식물은 비교적 많은데 미나리아재빗과의 황련(黃蓮, P_9)도 그중 하나다. 황련의 뿌리줄기를 황련(黃蓮, R_9)이라고 하며, 마찬가지로 고미건위제나 정장제로 쓴다. 황련(R_9)은 널리 이용되는 한방약 중 하나로 삼황사심탕(K_a, 三黃瀉心湯)이나 갈근황련황금탕(K_b, 葛根黃連黃芩湯) 등의 한방방제에 처방된다. 고미건위제의 원료로서 옛날부터 황벽나무의 나무껍질이 대량으로 사용되어 왔지만 산림자원의 보호라는 문제도 있고 해서 최근에는 황련의 조직배양을 통해 베르베린을 대량생산하고 있다.

쥐오줌풀(P_{14})의 뿌리인 길초근(R_{14})이나 황금(P_{15}, 黃芩)의 뿌리인 황금(R_{15})은 일본에서는 민간약으로 거의 이용되지 않고 주로 한방방제로 쓰인다. 위에 나온 삼황사심탕이나 갈근황련황금탕에는 황금(R_{15})이 황련(R_9)과 함께 처방된다. 이들 방제 중 삼황사심탕은 후한시대에 장중경(張仲景)이 지은 《금궤요략》**에 기재돼 있으며 갈근황련황금탕과 작약감초탕(K_c, 芍藥甘草湯)은 장중경의 다른 책인 《상한론》**에 나온다.

앞서 그림 1에 약용식물과 한방약의 관계를 단순화해서 제시했는데, 이 그림 속 생약을 처방하는 한방방제로는 이 밖에도 대황감초탕(大黃甘草湯, 대황+감초), 대황황련사심탕(大黃黃連瀉心湯, 대황+황련), 감초탕(감초) 등이 있다.

**
생합성(生合成)
생물체에서 세포의 작용으로 유기물질을 합성하는 일.

**
《금궤요략(金櫃要略)》
중국 후한 때에 장중경이 지었다고 전하는 의서(醫書). 주로 내과(內科)의 잡병(雜病)을 치료하는 방법을 논한 것으로 《상한론》과 함께 동양의학의 원전으로 평가되며 처방학 및 치료학 연구에 중요한 자료다.

**
《상한론(傷寒論)》
중국 후한 때에 장중경이 지은 의학서. 동양의학의 원전(原典) 가운데 하나로, 주로 급성 발열성 질환의 치료법을 상세히 설명하였다.

4) 화학합성에서 유전공학까지

　지금까지의 설명에서 알 수 있듯이, 근대약학의 시초는 오랜 기간 사용해 온 약용식물에서 유효성분을 분리해서 화학구조를 정하는 것이었으며, 분석적인 접근이 주를 이뤘다. 유효성분을 분리하는 데 성공하면 그 성분의 유기화학합성을 시도했고, 나아가 화학구조의 일부를 개변하는 방식으로 약리작용이 좀 더 강한 약제나 부작용이 적은 약제 등을 개발했다. 약리 활성을 평가하기 위한 스크리닝계(Screening系)가 개발된 1960년대 후반부터는 다양한 식물에서 유효성분을 찾는 탐색적 접근을 하기 시작했다.

　그 결과 뇌혈관질환 치료제인 은행잎 진액(M_5)이나 주목류에서 분리한 항암제 택솔(M_6) 등이 개발되었다. 약용식물의 수요에 비해 천연자원이 상대적으로 적은 경우, 지금까지는 재배를 통해 모자란 양을 생산해왔지만 최근에는 유효성분을 안정적으로 공급할 목적으로 배양세포를 이용한 공업적 생산이 널리 행해지고 있다. 또 유전자 조작 기술을 이용해서 배양세포에서 항암제 관련 화합물 등을 대량으로 얻는 데도 성공했다.[8]

　지금까지 비교적 친숙한 한방약이나 일본의 대표적인 민간약 혹은 전승약에서 발전한 근대의약품의 예를 살펴보았다. 끝으로 일본 산야에 자생하는 주요 약용식물의 약효 등을 간단하게 정리하였다.

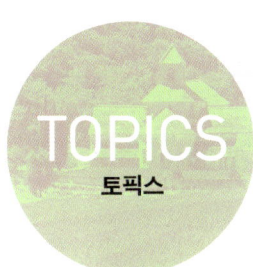

1) 일본 산야에 자생하는 약초와 약목

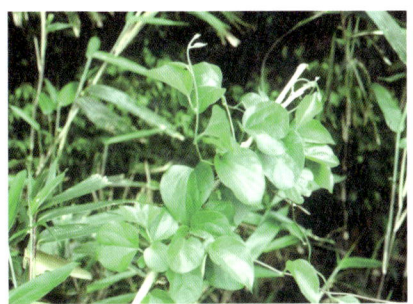

댕댕이덩굴(アオツヅラフジ)

혼슈에서 오키나와까지 자생. 산야에 흔히 보이는 덩굴성 식물. 줄기나 뿌리를 목방기(木防己)라고 하며 이뇨, 진통제, 소염제로 신경통, 류머티즘, 통풍, 부종, 관절염 등에 이용.
한국에서는 전국의 산기슭 양지나 밭둑에서 자생한다. 뿌리를 말린 것을 목방기(木防己)라고 한다. 목방기는 민간에서 신경통, 관절염에 사용하고 한방에서는 이뇨와 진통약으로 사용한다.

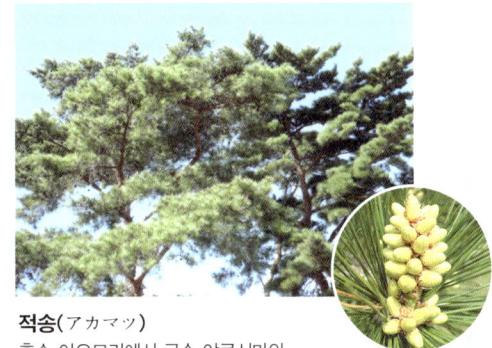

적송(アカマツ)

혼슈 아오모리에서 규슈 야쿠시마의 산야에 자생하는 상록고목으로, 30m 이상의 거목으로 자란다. 적송에서 짜낸 기름을 어깨결림이나 근육통, 타박상에 사용하며 잎은 동맥경화나 고혈압 예방에 쓴다.

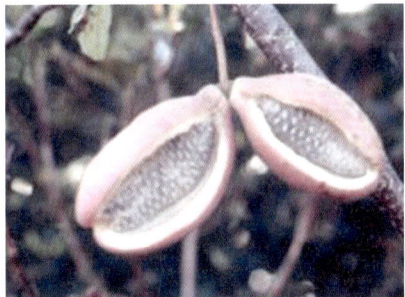

으름덩굴(アケビ)

혼슈에서 규슈까지 자생하는 낙엽덩굴성 식물. 덩굴성 줄기를 둥글게 썬 것을 목통(木通)이라고 하며 이뇨, 진통, 통경제(通經劑)**로 쓴다.
한국에서는 황해도 이남의 산기슭 숲속에서 자란다. 줄기를 목통(木通)이라 한다. 소염, 이뇨, 통경 작용이 있어 늑막염, 요로결석, 수종, 신경통, 류머티즘성관절염, 월경통 등에 쓴다.

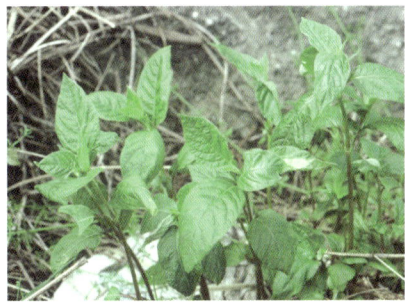

쇠무릎(イノコズチ)

혼슈에서 규슈까지의 산야나 길가의 응달에서 자생하는 여러해살이풀. 1m 전후까지 자라난다. 뿌리를 우슬(牛膝)이라고 하며 이뇨, 통경, 강장제, 생리불순 등의 부인병에 사용.
한국에서는 전국의 산야에 자생한다. 뿌리를 우슬(牛膝)이라고 하며 정혈, 이뇨, 통경약으로 쓴다. 여성의 월경불순, 어혈을 치료하며, 민간약으로는 관절통과 신경통 치료에 많이 사용한다.

** **통경제** : 생리를 원활하게 하는 약.

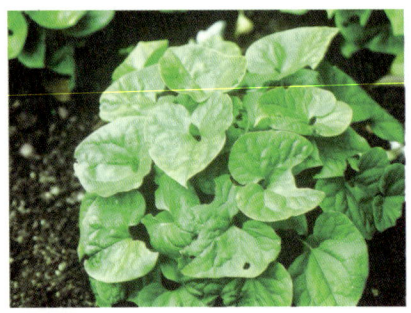
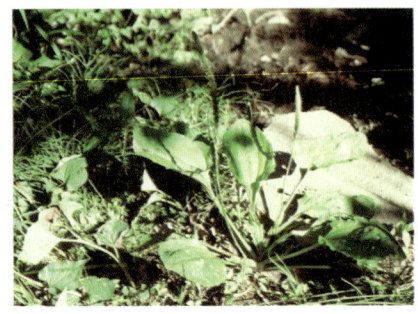

족두리풀(ウスバサイシン)
혼슈 북단에서 규슈 북부의 조금 습한 산지에 자생하는 여러해살이풀. 뿌리를 세신(細辛)이라고 하며 해열, 이뇨, 진해거담제로 두통, 감기, 기관지염 등에 사용한다.
한국에서는 전국의 숲속에 자생한다. 세신이라는 명칭은 매우 가늘고 맛이 매워서 붙은 이름이다. 해열, 진통, 진정 작용이 있다.

질경이(オオバコ)
일본 전역의 길가나 도로변의 차바퀴 자국이 난 곳 등에 자생하는 여러해살이풀. 전초를 차전초(車前草)라 하는데 설사를 멎게 하고 소염, 이뇨, 진해거담제로 쓴다. 종자는 차전자(車前子)라 하며 진해거담제이며 생약은 불에 말려서 종기에 외용한다.
한국에서는 전국의 길가나 들에서 흔히 자란다. 종자를 말린 것을 차전자(車前子), 전초를 말린 것을 차전초(車前草)라고 한다. 소염, 이뇨, 진해거담의 효능이 있어 안질환, 황달, 지사, 건위 등에 쓴다. 민간에서는 위장병과 고혈압에 사용한다. 제약 업계에서는 변비 치료제로 이용한다.

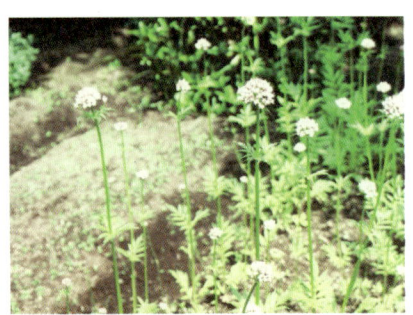
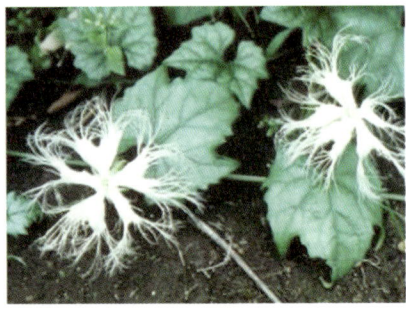

쥐오줌풀(カノコソウ)
홋카이도에서 규슈 산지의 조금 습한 초지에서 자라는 여러해살이풀. 관상용으로도 재배한다. 말린 뿌리나 뿌리줄기를 쥐오줌풀 또는 길초근(吉草根)이라고 하며, 정신을 안정시키는 데 쓴다.
한국에서는 전국 산속의 그늘진 곳이나 골짜기에서 자생한다. 진정 작용, 순환기 및 호흡기에 대한 강압 작용, 항균 작용 및 이뇨 작용이 있다. 정신불안, 위약(胃弱), 요통, 신경통, 관절염, 월경불순, 심장병 등에 쓰인다.

노랑하눌타리(キカラスウリ)
홋카이도 남부에서 규슈의 산지에서 자생하는 덩굴성 여러해살이풀. 산림이나 벌판, 농가의 마당 등에도 자생한다. 뿌리는 괄루근(括樓根)이라고 해서 이뇨, 해열이나 최유(催乳, 젖이 나게 함)에 효과가 있다고 한다. 종자는 기침을 멎게 하거나 가래를 없애준다.
한국에서는 황해도이남 산기슭이나 들에 자생한다. 뿌리의 겉껍질을 벗겨 말린 것을 괄루근(括蔞根), 열매를 괄루인(括蔞仁)이라고 한다. 괄루근은 해열, 지갈(止渴), 소종약(消腫藥)으로, 괄루인은 소염, 진해, 거담약으로 쓴다.

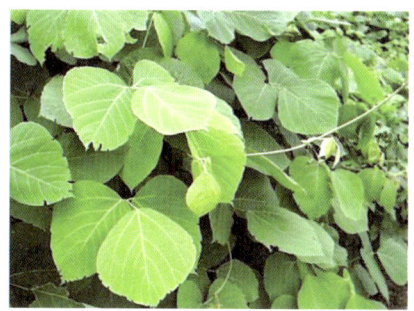

칡(クズ)
홋카이도에서 규슈의 산야나 황무지에 자생하는 대형 덩굴성 여러해살이풀. 말린 뿌리를 갈근(葛根)이라고 하는데 발한, 해열 작용이 있어 감기나 어깨결림 등에 복용한다. 갈근탕에 들어가는 생약의 기원 식물로 유명한 약용식물.
한국에서는 전국 산기슭의 양지 쪽에 자생한다.

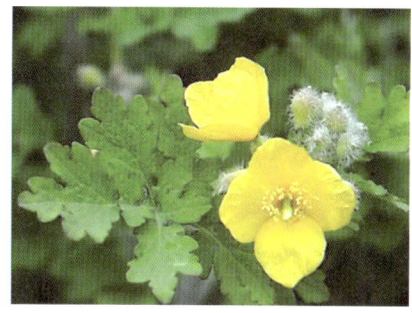

애기똥풀(クサノオウ)
홋카이도에서 규슈의 마을 초지 등지에 자생하는 두해살이풀. 줄기나 잎에서 나오는 노란색 액즙을 습진이나 부스럼, 종기 등에 외용한다.
한국에서는 전국의 마을 부근에 자생한다. 전초를 백굴채(白屈菜)라고 하는데 진통, 지해(止咳), 이뇨, 해독의 효능이 있다. 황달, 위궤양, 종기, 진통제로 쓰인다.

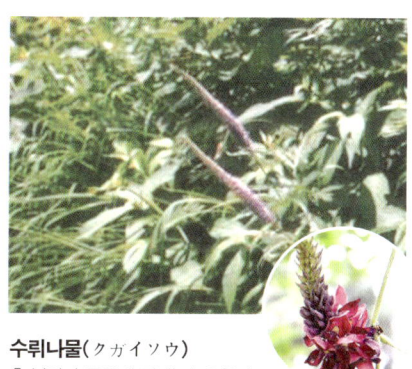

수뤼나물(クガイソウ)
혼슈(긴키 동쪽에 많다)의 초원이나 숲가의 양지 바른 곳에 자생하는 여러해살이풀. 뿌리줄기는 민간에서 이뇨제로 쓰며, 관절염, 류머티즘에 사용한다.
한국에서는 제주도를 제외한 전국 산지에 자생한다. 전초를 참룡검(斬龍劍)이라고 하는데 거풍(祛風)**, 제습, 해독, 지통(止痛)의 효능이 있다. 근육통, 감기, 방광염, 독사교상, 변비 등을 치료한다.

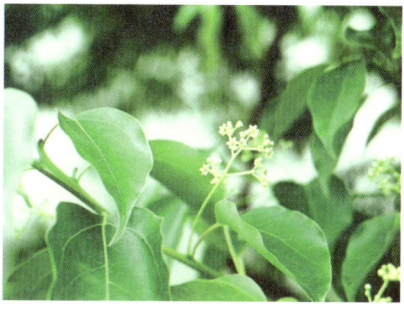

녹나무(クスノキ)
혼슈 간토 지방 남부에서 규슈에 이르는 산지에 자생한다. 상록고목으로 정원수나 가로수로도 식수된다. 가지나 잎에서 짜낸 기름은 신경통이나 타박상에 외용한다. 방취방충제인 장뇌(樟腦)는 녹나무 목재에서 채취한다. 심부전에 걸렸을 때 쓰는 캠퍼주사의 원료인 캠퍼(camphor)는 장뇌를 정제한 것이다.
한국에서는 제주도 및 남쪽 섬 산기슭의 양지에서 자란다. 목재를 장목(樟木)이라고 하는데 거풍, 거습(祛濕)**, 행기혈(行氣血), 이골절(利骨折)의 효능이 있다. 장뇌는 국소 마취, 소염, 진통의 효능이 있어 제약 업계에서 널리 이용한다.

** **거풍** : 안과 밖, 경락(經絡) 및 장부(臟腑) 사이에 머물러 있는 풍사(風邪)를 제거하는 것. 풍사란 바람이 병의 원인으로 작용한 것을 이르는 말.

** **거습** : 습사(濕邪)를 없애는 치료 방법을 통틀어 이르는 말. 습사란 습기가 병의 원인으로 작용하는 것.

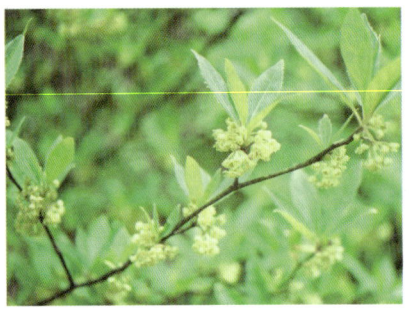

조장나무(クロモジ)
혼슈 간토 지방 서쪽 산지에 자생하는 높이 2~3m의 낙엽관목. 줄기껍질은 위장병에 복용한다. 피부병이나 관절통에 입욕제로 사용한다. 정유인 조장나무유(油)는 비누의 향료로 사용한다.

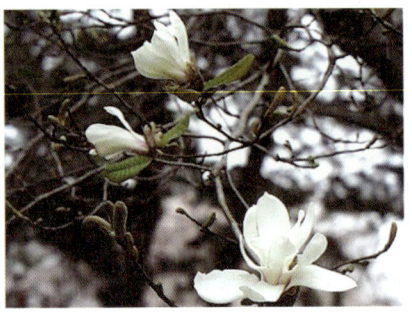

목련(コブシ)
홋카이도에서 규슈에 이르는 산의 숲이나 마을에서도 볼 수 있는 낙엽고목으로 봄에 큰 흰색 꽃을 피운다. 말린 꽃봉오리를 신이(辛夷)라고 하며 만성비염이나 축농증의 두통과 치통에 복용한다. 원산지는 중국.
한국에서도 전국에 산재한다. 진정, 진통약으로 두중감(頭重感), 코막힘에도 쓰인다.

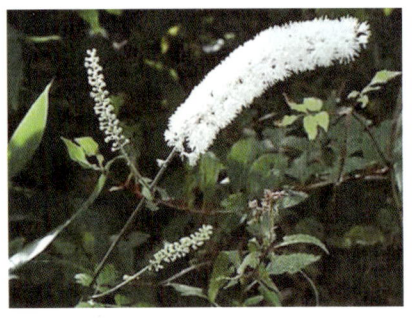

촛대승마(サラシナショウマ)
홋카이도에서 규슈에 이르는 산지의 초원이나 숲가, 밝은 낙엽수림 내에 자생하는 여러해살이풀. 뿌리줄기를 승마(升麻)라고 하는데 발한 해열, 해독, 소염제로 쓰며 편도선염, 구내염 등 양치약으로도 쓴다. 한국에서는 지리산 이북의 숲속에서 자란다. 산풍(散風)**, 승양(昇陽)**, 투진(透疹)**의 효능이 있다. 두통, 인후통, 이질, 치질에도 쓰인다.

　** **산풍** : 풍사를 흩뜨리는 효능.
　** **승양** : 양기를 끌어올리는 효능.
　** **투진** : 발진을 낫게 하는 치료법. 홍역 따위의 질병에 쓴다.

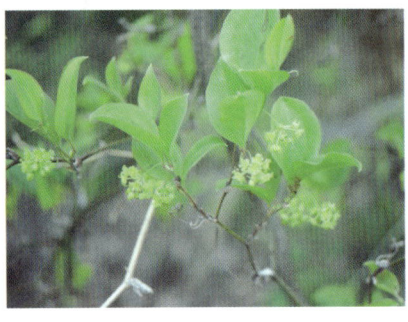

청미래덩굴(サルトリイバラ)
홋카이도에서 규슈에 이르는 산지의 밝은 숲가에 많은 덩굴성 식물. 뿌리줄기는 산귀래(山歸來)의 대용품으로 배농(排膿), 해독, 이뇨제로 쓰이고, 또한 부스럼 등의 종기, 급성신장염으로 인한 부종 등에 내복한다. 민간약으로 신경통에도 복용한다.
한국에서는 황해, 평남 이남의 산에서 흔히 자란다. 뿌리줄기는 토복령(土茯苓)이라고 하는데 관절통, 설사, 이질 등에 쓰인다.

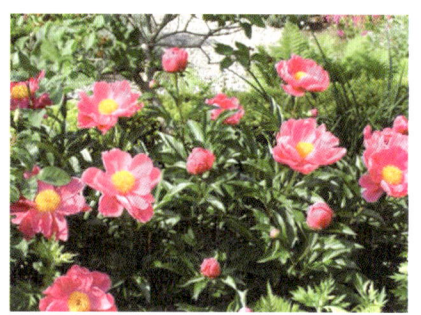

작약(シャクヤク)

외래종. 헤이안시대에 중국에서 들어온 여러해살이풀. 뿌리를 작약(芍藥)이라고 하며 진통진경제(鎭痛鎭痙劑), 부인약, 냉증용약으로 한방 처방 시 배합한다.
한국에서는 전국의 깊은 산에 자생한다. 복통, 위통, 두통 등에 좋으며, 식은땀을 흘리는 증세, 월경불순, 신체허약, 치통 등의 치료에 사용한다.

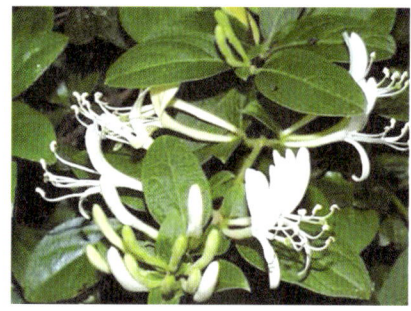

인동(スイカズラ)

홋카이도 남부에서 오키나와에 이르는 산야에 자주 보이는 상록의 덩굴성 관목으로 4~5월에 꽃이 핀다. 근생엽[생약명은 인동(忍冬)]이나 꽃[생약명은 금은화(金銀花)]을 달여서 해열, 해독약으로 쓴다. 입욕제로도 사용하는데 습진과 땀띠에 좋다. 인동주(금은화를 술에 담근 것)는 정혈의 효능이 있다.
한국에서는 전국의 산야에서 자생한다. 특히 금은화는 세균 억제력이 강해 화농성질환, 염증 등의 치료제로도 사용한다.

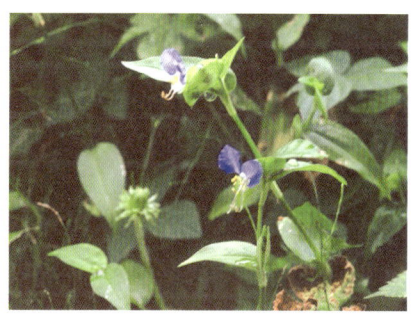

닭의장풀(ツユクサ)

일본 전역에 자생한다. 햇빛이 잘 들고 조금 습한 기운이 있는 장소에 나는 한해살이풀. 민간약으로 해열, 지사제 등으로 사용한다.
한국에서는 전국의 집 부근, 밭에 자란다. 이뇨, 당뇨병, 인후통, 더위 먹은 데, 뱀에 물린 데, 식체에 쓰인다.

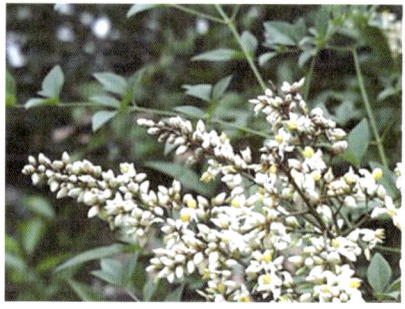

남천(ナンテン)

혼슈 간토 지방에서 규슈에 이르는 산지에 자생한다. 생울타리나 정원수로 심는 상록관목. 가을에서 겨울에 걸쳐 익는 붉은 과실은 기침약으로 흔히 사용한다.
한국에서는 남부지방에서 심는다. 열매를 남천실(南天實)이라고 하는데 기침을 멎고 눈을 밝게 한다.

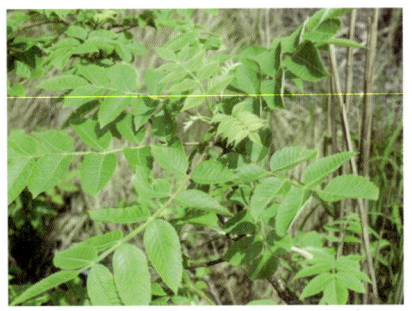
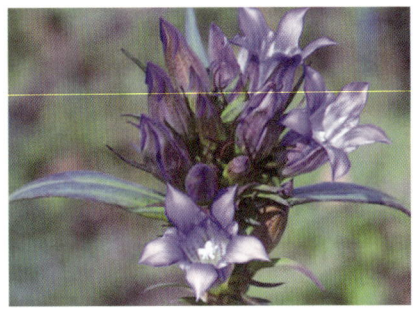

붉나무(ヌルデ)
일본 전역의 산야에 자생하는 높이 5~10m의 낙엽소교목. 진딧물이 잎자루 날개에 만드는 벌레혹은 타닌의 원료다. 분말을 구내(口內) 종기, 치통에 직접 바른다.
한국에서는 전국의 산과 들에서 흔히 자라며, 특히 지리산에서 많이 난다. 진딧물이 기생해서 잎에 생긴 벌레집을 오배자(五倍子)라고 한다. 열매는 염부자(鹽膚子)라고 하는데 지사(止瀉)의 효능이 있어 이질에 쓴다. 오배자는 수렴 작용이 있어 진해, 지혈, 지한약(止汗藥)으로 쓴다. 지금은 거의 약용으로 사용되지 않으며 타닌산을 공업용 염료, 잉크의 원료로 쓴다.

용담(リンドウ)
혼슈에서 규슈에 이르는 구릉이나 초지에 자생하는 여러해살이풀. 가을쯤에 짙은 보라색 꽃을 피운다. 뿌리는 용담(龍膽)이라고 하는데, 고미건위제로 식욕부진, 소화불량 등에 사용한다.
한국에서는 전국의 산야에 자생한다.

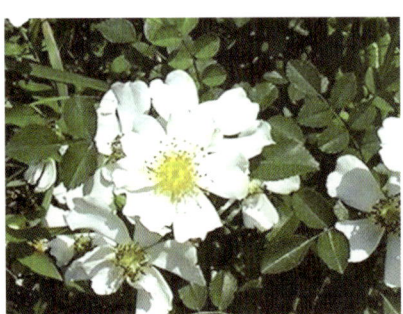
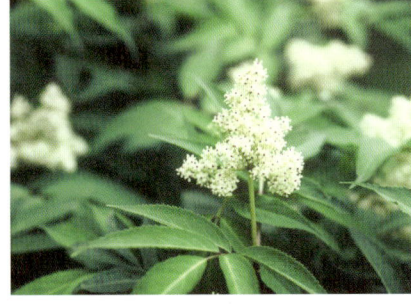

찔레나무(ノイバラ)
홋카이도 서남부에서 규슈에 이르는 산지, 들판, 물가에 자생하는 낙엽관목. 가을부터 겨울에 붉게 익는 과실을 영실(營實)이라고 하며 변비나 부종에 복용한다.
한국에서는 전국의 산기슭에 자란다. 다 익은 과실을 말린 것을 영실(營實)이라고 하며 이뇨, 사하(瀉下)**, 활혈의 효능이 있다. 신장염, 부종, 월경복통 등을 치료한다.

덧나무(ニワトコ)
혼슈에서 규슈에 이르는 산야의 조금 습한 장소에 자생하는 낙엽관목. 정원수나 꽃꽂이에도 이용한다. 가지나 잎은 몸이 부었을 때 이뇨제로 내복한다. 타박상이나 염좌, 습진 등에는 외용한다.
한국에서는 제주도를 제외한 전국의 산골짜기에서 흔히 자란다. 줄기를 접골목(接骨木)이라고 하는데 거풍, 이습(利濕)**, 활혈(活血)**, 지통의 효능이 있다. 류머티즘, 근골동통, 요통, 타박상에 의한 동통, 골절, 창상출혈을 치료한다. 수종(水腫)이나 산후빈혈에도 쓰인다.

** **사하** : 배변을 순조롭게 하고 실열(實熱)을 없애며 수음(水飮)을 제거하는 효능. 수음이란 신체 안에 수습(水濕)이 뭉쳐서 머물러 있는 증상을 말한다.

** **이습** : 습사를 몸 밖으로 배설시키는 것.
** **활혈** : 혈액순환이 활발하도록 하는 일. 또는 그런 치료법.

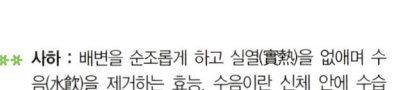

(사진제공: 아오키 시게노부(青木繁信) - 군마 현 마에바시 시)

5) 산림약학의 역할

　아주 오래된 옛날부터 산림은 인류가 음식을 조달하고 목재 등의 연료를 확보하는 곳일 뿐만 아니라 약용식물의 공급원이었다. 산림은 초원이나 들판과 비교해 훨씬 많은 동식물에게 생활의 터전을 제공한다. 약용식물뿐만 아니라 '곰의 쓸개'인 웅담(熊膽, 곰의 담낭)이나 '두꺼비 기름'으로 널리 알려진 두꺼비의 독선 분비액[蟾酥, 섬소] 같은 동물에서 유래한 민간약도 산림이 지탱해왔다. 다채로운 산림의 생태계는 다양한 생약 원료를 인류에게 제공해온 것이다.

　산림약학의 역할은 산림에서 유래한 약용 자원의 유효성분을 과학적으로 분석하고 이를 통해 의약품을 개발하는 데 있다. 하지만 가속화되고 있는 지구온난화와 환경 파괴로 인해 산림이 계속 줄어들면서 수많은 동식물이 멸종 위기에 처한 지금과 같은 상황에서는 약효를 지닌 동식물의 생활기반을 육성하고 지켜가는 일이 중요하다. 생약 자원을 확보해야 한다는 직접적인 이유가 다는 아니다. 산림에 존재하는 다양한 동식물들은 아직 알려지지 않은 약효를 발휘할 가능성이 많기 때문에 이들을 보전하는 일이 급선무다.

　산림이 길러온 은혜는 세계 각지에서 민간약으로 지금까지 전승되어 왔다. 이를 계승한 산림약학은 풍요로운 생태계인 '산림' 그 자체를 후세에 남겨서 다음 세대로 전달하는 역할도 동시에 맡고 있는 것이다.

- 가가와 다카히데(香川隆英), 아리사와 무네히사(有澤宗久)

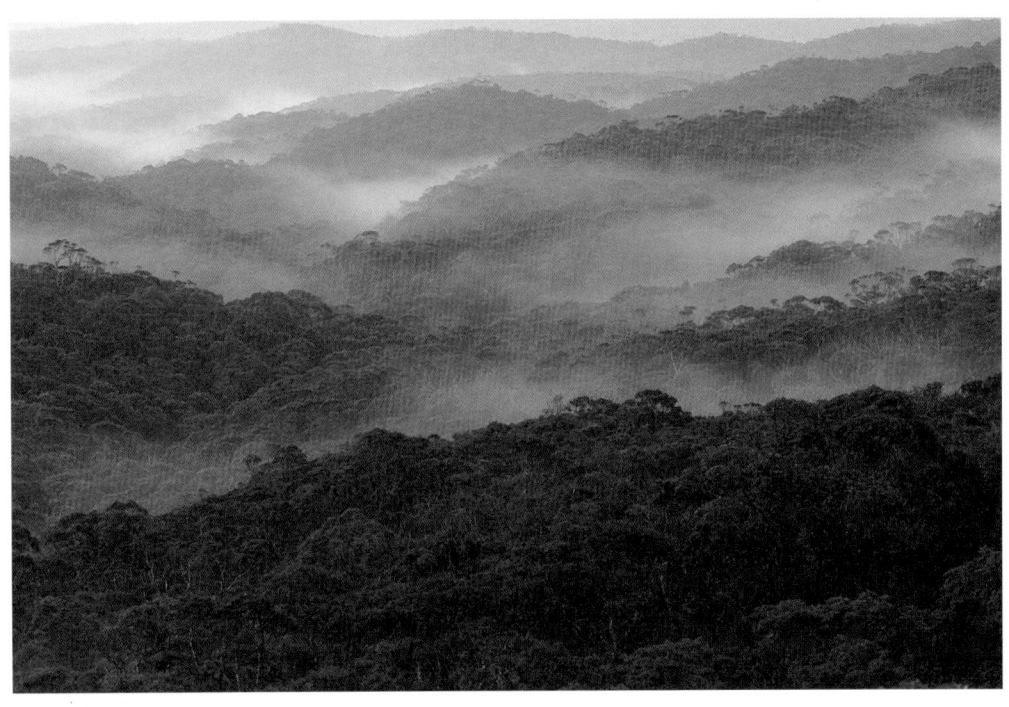

사진 1_ 산림테라피 기지 '원시의 숲'(오키나와 현 구니가미손, 사진제공: 久高将和)

2. 아로마테라피

아로마테라피란 식물의 꽃이나 열매, 그 밖의 부분에서 얻은 천연오일인 정유를 써서 몸과 마음 그리고 정신건강을 증진시키는 자연요법 중 하나다.

1) 아로마테라피의 역사[9]

기원전 1000년 이전부터 이집트에서는 식물에서 얻은 검(gum)의 방향성에 착안하여 이를 향료로 만들어 사용했다. 이후 향고(香膏)나 향유 제조법의 발달로 다양한 방식으로 향료를 제조해왔다. 그 뒤 그러한 향료 제작 방식은 그리스와 로마로 전파되었고, 로마인 향료 판매업자들은 고형의 향고, 액상인 향유, 그리고 분말체인 향재(香材)의 3종류를 취급했다.

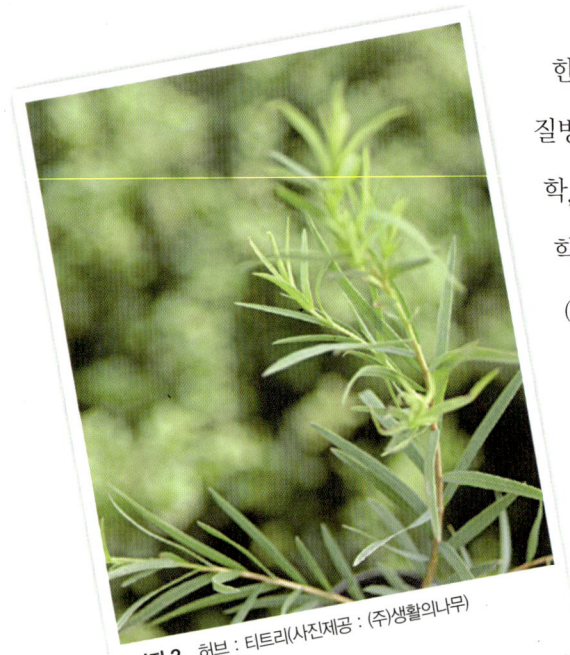

사진 2 _ 허브 : 티트리(사진제공 : (주)생활의나무)

한편 중국에서도 이미 기원전부터 불로장수, 질병 치료를 목적으로 의학, 약학, 화학, 식물학, 광물학 등 광범위한 지식을 망라한 '본초학(本草學)'이 발달해 있었고, 후한시대(25~220년)에는 그 집대성인 《신농본초경》** 이 편집되었다. 16세기 말에는 명나라 때 명의인 이시진(李時珍)이 《본초강목》** 전 53권을 완성했는데, 여기에는 오늘날 식물성 향료, 향신료, 훈향으로 사용되는 것 등 모두 1871종이 기재돼 있다.

또 약용식물까지 다룬 고대 인도의 건강증진의학인 '아유르베다'에도 향료를 포함한 다수의 처방이 기재돼 있다. 그 내용에 따르면 백단(sandalwood)이 훈향이나 미용에 쓰였고, 알로에, 장미, 재스민이 들어간 연고 등도 이미 사용되고 있었다. 하지만 중국이나 인도에서는 향을 심리적, 정신적으로만 파악했을 뿐 물질로서 정유를 추출해서 사용하는 데까지는 이르지 못했다.

10세기에 들어와서는 압착을 통해 기름을 짜내는 기존의 추출법에서 더 나아가 아라비아를 중심으로 수증기 증류를 이용한 정유 추출법이 개발되면서 제조량이 비약적으로 늘어났다. 이들 제조법이 십자군에 의해 유럽으로 전파되면서 귀부인들 사이에 향료가 널리 퍼졌다. 12세기에 프랑스에서 향료로 사용한 로즈마리 등은 독자적인 증류법으로 얻은 초기의 정유였다. 15세기에는 이미 비터아몬드, 스파이크라벤더, 시나몬, 시더우드, 로즈마리, 주니퍼, 유향(乳香), 장미, 샐비어의 정유가 알려졌고, 16세기에는 프로방스 지방의 향료 제조자가 라벤더와 스파이크라벤더의 정유를 만들어내면

**
《신농본초경(神農本草經)》
중국 후한에서 삼국시대 사이에 성립된 본초서(本草書). 365종의 약물을 약효에 따라 상약, 중약, 하약으로 나누어 각각 기미(氣味), 약효(藥效), 이명(異名) 등을 서술했다. 총 4권.

**
《본초강목(本草綱目)》
1590년에 중국 명나라의 이시진(李時珍)이 지은 본초학 연구서. 종래의 본초학 관련 책을 정리하여, 약의 올바른 이름을 강(綱)이라 하고 해석한 이름을 목(目)이라 하였다. 약이 되는 흙, 옥(玉), 돌, 초목(草木), 금수(禽獸), 충어(蟲魚) 등의 1892종을 7항목으로 분류하고 형상(形狀)과 처방을 적었다. 총 52권.

서 이들이 왕성하게 거래되었으며, 17세기 초에는 오늘날 알려진 정유의 대부분이 생산되었다.

영국에서는 13세기에 라벤더 물이 나돌았다는 기록이 있고, 14~15세기에 출판된 책에는 기름에 담근 약초를 가열했을 때 용출된 성분에 포함된 약용식물유에 대한 기록이 남아 있다. 런던에서 허브에 관한 책을 출판한 경험이 있는 니콜라스 컬피퍼(Nicholas Culpeper)는 1660년에 미용을 위한 의술 책을 출판했다. 여기에는 미용을 위한 약용식물, 검, 방향유 및 방향수, 혹은 치료를 위해 몸에 바르는 식물유 등 미용과 의학 관련한 내용이 기록되어 있다.

그 뒤 18세기 이후 유럽에서는 약초나 향수에 관한 책이 잇달아 출판되었다. 조지프 밀러(Joseph Miller)의 《약초지》(1722), 유진 림멜(Eugene Rimmel)의 《향수의 책》(1865), 윌리엄 휘틀라(William Whitla)의 《약용물질》(1882), 찰스 피세(Charles Piesse)의 《향수 제조술》(1891) 등이다.

20세기에 들어오면서 르네 모리스 가트포셰(Rene Maurice Gattefosse)가 《아로마테라피(*Aromathérapie*)》를 1928년에 출판하는데, 오늘날 아로마테라피란 말의 어원이다. 가트포셰는 정유의 성분을 연구하는 동시에 정유를 사용한 다양한 치료법을 제시했다. 그는 실험을 하다 손에 화상을 입었는데, 라벤더가 든 염색액 속에 손을 담갔더니 상처가 금세 나았다고 한다. 이 경험을 계기로 가트포셰는 정유의 치료 효과에 관심을 기울이게 되었다.

제1차세계대전과 제2차세계대전이 벌어지는 동안 그는 타임, 캐모마일, 클로버, 레몬 등을 소독 용도로 혹은 외과수술용 기구의 균을 제거하는 용도로 사용했다. 가트포셰는 정유의 각 작용성분을 합쳐도 그 정유 전체의 작용보다 결코 커지지 않는다는 사실을 실험으로 확인한 후 천연정유와 똑같은 작용을 하는 오일을 인공적으로 제조하기 어렵다는 사실을 이미 지적했다.

가트포셰의 아로마테라피는 같은 프랑스 군의관인 장 발네(Jean Valnet)로

이어졌고, 그는 1964년 의학적 치료를 위한 책 《아로마테라피(*Aromathérapie*)》를 출판했다. 이 책은 세계대전 중 전상자(戰傷者) 치료에 정유를 널리 사용해 본 경험에 기초하고 있는데, 이 때문에 발네는 '아로마테라피의 아버지(가트 포세는 조부)'라고 불린다.

미용에 역점을 둔 아로마테라피 책으로는 의사의 아내이자 외과수술의 조수였던 모리 부인(Marguerite Maury)이 자신의 경험에 기초해서 1961년에 출판한 《가장 중요한 것, 젊음(*Le Capital-Jeunesse*)》이 있다. 이 책은 《생명과 젊음의 비결(*The secret of Life and Youth*)》이라는 제목으로 영역되었고, 모리 부인은 의장요법(醫粧療法, medico-cosmetic therapy)의 기초를 닦은 사람으로 유명하다.

일본에는 향(아로마)을 이용한 전통적인 양생법의 유용성을 논한 책으로 에도시대에 출판된 가이바라 에키켄** 의 《양생훈(養生訓)》(1713)이 있다. 또 전통적인 약물학의 대표적인 저술로 오노 란잔(小野蘭山)의 《본초강목계몽(本草綱目啓蒙)》(1803)을 들 수 있는데 여기에서는 향목류로 잣나무(측백나무), 소나무, 삼나무, 계수나무(육계나무), 녹나무 등 35종이 등장한다.[10] 일본에서 향의 용도는 종교적 방면과 풍류 용도뿐만 아니라 양생법의 방면에서도 발달해왔음을 엿볼 수 있다. 향기를 맡고 느끼는 청량감은 자연 속에서 산책할 때 느끼는 상쾌함과 닮아 있다.

** 가이바라 에키켄 (貝原益軒, 1630~1714)
에도시대의 본초학자, 유학자. 평생 동안 60부 270여 권의 저서를 남겼다. 주요저서로 《대화본초(大和本草)》 등의 본초서, 《양생훈》과 《화속동자훈(和俗童子訓)》 등의 교과서, 그리고 사상서와 기행문 등이 있다.

2) 정유 제조 방법

아로마테라피에서 사용하는 정유는 식물에서 얻은 유성(油性), 휘발성 방향물질이다. 식물의 기본적인 대사는 탄산가스와 물, 그리고 햇빛을 이용해서 에너지원을 얻는 광합성작용을 통해 이루어진다. 이 대사과정의 2차 생산물로 알칼로이드, 비터, 글리코시드, 검, 사포닌, 스테로이드, 타닌 그리고 정유가 만들어진다. 이들의 산소반응에는 망간, 에너지원으로 쓰이는 인(燐) 결합체 그리고 철이 필요하다. 이들 식물의 대사산물 중에서는 정유가 가장 상품가치가 높다. 식물이 정유를 만드는 이유, 또 그로 인한 이점으로 다음의 7가지를 들 수 있다.

- 초식동물의 공격을 방지
- 곤충의 공격을 받았을 때 정유선(精油腺)의 반응 증가
- 세균, 진균에 대한 항미생물 작용
- 수분(受粉)을 촉진
- 외상 치료를 촉진
- 생육을 촉진
- 고온 시 잎 표면의 수분 증발 방지

아로마테라피에 사용하는 정유는 식물의 종류에 따라 성분과 효과가 다르다. 일반적으로 같은 이름으로 부르는 것들 중에도 차이가 있어 상세한 분류가 필요하다. 또 분류상으로는 같아도, 재배지의 조건이나 수확 시기에 따라 정유 성분에 차이가 생긴다. 세계에는 각각의 정유를 생산하는 특산지가 따로 있으며(그림 2), 또 같은 산지에서도 계절에 따라 성분이 달라지기도 한다. 예를 들어 샐비어 잎을 증류해서 얻는 세이지오일의 경우, 봄에 수확했을 때와 가을에 수확하여 만들었을 때의 성분비가 다르다. 봄에 수확하여 만든 오일에서는 가을 수확분에는 거의 없는 카리오필렌[caryophyllene : 우디

그림 2 ▪▪ 세계의 정유 산지

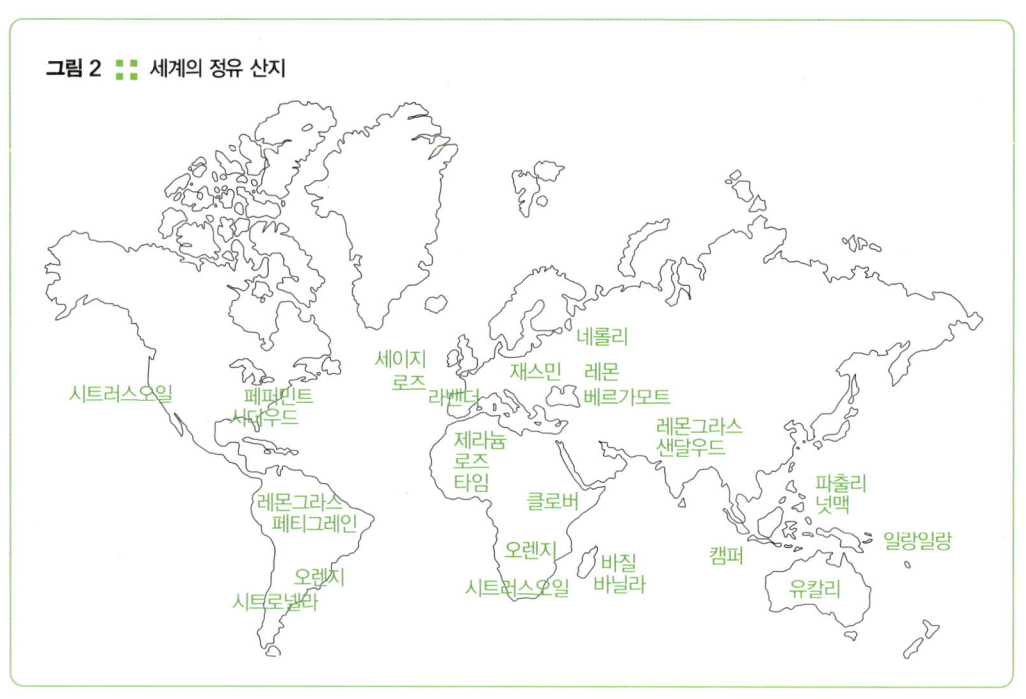

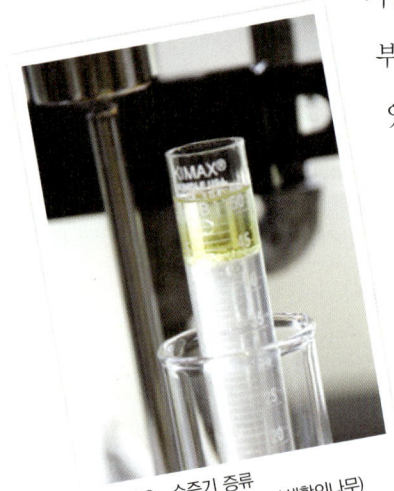

사진 3 _ 수증기 증류
(사진 제공 : (주)생활의나무)

(woody), 스파이시 향을 지닌 무색액체]과 캄펜[camphene : 상온에서 결정(結晶)으로 존재하는 합성 샌달오일의 원료]이 발견된다. 또 일반적으로 식물 전체를 사용해서 정유를 추출하는 경우는 별로 없고 주로 식물의 특정 부위에서 추출하는데, 같은 식물이라도 부위에 따라 얻을 수 있는 정유(사진 3, 4)의 성분이 달라진다.

정유는 대량의 식물에서 지극히 소량밖에 채취하지 못하기 때문에 그 추출법을 다양하게 연구해왔다. 추출법은 크게 압착법, 수증기 증류법, 건류법(乾留法)으로 나뉘며, 이러한 방법들로 얻어지는 식물 정유는 일반적으로 물보다 가벼운 휘발성 기름이다. 어떤 식물이건 정유를 함유하고 있지만 천연방향물질이나 합성원료로 사용되는 것은 수백 종 정도라고 한다. 식물성 방향물질로는 정유 외에도 불휘발성 혹은 난휘발성 물질이 있는데, 이들은 용제추출법, 흡착법, 침출법 등으로 추출한다.

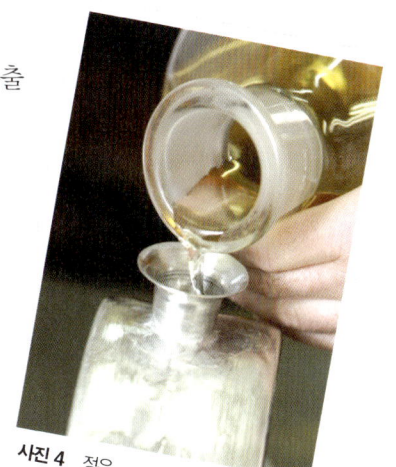

사진 4 _ 정유
(사진 제공 : (주)생활의 나무)

3) 정유의 성분과 분류

19세기 말에 유기화학이 진보하면서 정유에 대한 많은 사실이 밝혀졌지만 아직까지 기술적으로 충분히 진보했다고는 할 수 없다. 물론 현재 정유의 성분이 해명되어 이미 합성된 것도 많다. 하지만 천연정유에 필적하는 효과를 얻지는 못했다. 예를 들어 유칼리유의 살균작용은 그 주성분인 유칼립톨(eucalyptol) 합성품보다 훨씬 강력하다. 합성품은 천연정유보다 작용이 약할 뿐만 아니라 때로는 유해작용을 보이기까지 한다. 합성유를 사용한 사람들에게서는 피부염, 신경증상, 현기증 등의 부작용을 종종 볼 수 있다. 천연정유의 분류법은 저마다 다양한데, 일례로 영국 최대의 약국 체인점인 'Boots'가 취급하는 처방에서는 표 1과 같이 5가지로 분류한다.

정유의 원액을 희석하지 않고 피부에 바르면 화상반응을 일으키기 때문에 보통 캐리어오일을 이용해 1~5% 비율이 되도록 조정한다. 캐리어오일로는 스위트아몬드나 호호바오일을 흔히 쓴다. 스위트아몬드오일은 입자가 곱고 건조한 피부에도 쉽게 흡수되기 때문에 건성과 지성 피부 모두에 사용할 수 있다. 호호바오일 역시 피부 침투성이 좋아서 어떤 타입의 피부에도 사용할 수 있다. 다양한 방법으로 정유가 피부에 흡수되는 속도를 높일 수 있다. 예를 들어 피부를 따뜻하게 하거나 마사지를 하면서 사용하면 훨씬 빨리 흡

표 1 :: 천연 정유의 분류[11]

종류	기능
시트러스(Citrus)	그레이프프루트, 레몬, 베르가모트, 만달린 등 감귤류의 상쾌한 과일향
플로랄(Floral)	제라늄, 라벤더, 일랑일랑, 올리브, 파출리 등의 꽃향기
그린(Green)	로만캐모마일, 클레이세이지, 유칼리, 스위트마조람, 페퍼민트, 로즈마리 등 녹색 잎의 향기
스파이시(Spicy)	주니퍼베리, 몰약, 티트리, 블랙페퍼 등의 스파이시한 향기
우디(Woody)	사이프러스, 시더우드, 유향, 소나무 등의 나무 향기

수된다. 또 피부에 물을 바르거나 습포를 해도 마찬가지 효과가 나타난다.

조건에 따라 달라지긴 하지만 보통 20~40분 이내에 흡수된다. 가령 뜨거운 물에 손을 담가서 온도를 10℃ 이상 올리면 정유의 흡수율은 몇 배로 상승한다.[12] 또 물, 비누, 계면활성제, 오일 등은 정유의 종류에 따라 다르지만 정유가 피부로 스며드는 침투성을 높여준다.[13] 이는 피부 바깥쪽은 수용성과 지용성을 모두 갖고 있어서 정유의 수성 및 유성 성분이 각각 녹아들어가기 때문으로 보인다. 한편 정유의 점성이 높으면 흡수가 제한되기 때문에 캐리어오일로 희석해서 사용한다. 그러면 흡수에 시간이 걸리긴 하지만 결과적으로 흡수율은 상승한다. 또 몸의 부위에 따라서도 흡수율에 차이가 있는데, 손바닥, 발바닥, 이마, 겨드랑이, 두피 등에서 흡수가 잘된다.[14]

4) 아로마테라피의 실제

아로마테라피의 목적에 따라 정유 사용법도 달라진다. 주로 흡입, 습포, 주입, 음용, 마사지, 입욕 등의 방법을 사용한다.

① 흡입

2~3ℓ의 따뜻한 물에 정유를 몇 방울 떨어뜨린 뒤 그릇 바로 위로 얼굴을 가져가 눈을 감고 자연스럽게 몇 분간 호흡한다(사진 5). 이때 따뜻한 물은 끓는 물을 쓰지 않으며, 증발하는 방향 성분이 주변으로 확산되지 않도록 그릇 전체를 덮듯이 머리 위로 타월 등을 뒤집어쓴다. 만약 따뜻한 증기를 흡입한 뒤 기분이 나빠졌다면, 그릇에 따뜻한 물을 더 붓고 조금 식힌다.

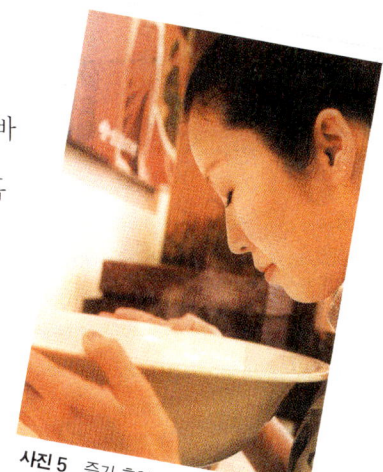

사진 5 _ 증기 흡입
(사진 제공 : (주)생활의나무)

이와는 별도로 정유를 직접 손수건 등에 적셔서 그 냄새를 맡는 방법도 있다. 또 타월 등을 머리에 씌우지 않고 방 전체에 방향 성분을 퍼뜨린 뒤 흡입하는 방법도 있다. 이 경우 방향 성분이 퍼지는 데 비교적 오랜 시간이 걸리기 때문에 정유를 떨어뜨린 물이 담긴 용기를 데우거나 초음파로 증기를 발생시키는 장치를 사용하기도 한다. 방향은 기분 전환, 자극 및 흥분, 피로 회복 등에 매우 효과적이다.

② 습포, 주입 및 음용

항균작용을 목적으로 정유를 피부나 점막에 사용하기도 한다. 티트리오일 이외에는 화상의 위험이 있기 때문에 일반적으로 정유 원액을 직접 습포하지는 않는다. 피부에 바를 때는 보통 캐리어오일 용액, 연고 혹은 젤 등의 형태로 사용한다. 정유를 바른 부위를 공기가 안 통하는 천으로 덮고 흡수율을 높이기 위해 여러 방법을 병행하기도 한다. 또 특정 부위에 바른 경우라도 정유 자체의 휘발성에서 오는 흡입 효과로 인해 전신의 이완이나 항경련 작용도 기대할 수 있다. 정유를 주입할 때는 캐리어 오일 용액으로 만든 것을 질(膣) 내 혹은 직장이나 항문에 주입하는 방법을 사용한다. 이들 방법은 비뇨생식기계에 특히 효과가 좋다. 또 정유를 경구 섭취해서 소화기계 치료에 사용하는 방법도 생각할 수 있다. 하지만 정유 중에는 유해한 것도 있기 때문에 전문가의 처방이 없다면 허브티 등으로 향을 즐기는 정도에서 그치는 편이 좋다. 또 구강세정제로 사용하기도 한다.

** 리날로올(linalool)
유리(遊離) 또는 에스테르 유도체로서 천연물 속에 널리 존재하는 사슬 모양의 모노테르펜알코올. 화장품이나 비누 등의 향료로 사용한다.

** 초산리날릴 (Linalyl Acetate)
아세트산리날릴. 천연 베르가모트오일 및 라벤더오일에 존재하는 무색 또는 엷은 노란색의 투명한 액체로 특이한 향기가 있는 착향료. 감귤계 조합 및 비스킷, 추잉검 등에 이용한다.

③ 마사지

캐리어오일을 사용해 1~5%로 희석한 정유를 바르고 마사지한다. 보통 5~2㎖의 캐리어오일을 사용한다. 전체 흡수율은 4~25%로, 정유 성분만 따지면 0.002~0.3㎖에 해당한다. 대개 캐리어오일 10㎖에 정유를 몇 방울 떨어뜨려서 사용한다. 시간 경과에 따른 흡수 정도를 보면, 라벤더오일로 10분간 마사지한 뒤에 혈장(血漿) 중 정유 성분(리날로올** 과 초산리날릴**)은 20분 전후에 최고 농도를 보였다가 90분 뒤에는 거의 소실된다. 마사지를 병용하는 아로마테라피에서는 몸을 쓰다듬거나 압박하고 주무르는 동작을 하면(사진 6) 심신이 이완되기 때문에 혈액순환의 증가까지 기대할 수 있다.

덧붙여, 암환자를 대상으로 캐모마일오일을 캐리어오일로 희석해서 마사지요법을 실시하면 불안감이 저하된다는 사실이 확인되었다.[15] 또 암환자에게 스위트아몬드오일(캐리어오일)에 라벤더오일을 1% 희석해서 마사지요법을 실시하면 수면의 질이 향상된다는 보고가 있다.[16]

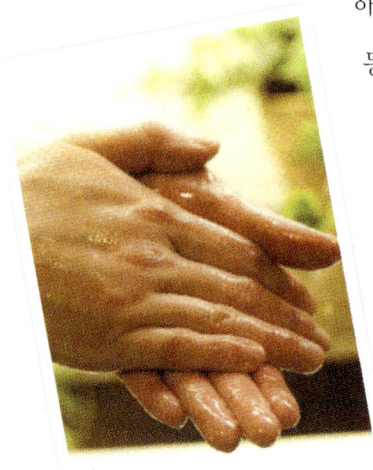

사진 6 _ 트리트먼트
(사진 제공 : (주)생활의나무)

④ **입욕**

욕조에 10방울 정도의 정유를 떨어뜨려서 잘 섞은 뒤 입욕한다. 10~15분 정도 들어가 있어야 하기 때문에 물의 온도가 너무 높지 않도록 한다. 정유를 욕조에 넣으면 흡수율이 2배 정도로 올라간다는 보고도 있다. 마사지 등에 사용할 때보다 더 엷게 희석해도 흡수율이 좋기 때문에 정유의 효용을 기대할 수 있다. 예를 들어 39℃의 물 150ℓ에 라벤더정유 5㎖를 넣고 입욕하면(사진 7) 남성의 경우 심박수가 떨어지고 여성에게도 쾌적한 기분이 들게 하는 등 이완효과가 좋다고 보고되어 있다.[17] 또 라벤더 정유를 넣고 입욕하면 교감신경계의 긴장이 완화되면서 말초기관이 확장되고 피부 혈류가 증대되고 그 결과 피부 온도가 상승한다는 사실이 알려져 있다.[17]

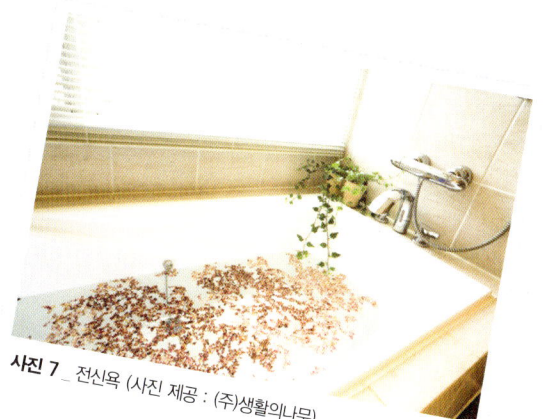

사진 7 _ 전신욕 (사진 제공 : (주)생활의나무)

일본에는 오래전부터 삼나무 잎이나 창포, 비파나무 잎 등을 욕조에 넣고 방향욕(芳香浴)을 하는 습관이 있다. 남북조시대** 의 책《정훈왕래》** 에는 이를 뒷받침하는 '오목팔초탕치풍여(五木八草湯治風呂)……'라는 문장이 나온다. 오목(五木)이란 매화나무, 복숭아나무, 버드나무, 뽕나무, 삼나무 혹은 회화나무를 가리키고, 팔초(八草)란 창포, 쑥, 질경이, 연꽃, 도꼬마리, 인동(忍冬), 마편초, 별꽃으로, 일본 각지의 산림이나 과수원, 들판에서 볼 수 있다.

** **남북조시대(南北朝時代)**
일본의 남북조시대는 가마쿠라(鎌倉)시대 이후로, 1336년에서 1392년까지를 가리킨다. 무로마치(室町)시대의 초기에 해당한다.

** **《정훈왕래(庭訓往來)》**
일본의 서당에서 습자나 독본으로 사용한 서간문 형식의 초급자용 교과서 중 하나. 남북조시대 말기부터 무로마치시대 전기 사이에 완성되어 근세 말까지 널리 쓰였다. 저자는 남북조시대의 승려 겐에(玄惠)라고 하나 확실치 않다.

5) 정유의 일반적 효과

① 진정, 진통 및 이완

녹색 잎이 만들어내는 탄소수 6개의 알코올(leaf alcohol, cis-3-Hexenol)과 알데히드(leaf aldehyde, cis-3-Hexenal) 등의 8가지 성분을 '녹음의 향기'라고 총칭한다.[18] 스트레스를 받았을 때 '녹음의 향기'를 맡으면 스트레스가 완화되는 효과를 볼 수 있다고 보고돼 있다.[19] 또 장미 향료에 포함된 성분이 스트레스를 완화시킨다는 사실도 알려져 있다.[20] 편백나무나 삼나무의 엽유(葉油) 성분은 진정작용을 하며,[21] 대만편백(타이완사이프러스)의 목재유(木材油) 성분을 흡입하면 혈압이 저하되고 작업능률이 향상된다는 사실도 확인되었다.[22] 홍차, 녹차, 커피의 향은 사람을 일시적으로 각성시키며, 커피는 그 후 이완 효과를 유발한다는 사실이 뇌파 데이터를 통해 인정되었다.[23] 캐모마일차(사진 8)를 마시면 심박수가 감소하고 말초피부 온도가 상승하는 효과를 볼 수 있으며, 이완된 느낌이 든다고 보고되었다.[24] 이 밖에 라벤더 정유은 이완과 진정 효과가 있으며,[25] 로즈오일이나 파출리 오일은 아드레날린 분비를 저하시켜 교감신경계 활동을 억제하는 진정작용을 한다는 사실 등이 알려져 있다.[26]

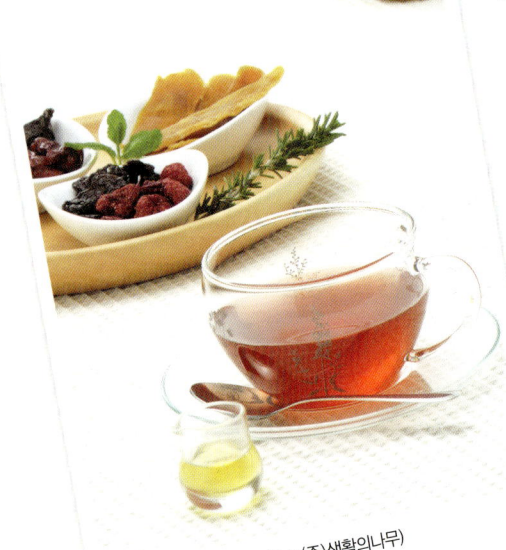

사진 8 _ 허브티(사진제공 : (주)생활의나무)

② 자극과 흥분

페퍼오일, 타라곤오일(tarragon oil, 사철쑥), 펜넬오일(fennel oil, 회향), 그 레이프프루트오일은 교감신경계의 활동을 증가시키는 작용을 한다. 또 로즈마리는 심박수를 올려서 혈류량을 증가시키는 작용을 한다.[27]

③ 살균과 정균

매우 다양한 정유에 살균 및 정균 작용이 있다고 알려져 있다.[28] 클로브(clove, 정향나무), 월계수, 시나몬, 타임, 마조람, 파프리카, 제라늄, 러비지(lovage) 등의 정유에서 강한 살균 효과가 확인되었다.[29]

④ 최면

라벤더 정유는 불안감을 완화하고 몸을 이완하기 때문에 수면을 촉진하는 데 사용되어 왔다. 시트로넬라, 레몬검, 유칼리, 레몬, 로즈, 멜리사, 레몬그라스, 바질, 제라늄은 '시트로넬랄(citronellal)'이라는 진정작용을 하는 물질을 공통적으로 함유하고 있다. 로만캐모마일, 스위트마조람은 최면작용을 하고, 또 사워오렌지는 불면증 치료에 효과가 있다고 확인되었다.

⑤ 유해작용

정유는 천연이라고는 하지만 농축되어 있을 뿐만 아니라 추출할 때 유기용제를 사용하기도 하므로 유해한 작용을 하기도 한다. 특히 약을 복용 중이거나 알레르기체질인 사람이 사용하면 몸속에서 유해작용을 일으키기 쉽다.

따라서 사용 전에 패치테스트로 유해작용 유무를 확인해둘 필요가 있다. 주된 유해작용은 다음의 두 가지다.

■ 피부장애

자극 증상, 과민증 및 광독성이 주된 증상이다. 2~5%로 정유를 희석하면 자극 증상은 나타나지 않는다. 단, 알레르기체질이라면 어떤 경우라도 과민증이 나타날 수 있다.

■ 흡수성장애

희석된 저농도의 정유라 하더라도 장기간 사용하면 간이나 신장에 장애가 생기는 일이 드물게 발생한다. 단, 이 경우라도 정유를 사용한 국소 부위에 증상이 나타나기 때문에 이를 전조 증상으로 여기고 조치를 취하면 큰 문제는 없다. 정유 사용은 보통 2주가 넘지 않아야 하며 같은 정유를 사용하는 일은 피해야 한다.

6) 산림테라피로의 도입

현재 아로마테라피는 전통적인 사용법에 과학적인 검증을 더해 점점 세련된 치료법으로 체계화되는 과정에 있다. 하지만 명심해야 할 점은 단순히 현대의 세련된 아로마테라피 체계를 직접 산림테라피 기지 내에서 활용하는 것이 아니라, 각 지역의 산림이 지닌 특색 및 특성을 충분히 활용한다는 관점에서 아로마테라피를 활용해야 한다는 것이다.

일본열도는 남북으로 펼쳐져 있어서 기상학적으로 아열대에서 아한대까지 포함될 뿐 아니라 고산지대의 산림이 있는가 하면 해안지대의 산림도 있는 등 식물의 생태 역시 지극히 다양하다. 그래서 산림테라피가 가능한 일본 각지의 산림군에는 각 지역의 독특한 수목이나 화초가 있다는 특색이 있으니, 이를 아로마테라피의 관점에서 응용할 수 있으리라 생각한다. 예를 들면, 앞에 나왔듯이 일본에는 창포 등을 욕조에 넣고 방향욕을 즐기는 등 오목팔초를 이용한 탕치풍여(湯治風呂)의 풍습이 있다. 이런 방향욕을 산림테라피 기지 내에 있는 방향욕 탕치 시설에서 경험할 수 있도록 하는 방법도 있다.

지역 특산의 향초나 약초를 사용해서 각지의 독특한 방향욕을 고안해낼 수도 있다. 맑고 아름다운 각지의 산림에서 맛보는 방향욕은 일상의 번잡함에서 해방되어 심신을 이완하는 데 매우 효과적일 것이다. 또 산림테라피 로드 중간에 편백나무처럼 그 지역 특산의 수목이나 화초로 정유를 만드는 공방이나 정유 판매소를 두는 방법도 있다. 그곳에서는 방향테라피 전문가나 기타 의료 전문가가 정유를 활용하는 방법을 설명하고, 위생법과 양생법을 홍보할 수도 있다. 그러면 산림욕을 만끽한 사람들이 집이나 직장 등 일상으로 돌아가서도 용도에 맞춰서 산림의 방향을 사용할 수 있어 지속적 건강 증진을 위한 동기부여로도 작용할 것이다. 또 이처럼 향목의 간벌재나 약초에서 추출한 정유의 정제소를 적절한 환경관리하에 설치한다면, 각 지역의 아름다운 자연을 그대로 살리면서 건강 증진 산업도 발전시킬 수 있으리라 생각한다.

― 가가미모리 사다노부(鏡森定信)

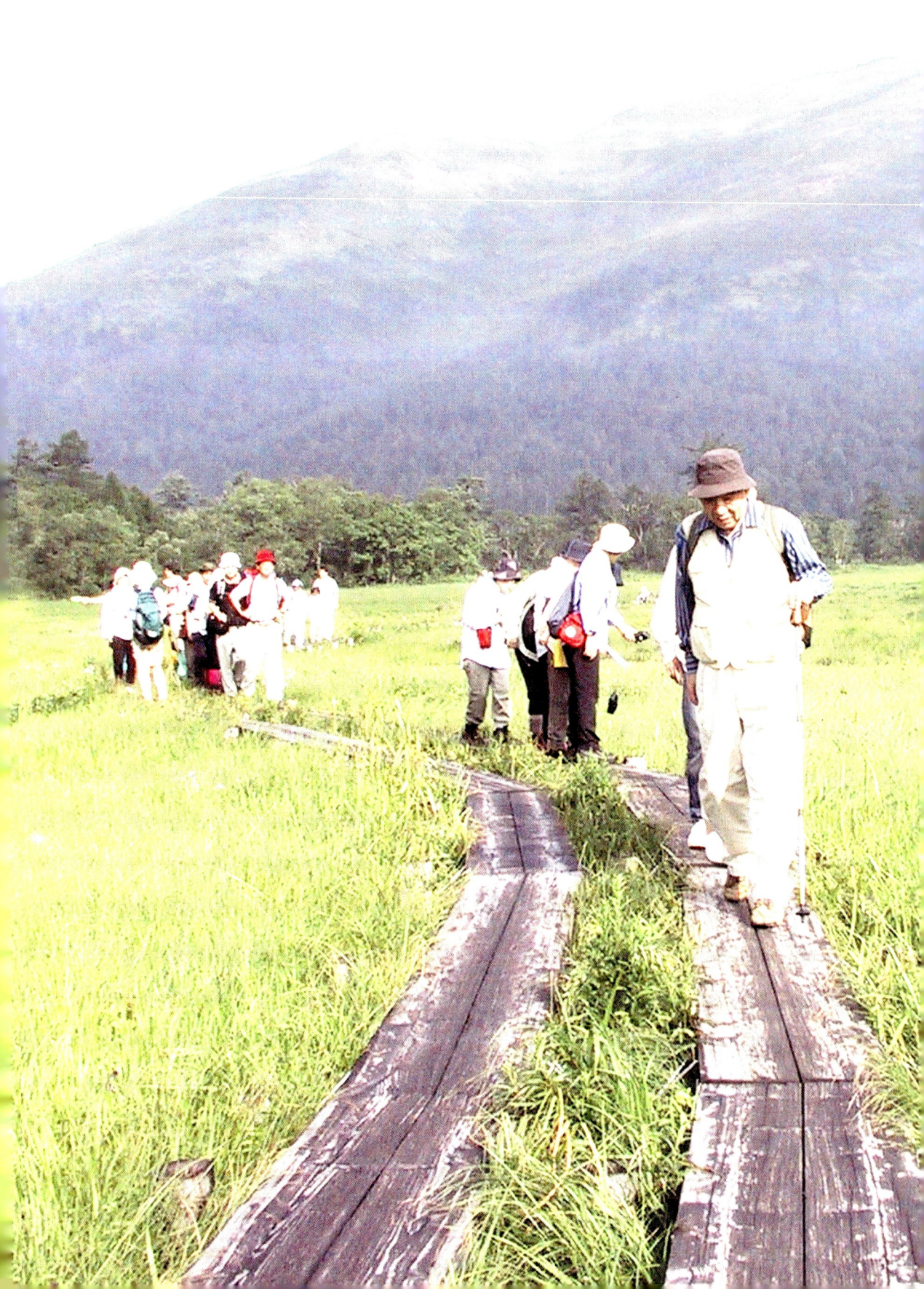

제4장

건강과 심리학

산림테라피가 심신에 미치는 영향

1. 스트레스 개론
1) 스트레스의 발생 기전
2) 스트레스 관리
3) 스트레스 해소
4) 스트레스 대처 방안
5) 사회적 지지체계

2. 정신의학
1) 우울증
2) 강박장애
3) 공황장애
4) 정신신체질환
5) 알코올 및 약물 의존증

3. 상담 및 심리치료
1) 상담 및 심리치료의 정의
2) 상담 및 심리치료의 기원
3) 심리적 도움의 차원
4) 상담과 심리치료
5) 상담자
6) 효과적인 상담자의 자질
7) 상담자로서 자질을 높이기 위해
8) 상담 이론
9) 상담의 형태와 대상
10) 상담 및 심리치료의 여러 가지 방법
11) 최근의 접근법 ; 통합적 심리치료
12) 근거 중심 접근

4. 상담 및 심리치료 상담자의 자세와 기술
1) 상담 과정
2) 상담 윤리
3) 치료 관계의 자세
4) 경청과 관계 기술

1. 스트레스 개론

오늘날은 인터넷이나 휴대전화의 보급 등 다양한 첨단 기술이 생활에 영향을 미치고 있으며 지금 이 순간에도 눈이 어지러울 정도로 세상은 변화하고 있다. 이런 상황 속에서 많은 사람들이 스트레스(stress)를 느끼고 있다. 주변에서 '최근에 스트레스가 쌓였다'거나, '저 사람은 스트레스에 강하다', '스트레스가 많은 직장' 같은 말을 흔히 듣곤 한다. 이때 말하는 '스트레스'란 도대체 무엇일까?

스트레스는 원래 물리학에서 사용하는 용어로, 물체에 외부의 힘을 가했을 때 생기는 '뒤틀림', '일그러짐'을 의미한다. 예를 들어 고무공을 손가락으로 누르면 고무공이 안으로 움푹 파인다. 이때 외부에서 가한 힘을 '스트레서(stressor, 스트레스 요인)', 고무공이 파인 현상을 '스트레스 반응'이라고 하는데(그림 1), 스트레서와 스트레스 반응 두 가지 모두를 합쳐서 스트레스라고 한다. 일상에서는 "일 때문에 스트레스다"라는 식으로 스트레서를 '스트레스'라고 부르고 있다.

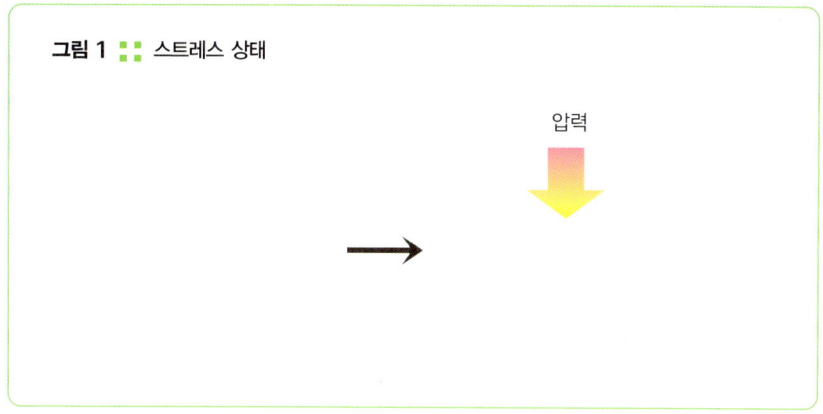

그림 1 :: 스트레스 상태

표 1 :: 스트레서의 종류[1]

① **물리적 스트레서** : 소음, 온도, 습도, 밝기 등
② **화학적 스트레서** : 나쁜 공기, 쓰레기, 약품, 악취 등
③ **생물적 스트레서** : 세균, 바이러스 등
④ **심리적 스트레서** : 슬픔, 기쁨, 분노, 불안, 인간관계상의 트러블, 긴장 등

움푹 파인 공은 손가락을 떼면 바로 원래 형태로 돌아가지만, 한참 동안 누른 채로 있거나 매우 강한 힘으로 누르면 잠깐 동안은 파인 상태 그대로 있게 된다. 이를 인간의 신체와 정신에 적용하면 공이 파인 채 원래대로 돌아가지 않는 상태를 건강을 해친 상태라고 보면 된다.

스트레서에는 물리적, 심리적, 사회적인 것을 포함하며 크게 B, G과 같이 분류할 수 있다. 물리학에서 쓰는 스트레스란 용어를 심리적, 생리학적인 개념으로 확장한 사람은 캐나다의 생리학자인 한스 셀리에**다. 셀리에는 스트레스를 외적인 자극이 생체에 작용했을 때 생기는 심리적, 신체적 일그러짐이라고 설명했다.[2]

스트레스 반응은 스트레스로 야기된 신체적, 행동적, 정신적 반응을 말하

**
한스 셀리에
(Hans Selye, 1907~82)
오스트리아 태생의 캐나다 생리학자. 외부의 자극을 받으면 뇌하수체 전엽(前葉), 부신(副腎)에서 호르몬 분비가 일어나 반응한다는 스트레스 이론을 제창하였다.

※※
투쟁도주반응(Fight-Flight Response)
생체가 위험하고 유해한 사태와 마주치면 그 위험에서 몸을 지키기 위해 심신에서는 방어반응이 일어난다. 그 일련의 신체반응을 '투쟁도주반응'이라고 부른다.

는데, 생체가 위험한 사태에 직면했을 때 발생하는 투쟁 혹은 도주를 위한 최적의 신체상태(투쟁도주반응**)라고도 할 수 있다. 동물은 위험한 사태에 직면하면 가장 먼저 투쟁 태세를 취하고 만약 상대가 자신보다 강하다고 느끼면 도주 태세를 갖춘다. 스트레스 상황에서 실제로 투쟁하거나 도주하면, 이른바 '스트레스 발산'이 이루어진다. 하지만 현대사회에서는 투쟁도 도주도 허용되지 않는 경우가 많다. 스트레스를 제대로 처리하지 못하고 계속 쌓아두기만 하면 결국 건강에 문제가 생긴다.

1) 스트레스의 발생 기전

스트레스 상태가 되면 뇌 안의 노르아드레날린, 도파민, 세로토닌 같은 신경전달물질의 균형에 변화가 오고 그로 인해 분노, 슬픔, 불안 등 다양한 감정이 일어난다. 또 내분비계, 면역계, 자율신경계에도 변화가 생긴다. 좀 더 자세하게 설명하면 다음과 같다.

스트레스 상태로 인해 긴장이 높아지면 뇌 안의 시상하부가 활성화되어 뇌하수체나 부신(副腎)을 자극하는 호르몬이 만들어진다. 이들은 최종적으로 코르티솔, 아드레날린, 노르아드레날린 같은 물질이 된다. 아드레날린과 노르아드레날린은 흥분했을 때 다시 말해 교감신경이 활성화되었을 때 분비되는 물질로 혈압의 상승, 심박수의 증가, 혈당의 증가, 위장점막의 혈류 억제 등의 작용을 한다. 따라서 이 상태가 오래 지속되면 고혈압, 협심증, 당뇨병, 위궤양, 부정맥, 뇌졸중 등을 일으킬 위험성이 높아진다.

시상하부는 여성호르몬의 분비도 조절하기 때문에 여성의 경우에는 월경불순이나 무월경 등이 나타나기도 한다. 코르티솔이나 아드레날린은 면역력을 유지하는 흉선(胸線)이나 림프계(lymphatic system)의 활동을 억제한다. 면역력이 저하되면 감기에 잘 걸리고, 감염증에 감염되고 질병이 악화되기도 한다.

자율신경계** 는 교감신경계** 와 부교감신경계** 로 이루어져 있다. 교감신경계는 흥분했을 때 활발해지고, 부교감신경계는 이완상태에 관여한다. 스트레스 상태를 느껴 긴장이 높아지면 교감신경계가 우위에 서고 그 결과 아드레날린이나 노르아드레날린 같은 물질이 생산된다.

자율신경계
숨 쉬기처럼 무의식적으로 조절되는 신경계.

교감신경계
긴장하거나 흥분했을 때 우위에 서는 신경. '투쟁과 도주의 신경'이라고 한다.

부교감신경계
휴식을 취할 때 우위에 서는 신경. '영양과 휴식의 신경'이라고 한다.

① 일반적응증후군

셀리에는 쥐를 이용한 실험을 통해 지속적으로 스트레서에 노출되면 생체의 저항력은 '경고기', '저항기', '피폐기'의 3단계로 변화한다는 일반적응증후군(general adaptation syndrome) 개념을 제창했다.[3] (그림 2).

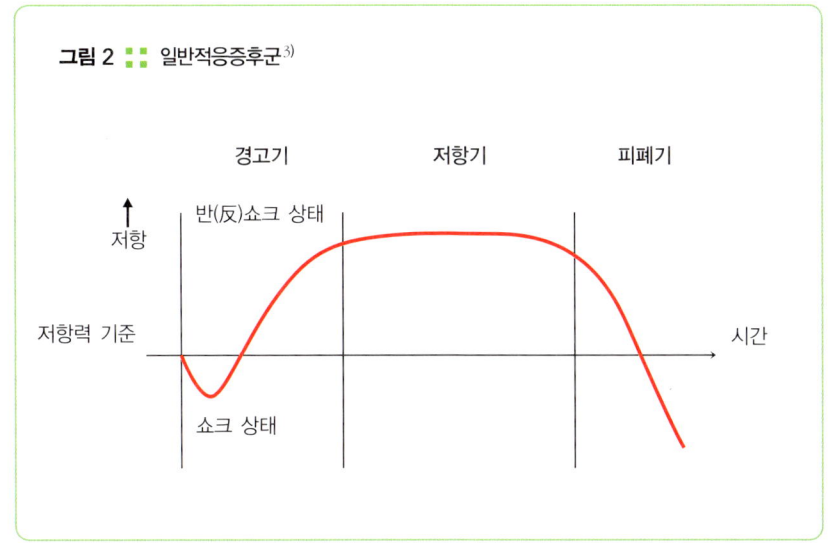

그림 2 :: 일반적응증후군[3]

■ 제1단계 : 경고기(alarm reaction)

생체가 스트레서에 직면했을 때 보이는 1단계의 반응이다. 쇼크 상태와 반(反)쇼크 상태로 나뉜다. 쇼크 상태에서는 혈압과 체온이 저하되고, 위장점막에 염증 등이 생기며 저항력이 떨어진다. 그 뒤의 반쇼크 상태에서는 쇼크 상태와는 정반대가 되어 혈압과 체온 상승 등의 증상을 보이고 스트레서에 대한 저항력이 높아진다.

■ 제2단계 : 저항기(stage of resistance)

스트레스에 더욱 노출되면 저항기로 이행한다. 저항기에는 스트레서에 대한 저항력이 높아져서 균형을 유지하고 있는 상태로, 일단 안정된 상태로 들어간다.

■ 제3단계 : 피폐기(stage of exhaustion)

경고기와 저항기를 거치는 동안에도 여전히 스트레스에 노출돼 있으면 피폐기로 넘어간다. 이 단계에서는 저항기 때 유지되던 저항력이 저하되면서 심신에 다양한 증상이 나타나고, 경우에 따라서는 사망에 이르기도 한다. 이상과 같은 작용 결과 생기는 증상은 표 2와 같다.[4]

표 2 ▪▪ 스트레스 상태에서 나타나는 신체 · 정신 · 행동의 변화 [4]

신체 : 혈압 상승, 두근거림, 협심증, 발한, 안면홍조, 위통, 설사, 구역질, 떨림, 현기증, 근긴장(筋緊張), 두통, 요통, 위궤양, 십이지장궤양, 과민성장증후군, 천식 등

정신 : 불안, 긴장, 분노, 흥분, 혼란, 기분 저하, 초조, 무기력, 우울증, 불안장애, 신경증 등

행동 : 공격성 증가, 언쟁이 늘어남, 말이 필요 이상으로 많아지거나 눈에 띄게 말수가 줄어듦, 고립, 업무상의 실수, 사고, 지각, 조퇴, 결근, 도박, 과음, 거식 · 폭식 등의 섭식장애, 충동구매, 자살기도, 흡연량 증가 등

2) 스트레스 관리

스트레스는 절대 얕봐서는 안 되지만 적당한 스트레스는 오히려 생활을 풍요롭게 만든다. 스트레스 자체가 나쁜 것이 아니라 과도한 스트레스가 문제다. 그리고 스트레스를 심하다고 느끼느냐 적당하다고 느끼느냐는 개인차가 크다. 운동이 질색인 사람에게는 약간의 운동도 큰 스트레스로 다가오는 것을 보면 분명하게 알 수 있다.

스트레스를 받아들이는 방식도 사람마다 차이가 있지만 스트레스에 대한 대처능력에도 개인차가 크다. 스트레스가 많아도 별 어려움 없이 대처하는 사람이 있는가 하면, 스트레스가 별로 없어도 이에 대처하지 못하고 균형을 잃어버리는 사람이 있다. 또 스트레스의 강도나 수가 같아도 스트레스에 대처하는 수준이 약한 사람이라면 정신적, 신체적으로 장애가 올 위험이 높다. 그런 사람에게 강한 스트레스가 오래 지속된다면 심신에 커다란 부담이 되어 급기야는 질병 발생으로 이어지기도 한다.

따라서 스트레스를 잘 조절할 수 있다면 질병 발생을 예방할 수 있는 가능성이 높아진다. 스트레스를 적절하게 처리하는 방법을 몸에 익히면 스트레스 상태를 무턱대고 두려워하지 않게 되고 좀 더 건강한 생활을 할 수 있다. 이처럼 스트레스를 적절하게 조절하는 행위를 스트레스 관리라고 한다.

3) 스트레스 해소

스트레스 관리는 스트레스를 이해하는 것에서 시작된다. 구체적으로 자신에게 무엇이 스트레스인지, 어떤 상황에서 스트레스가 악화되는지를 알아야 한다. 스트레스를 파악하려면 스스로 알아채는 방법과 다른 사람의 지적을 받아 알아채는 방법이 있다. 어느 쪽이든 스트레스가 될 수 있는 원인, 스트레스 때문에 생기는 변화를 알아둔다면 좀 더 이른 시기에 스트레스 상태임을 눈치 챌 수 있다. 다음은 스트레스 요인과 스트레스로 인한 변화에 대해 설명했다.

① 스트레스 요인

어떤 요인이든 스트레스가 될 수 있지만 여기서는 일반적으로 알기 쉬운 종류를 소개한다. 스트레스가 될 수 있는 요인으로는 장시간의 노동, 결혼, 출산, 별거, 사별, 이사, 퇴직 등 다양하다.

장시간의 노동은 현재 큰 문제가 되고 있다. 긴 노동 시간만으로도 큰 스트레스인데, 노동 시간이 늘어나면서 자신을 위해 쓸 수 있는 시간이 줄어들어 이것이 다시 스트레스가 되고, 또 짧아진 수면 시간 역시 스트레스다. 이 같은 상황은 정신적 스트레스뿐만 아니라 피로 축적, 대사 저하, 혈압 상승 같은 신체적인 스트레스로도 작용한다.

결혼, 그리고 여성의 경우 출산도 큰 스트레스 요인이 된다. 출산을 하면 호르몬 균형에 큰 변동이 생기면서 신체 자체가 변화하는데, 그 같은 변화에 제대로 따라가지 못하기 때문에 스트레스가 된다.

그 밖에 사별, 퇴직, 이사 등이 있다. 위험인자를 보면 모두 '변화'와 관련이 있음을 알 수 있다. 환경에 변화가 올 때 스스로 자각하는 것 이상으로 스트레스가 쌓이는 경우도 종종 있다.

정신질환의 발병에는 발병 이전에 체험한 생활사건**이 깊이 관계되어

생활사건(life event)
인생에서 경험하는 일상생활 속 커다란 사건들.

있으며, 특히 생활사건 이후의 생활환경에 제대로 적응하지 못할수록 발병 위험이 높아진다. 스트레서(스트레스 요인)의 조사법으로 '사회재적응평가척도**'라는 체크리스트5)(표 3)가 있다. 100점을 최고점으로 두었을 때 결혼은 50점이란 방식이다. 모두 43항목에 각각 정해진 점수가 배점되어 있다.

사회재적응평가척도 (SRRS; Social Readjustment Rating Scale)

토머스 홈즈(Thomas Holmes)와 리처드 라헤(Richard Rahe)가 만든 스트레스 척도. 스트레스로 작용하는 생활사건을 목록화한 뒤, 각각의 스트레스를 수치로 나타내 스트레스 정도를 측정했다. '홈즈와 라헤의 스트레스 척도(Holmes and Rahe stress scale)'라고도 한다. 우울장애가 표준이지만 책의 전체적인 내용과 가독성을 고려하여 '우울증'으로 표기했다.

표 3 :: 사회재적응평가척도 5)

순위	사건	스트레스 수치	순위	사건	스트레스 수치
1	배우자의 죽음	100	23	자녀의 독립	29
2	이혼	73	24	친척과의 트러블	29
3	부부의 별거	65	25	자신의 빛나는 성공	28
4	유치소 등에서의 구류	63	26	아내의 전직이나 이직	26
5	가족의 죽음	63	27	입학, 졸업, 퇴학	26
6	부상이나 질병	53	28	생활의 변화	25
7	결혼	50	29	습관의 변화	24
8	실업	47	30	상사와의 트러블	23
9	부부의 화해	45	31	노동 시간이나 노동 조건의 변화	20
10	퇴직	45	32	이사	20
11	가족의 질병	44	33	전학	20
12	임신	40	34	취미나 레저활동의 변화	19
13	성적 고민	39	35	종교활동의 변화	19
14	새로운 가족의 증가	39	36	사회활동의 변화	18
15	전직	39	37	1만 달러 이하의 빚	17
16	경제상태의 변화	38	38	수면 습관의 변화	16
17	친구의 죽음	37	39	가족 단란함의 변화	15
18	직장의 배치 전환	36	40	식습관의 변화	15
19	부부싸움	35	41	장기 휴가	13
20	1만 달러 이상의 빚	31	42	크리스마스	12
21	담보, 대출금의 손실	30	43	가벼운 법률 위반	11
22	직장에서의 책임 변화	29			

생활사건의 횟수는 질환의 발생을 예측하는 데 도움이 되기도 한다. 체크리스트에 있는 생활사건을 과거 1년간 경험한 횟수와 '스트레스 수치'를 곱해서 합산한 점수가 연간 200~299점이라면 대체로 50%, 300점 이상이면 80% 정도의 사람에게서 어떤 형태로든 질환이 발생했다는 연구 결과가 보고되어 있다.

② **스트레스로 인한 변화**

스트레스로 인한 변화는 스스로 감지할 때도 있지만 여유가 없을 때는 이런 변화가 일어나는지조차 스스로 자각하지 못하고 가족이나 주위 사람들이 먼저 눈치채기도 한다. 평소에 자신이나 주변 사람들의 상태에 주의를 기울인다면 변화를 일찍 알아챌 수 있다. 일찍 알면 빠른 대처가 가능하기 때문이다.

스트레스를 제대로 관리하려면 스트레스를 이해함과 동시에 자신에게 맞는 스트레스 해소법을 생각해야 한다. 예를 들어 싫은 일이 있어도 산책만 나가면 기분이 좋아진다든지, 휴일에 드라이브를 나가면 다음 날부터 업무에 의욕이 솟는다든지, 바쁜 때일수록 독서에 푹 빠지고 싶다든지 등 자신에게 적합한 방법이 있다. 자신에게 맞는 스트레스 해소법을 알아둔다면 스트레스 상태가 악화되기 전에 대처할 수 있고 여러 가지 부조화를 미연에 방지할 수 있다. 또한 스트레스 대처법을 다양하게 몸에 익혀둘수록 여러 가지 스트레스 상황에 대처하기 쉬워진다.

하지만 스트레스 대처가 미흡한 사람은 애초에 자신만의 대처법이 없고, 기존의 방법만으로는 스트레스에 제대로 대처할 수 없는 경우가 많다. 또 대처법을 많이 알고 있는 사람이라도 처음 겪는 스트레스와 마주치면 잘 대처하지 못하는 경우가 있다.

스트레스 관리를 위한 유효한 방법 중 하나로 이완이 있다. 이완의 대표적인 방법으로는 자율훈련법**, 점진적 근이완법, 복식호흡, 명상, 최면 등을 들 수 있다.

**
자율훈련법
정해진 언어공식을 머릿속에서 반복하는 방법으로 심신을 긴장 상태에서 이완 상태로 유도하는 것을 목적으로 한 자기최면법. 독일의 정신과의사 J.H. 슐츠(Johannes Heinrich Schultz)가 창시했다.

4) 스트레스 대처 방안

스트레스 대처란 스트레스에 직면했을 때 심리적, 정신적인 부담을 덜기 위해 취하는 모종의 대처 행동을 의미한다. 스트레스 대처 방안은 직면화, 도피, 자기조절, 문제 해결 등으로 분류할 수 있다.[6] 여기서는 주요 분류 4가지를 소개한다.

① 문제 해결형 대처

스트레스에 대해 구체적인 문제 해결을 시도하여 대처한다. 예를 들면 기일까지 완성해야 하는 자료가 있고 그 일이 부담이 된다면 일찍 일에 착수해서 할 수 있는 일부터 끝낸 다음, 주위 사람들의 도움으로 참고문헌을 모아서 자료를 완성하는 경우를 가리킨다. 문제 해결형 대처는 그 문제가 대처 가능하다고 생각할 때 자주 사용한다.

② 정동 처리형 대처

슬픔, 불안, 분노 등의 감정을 주위 사람에게 털어놓음으로써 스트레스를 경감하려고 시도하는 방식과, 감정을 자기 안에 밀어 넣고 꾹 참는 식으로 스트레스에 대처하는 방식이 있다. 대부분 감정을 발산하는 쪽이 정신적, 신체적으로 건강한 상태를 유지할 수 있는 것으로 알려져 있다.

정동(情動)처리형 대처는 중요한 사람과의 이별처럼 그 문제를 해결할 구체적인 방법이 없을 때 주로 쓰지만 해결 방법이 있는 문제에도 활용할 수 있다. 이를테면 자신의 기분을 다른 사람에게 얘기하고 나니 기분이 가벼워졌고, 그래서 문제 해결을 위한 구체적인 방법을 행동으로 옮길 수 있는 경우다. 이때는 스트레스 대처법이 정동처리형에서 문제 해결형으로 이행한다.

③ 인지적 처리형 대처

직면한 문제에 대한 관점을 바꾸는 대처법이다. 문제를 자신에게 곤란한 일이라고 인지하면 그 사실만으로도 커다란 스트레스가 된다. 따라서 이때 스트레스를 가볍게 하기 위해서 문제와 심리적으로 거리를 두거나 문제의 좋은 측면으로 눈을 돌리는 방식 등을 써서 대처한다. 예를 들면 자신에게는 짐이 너무 무겁다고 느끼는 역할이 주어졌을 때 '짐이 너무 무거워, 난 못해'라고 생각하는 대신 '짐이 너무 무거워, 하지만 중요한 역할이야. 이것만 이겨내면 분명 성장할 거야'라고 고쳐 생각하는 경우를 가리킨다.

④ 사회적 지원형 대처

가족, 친구, 상사, 동료, 상담사 등 자기 주변 사람들이나 상담기관에 상담을 하여 문제에 대처하는 방법이다. 상담을 통해 문제에 대처할 구체적인 방법이 떠오르기도 하고, 자신의 인지가 변화하기도 한다. 또 남에게 털어놓고 나니 기분이 가벼워져서 그것만으로도 문제가 해결되는 경우도 있다.

스트레스 상황에서 선택할 수 있는 대처 방안의 종류는 하나가 아니고 그때그때 상황에 따라 여러 가지 대처 방안을 선택한다. 적절한 대처 방안은 개인이나 상황에 따라 다양하다. 즉 대처 방안을 많이 가지고 있을수록 스트레스가 쉽게 가벼워진다.

대처 방안의 종류가 많지 않은 사람이라도 스트레스 대처 방안을 이것저것 시험해보면서 자신에게 맞는 방법을 익혀나간다면 서서히 스트레스에 대처할 수 있게 되고, 문제가 생겨도 '대처할 수 있다'는 자신감을 가질 수 있다. 그리고 이런 자신감이 스트레스에 대한 내성을 더욱 강화한다.

5) 사회적 지지체계

사회적 지지체계(social support)는 개인을 둘러싼 다양한 인간관계에서 나오는 지원을 의미한다. 사회적 지지체계는 '도구적 지원'과 '정서적 지원'으로 분류된다.[7] 도구적 지원이란 구체적인 조언, 직접적인 도움 등을 가리키며, 정서적 지원은 공감, 격려 등을 뜻한다.

사회적 지지에는 스트레스 완충 효과가 있기 때문에 건강을 유지하는 데 필수불가결한 요소라 할 수 있다. 무언가 괴로운 일이 있을 때 누군가가 지지해준다면 마음이 훨씬 든든해지고 그 지지를 통해 괴로움을 뛰어넘을 수 있는 힘을 얻는다. 병에 걸렸을 때나 사별을 했을 때 주위의 지지가 큰 역할을 하는 사실이 좋은 예다.

개인이 지닌 사회적 지지체계에 대한 평가는 '사회적인 네트워크의 넓이', '타자에게서 받을 수 있는 도움에 대한 기대감의 정도', '실제로 받은 도움의 정도' 등에 의해 좌우된다. 일반적으로 타인에게서 받을 수 있는 도움에 대한 기대감이 큰 사람일수록 건강하다고 한다. 즉 '내가 어려울 때 저 사람은 꼭 도와준다'는 확신에 가까운 기대감이 있는 사람일수록 건강 상태가 더 좋은 경향이 있다.

커다란 생활사건이 생겼을 때 얘기를 들어줄 사람이 있다거나, 자신을 이해해줄 사람이 있다거나, 뭔가 문제가 생겼을 때 적절한 조언을 얻을 수 있다는 식으로 지지와 도움에 대한 기대가 있으면 스트레스는 가벼워진다. 그리고 '내게 손을 내밀어줄 사람이 있다'는 확신은 일상생활을 해나가는 데 커다란 안도감을 준다. 고통을 견디고 자신의 기분을 억누르기만 하면 스트레스는 쌓여갈 뿐이다. 스트레스 상태가 지속되면 건강에 문제가 생기는 것은 이미 앞에서 설명한 대로다.

스트레서나 스트레스 상황은 실로 다종다양하다. 넓은 인간관계를 구축하면 다양한 지원을 받을 수 있다. 문제가 생겼을 때 지지해줄 사람이 한 명밖에 없어서 지지와 도움을 받았지만 별 도움이 되지 않았다면 스트레스는 경감되지 않으리란 사실을 예상할 수 있다. 지지를 얻을 수 있다고 기대할 수 있는 사람이 한 명밖에 없는 사람과 그렇지 않은 경우는 안심의 정도가 다르다. 넓은 인간관계를 지니고 있으면 '이 일은 저 사람에게 물어보자', 또 다른 문제는 '저 사람과 얘기하면 기분이 좋아지니까 만나보자' 하는 식으로 대처의 폭이 넓어진다. 많은 사람들과 관계를 맺으면서 그때까지 몰랐던 관점에서 사물을 바라보게 되고 그런 행동 자체가 문제 해결로 이어지기도 한다. 스트레스에 대한 대처나 스트레스 경감에는 자신 이외에 타인의 힘도 큰 영향을 미친다.

— 마츠모토 게이키(松本桂樹)

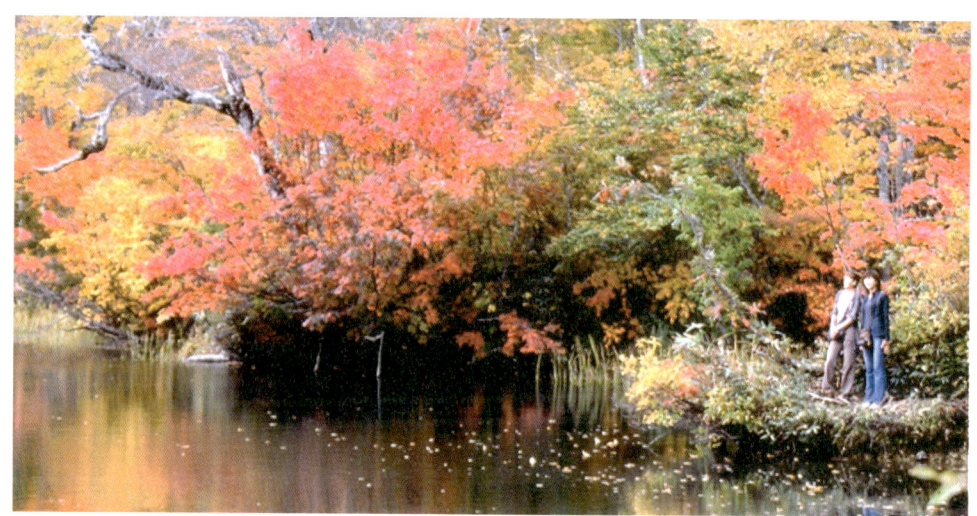

사진 1_ 산림테라피 기지 '북알프스에 둘러싸인 휴식의 숲' (나가노 현 오타리무라)

2. 정신의학

여기서는 최근 증가하는 정신질환과 그 대응법에 대해서 설명한다. 질병임을 알아채고 치료하기 위해서는 그 질병에 대한 지식을 갖추는 것이 중요하다.

1) 우울증

우울증**은 최근 자살자의 증가와 함께 화제에 오르는 일이 잦아졌다. DSM-Ⅳ-TR[8]**에 따르면, 우울증은 기분장애(mood disorders)의 한 종류로 진단 기준은 표 4와 같다.

많은 경우 우울증은 무리하면서 너무 열심히 살아가거나 무리한 노력조차 통하지 않는 시점에 이르면 발생한다. 일이 바쁜 시기가 지속되어 여러

우울증 (depressive disorder)
우울장애가 표준이지만 책의 전체적인 내용과 가독성을 고려하여 '우울증'으로 표기했다.

DSM-Ⅳ-TR (Diagnostic and Statistical Manual of Mental Disorders, DSM)
정신장애의 진단 및 통계 편람. 미국 정신의학협회(American Psychiatric Association)가 정신질환의 진단을 위해 만든 것으로 진단을 위한 체계적인 기준을 제시한다. 처음 발표한 이후로 Ⅱ, Ⅲ, Ⅲ-R, Ⅳ, Ⅳ-TR판 등, 지금까지 모두 5차례 개정되었다.

표 4 우울증의 진단 기준

1. 다음 증상 가운데 5개 증상이 연속 2주 동안 지속되며 이러한 상태가 이전 기능에서 변화를 나타내는 경우
   ① 하루의 대부분, 그리고 거의 매일 우울하다.
   ② 하루의 대부분, 그리고 거의 매일, 거의 모든 일상 활동에 대한 흥미나 즐거움이 저하된다.
   ③ 식사요법을 하고 있지 않은 상태에서 체중이 감소하거나 증가한다.
   ④ 거의 매일 불면이나 수면 과다를 겪는다.
   ⑤ 거의 매일 초조나 적절한 사고활동의 부재, 혹은 지연을 느낀다.
   ⑥ 거의 매일 피로나 활력 상실을 느낀다.
   ⑦ 거의 매일 무가치함을 느끼거나 과도하거나 부적절한 죄책감을 느낀다.
   ⑧ 거의 매일 사고력이나 집중력의 감소를 겪는다.
   ⑨ 죽음과 자살을 반복적으로 생각한다.
2. 증상이 심각한 고통이나 사회적, 직업적, 기타 중요한 영역에서 기능장애를 일으킨다.
3. 사별반응으로는 잘 설명되지 않는다. 즉 사랑하는 사람의 상실 후에 증상이 2개월 이상 지속된다.

가지 어려움이 겹치거나, 자신의 신체 이상을 무시하고 병간호를 계속할 때 우울증 발병 위험이 높아진다.

우울증에 걸리기 쉬운 사람의 성격 경향을 멜랑콜리형 성격이라고 부르는데, 성실하고 꼼꼼하며, 예민하고, 완벽주의자에 사람이 좋고 친절하다는 특징이 있다. 우울증인 사람은 맡은 일은 확실하게 처리하고 실패가 드물고, 남을 잘 돕고 남이 부탁한 일도 기꺼이 떠맡는 경향이 있다. 그 때문에 자기도 모르는 사이 심신에 부담이 쌓이는 경우가 많다.

또 이사, 승진, 자녀의 독립, 결혼, 이혼, 가족의 죽음 같은 생활사건이 있을 때 우울증이 발병하기 쉬운 경향이 있다. 우울증에 걸리면 정신과 신체에서 다음과 같은 증상이 나타난다.

① 정신적인 증상

지금까지 즐거웠던 일이 더 이상 즐겁지 않다, 좋아했던 취미에도 흥미가 사라졌다, 의욕이 없어 아무것도 하기 싫다, 까닭 없이 슬프다, 무엇을 봐도 생생한 느낌이 들지 않는다, 자기 주변에만 엷은 장막이 쳐진 것 같다, 자신을 책망한다, 자신이 가치가 없다고 느낀다 등의 정신적인 증상이 나타난다.

② 신체적인 증상

잠이 안 온다, 아침에 일어나기 힘들다, 한밤중에 깬다, 식욕이 떨어진다(반대로 증가한다), 두통, 머리가 무겁다, 어깨 결림, 피로, 몸이 늘어진다, 몸의 마디마디가 쑤신다, 부종 등의 신척적인 증상이 나타난다.

우울증을 알아채는 포인트는 '어딘가 평소와 다른 느낌이 든다'는 점에 있다. 우울증에 걸리면 정신과 신체면에서 다양한 증상이 나타나는데, 구체적으로는 '최근 기운이 없어 보인다', '졸려 보인다', '지각, 결근, 조퇴가 늘었다', '초조해 보인다'와 같은 변화를 들 수 있다. 사람에 따라서는 그때까지 원활한 관계를 유지하던 주위 사람들과 최근 다툼이 늘어났다는 경우도 있다. 이런 변화를 재빨리 알아채서 진찰을 받으면 조기 치료가 가능하다.

우울증 때문에 기분이 침울해지거나 자책감이 높아져서 신체적인 면에서 이상이 생기면 괴롭다고 느껴 자살이란 수단을 택하는 사람도 있다. 하지만 우울 상태에서 회복되면 '그때 죽지 않길 잘했다'라고 생각하는 사람이 대부분이다. 한 번 목숨을 끊으면 되돌릴 수 없다. 우울증은 적절한 치료를 받으면 좋아지는 병이므로 조기발견과 조기치료가 중요하다. 치료법에는 약물치료, 심리치료(상담) 등이 있다.

2) 강박장애

집을 나와 역으로 향하는 도중에 '전깃불을 껐던가?', '창문을 열어놓고 온 것 같아', '가스를 잠갔던가?' 같은 걱정이 문득 머리를 스친 경험은 누구에게나 한 번씩 있을 것이다. 하지만 이 같은 생각에 사로잡혀서 멈추려 해도 멈추지 못하고, 결국 일상생활에 지장을 초래할 정도가 되면 이를 강박장애(obsessive compulsive disorder)라고 한다.

강박장애란 강박적 사고(obsession) 혹은 강박적 행동(compulsion) 때문에 일상생활에 지장을 초래하는 질환이다[9](표 5). 강박적 사고란 일정한 생각, 이미지, 관념 등이 반복적으로 머리에 떠올라 생각을 그만두려 해도 그만둘

표 5 강박장애의 진단 기준

1. 강박적 사고 또는 강박적 행동
   강박적 사고는 ①, ②, ③, ④로 정의한다.
   ① 반복적이고 지속적인 사고, 충동, 이미지
   ② 사고, 충동, 이미지는 실생활 문제를 단순히 지나치게 걱정하는 것이 아니다.
   ③ 자신은 이런 사고, 충동 이미지를 억제하거나 다른 생각이나 행동으로 순화하려고 한다.
   ④ 자신은 강박적인 사고, 충동, 이미지가 자신의 정신적 산물임을 알고 있다.
   강박적 행동은 ①과 ②로 정의한다.
   ① 손 씻기, 확인하기 등의 반복행동, 또는 숫자 세기 등의 정신활동을 반드시 수행해야 한다고 느낀다.
   ② 강박적 행동이나 정신활동은 고통을 예방 혹은 완화하거나 두려운 사건이나 상황을 피하려는 목적이 있지만 누가 봐도 지나치다고 할 정도로 과도한 행동을 한다.
2. 자신은 강박적 사고 혹은 강박적 행동이 지나치거나 비합리적임을 인식한 적이 있다.
3. 강박적 사고나 강박적 행동은 심한 고통을 초래하고 시간을 낭비하거나, 일상생활이나 직업상의 기능, 인간관계에 심각한 지장을 준다.
4. 이 장애는 약물이나 신체질환에 의한 것이 아니다.

수 없는 상태를 말한다. 또 강박적 행동은 강박적 사고를 누그러뜨리거나 없애기 위한 행동이다. 강박장애에서 많이 보이는 유형은 다음의 세 가지다.

① 씻기 강박

불결함과 오염에 대한 공포로 손이나 몸을 반복해서 씻는다. 예를 들면 문고리에 손이 닿는 순간 '더러워! 세균이 묻었다! 얼른 씻어야 돼'라고 생각하고, 매우 강한 공포감에 휩싸여서 허겁지겁 손을 씻으러 간다. 그리고 시간을 들여 정성스럽게 손을 씻는다. 이 같은 행위가 반복해서 일어나 일상생활에 지장이 생기는 경우를 '씻기 강박'이라고 한다. 손을 씻을 때의 정성은 일반적인 수준을 뛰어넘어 사람에 따라서는 피부가 벗겨져도 손 씻는 행위를 멈추지 못한다. 또 목욕하는 데 몇 시간씩 걸리는 사람도 있다.

② 확인 강박

문단속 등을 반복한다. 예를 들면 열쇠를 잘 잠갔는지 걱정이 들기 시작하면서 확인을 안 하면 불안이 사라지지 않아 확인을 하지만 금세 다시 걱정이 되어 문단속을 확인하는 행동을 반복한다. 문단속이나 가스밸브를 잠갔는지 신경이 쓰여서 외출을 못 하는 사람도 있다.

③ 순서/의식적 행위

물건의 배열, 순서, 정확성, 대칭성 등에 대한 강한 집착을 가리킨다. 예를 들면 자기 전에 스스로 정한 행위를 두 시간 동안 하지 않으면 자리에 눕지 않고, 방에 놓아둔 물건이 조금이라도 비뚤어져 있으면 참지 못하는 경우 등이다.

3) 공황장애

공황장애(panic disorder)는 현기증, 숨 가쁨, 심계항진 등의 증상이 갑자기 나타나고 그 증상이 10분 이내에 최고조에 달하는 질환이다. 이 같은 증상을 공황발작(panic attack)이라고 한다. 공황발작은 아무 전조도 없이 두근거림, 현기증, 숨 가쁨 등의 증상이 강한 불안, 공포와 함께 갑작스레 출

표 6 공황발작의 진단 기준

강한 두려움이나 불쾌감이 있고 다른 시기와 분명히 구별되는 기간 동안 비정기적으로 다음 중 적어도 4개의 증상이 갑작스럽게 나타나고 10분 이내에 그 증상이 최고조에 달한다.

① 심계항진, 심박수의 증가
② 발한
③ 떨림 또는 전율
④ 숨 가쁜 느낌 또는 숨 막히는 느낌
⑤ 질식감
⑥ 흉부 통증 또는 가슴의 답답함
⑦ 토할 것 같은 느낌 또는 복부 불쾌감
⑧ 현기증, 불안감, 머리 띵함, 또는 어지러움
⑨ 비현실감 또는 이인증(離人症, 자신의 몸이 자신의 것이 아닌 듯한 느낌, 꿈속에 있는 듯한 느낌)
⑩ 자제력 상실에 대한 두려움 또는 미칠 것 같은 두려움
⑪ 죽음에 대한 두려움
⑫ 감각 이상(마비감 또는 찌릿찌릿한 감각)
⑬ 오한 또는 얼굴이 화끈 달아오름

현하는 것이다. 대부분의 경우 공황발작은 강한 불안이나 공포를 동반한다. 의학적인 검사를 해도 신체적으로는 아무 이상이 발견되지 않는다. 20대 중반에서 30대 중반의 사람들에게 많이 발생한다. 공황장애에는 표 6[10]과 같은 특징이 있다.

공황발작은 지하철을 탔을 때, 엘리베이터 안이나 인파 속에 있을 때 쉽게 일어나는 경향이 있다. 발작 증상은 매우 격렬하며 아무런 전조 없이 시작된다. 그래서 일단 발작이 시작되면 강렬한 불안감, 공포감이 덮쳐와 '이대로 있으면 죽는다'고 생각하며 공황상태에 빠지는 사람이 많다.

한번 공황발작을 경험하면 '또 발작이 일어나면 어떡하지' 하고 불안해진다. 이를 '예기불안'이라고 한다. 예기불안 때문에 갈수록 외출이 어려워지고, 외출해도 불안 때문에 다시 발작이 일어나기 쉬워지는 악순환에 빠지게 된다. '이러려던 게 아닌데, 밖에 나갈 수가 없어', '외출하고 싶고 지하철도 타고 싶은데 못 타겠어' 처럼 자기조절이 안 되는 점 또한 곤란한 부분이다.

공황장애는 광장공포증을 동반하는 경우와 동반하지 않는 경우로 나뉜다. 광장공포증이란 '그곳에 갔다가 다시 발작이 일어나면 어쩌지', '만약 지하철 안처럼 도망칠 수 없는 곳에서 발작이 일어나면 어쩌지' 라는 생각에 불안해져서 사람이 많은 곳, 지하철 같은 공공 교통수단, 엘리베이터, 백화점, 슈퍼마켓 등을 피하게 되는 증상을 가리킨다. 그래서 혼자서는 지하철도 못 타고 항상 동행인이 있어야 안심하는 사람도 있다. 광장공포증이 심해지면 집에서 한 발짝도 못 나오거나 집에서도 혼자 있지 못하게 되기도 한다.[11]

공황장애가 발생하는 원인은 명확하게 밝혀지지 않았지만 스트레스와 본인의 자질이라는 이 두 가지가 관계된 것은 확실하다. 스트레스로는 수면

부족, 피로, 컨디션 난조, 바쁜 일 등이 지속될 때나 결혼, 사별, 이사 등 생활에 커다란 변화가 일어났을 때 이것이 계기가 되어 공황발작을 일으키게 된다.

　또 공황장애 환자의 특징은 성실하고, 꼼꼼하고, 예민하고, 잘 참고, 남이 부탁한 일은 거절하지 못하고, 착한 점 등을 들 수 있다. 동일한 스트레스를 받아도 스스로 해소할 수 있는 사람이라면 발작을 일으킬 가능성은 낮아진다. 반면 이러한 상황이 지속되면서 자신도 모르게 스트레스가 쌓이고 또 그 스트레스를 자각하지 못하면 어느 날 갑자기 공황발작이란 형태로 증상이 나타나기도 한다.

　최근에는 경쟁이 심해졌을 뿐만 아니라 조직 내 규제도 많아졌고, 일에서는 빠른 속도와 높은 정확성을 요구하게 되었다. 실패가 용납되지 않아 직장인들은 항상 긴장 상태에 놓여 있다. 이 같은 긴장 상태, 즉 스트레스 상태가 오래 지속되거나 갑작스럽게 높아진 스트레스 때문에 공황발작을 일으키는 노동자가 늘고 있다. 이런 사람들은 대부분 꼼꼼하고 성실하며, 일에 대해 완벽주의자에, 자기가 힘들어도 남의 곤란한 처지를 지나치지 못하는 성격의 소유자라는 특징이 있다.

　그런데 공황발작과 비슷한 증상은 신체적인 질환이 있을 때도 나타난다. 협심증, 심근경색, 부정맥, 메니에르증후군**, 갱년기장애 등이 그렇다. 공황발작과 비슷한 발작을 일으켰을 때 '아, 이건 공황발작이다'라고 단정 짓지 말고, 일단 검사부터 받아서 신체에 이상이 없다고 나오면 그때부터 공황발작을 의심해본다. 이때는 정신과에서 진단과 치료를 받는다. 치료는 약물치료와 심리치료(상담)을 주로 행한다.

　신체적인 질환은 초기에는 잘 드러나지 않아 검사 결과로 나타나지 않는 경우도 있으니, 정신과에서 치료를 받는데도 증상이 좀처럼 호전되지 않을

**메니에르증후군
(Meniere's syndrome)**
이명, 난청과 함께 갑자기 평형감각을 잃고 현기증이나 발작을 일으키는 병. 1861년에 프랑스의 의사 메니에르(Meniere, P)가 보고한 데서 이런 명칭이 유래했는데 원인은 분명히 알려져 있지 않다. 스트레스를 많이 받는 30~40대의 꼼꼼한 성격의 남성이 걸리기 쉽다고 한다.

때는 다시 한 번 건강진단을 받도록 한다. 재차 건강진단을 받은 결과 신체에 이상이 발견되었다면 그에 맞는 치료를 한다.

4) 정신신체질환

한국정신신체의학회의 지침에 다르면, 정신신체질환이란 신체질환 중에서 그 증상이나 경과에 심리적, 사회적 요인이 밀접하게 관여하며, 기질적 내지는 기능적 장애가 인정되는 병태를 가리킨다.[12] 스트레스와 밀접하게 관계된 신체질환이라고 할 수 있다. 우울증 같은 다른 정신질환 때문에 생기는 신체 증상은 제외된다. 정신신체질환의 예로는 본태성 고혈압**, 기관지천식**, 과민성장증후군**, 위궤양, 긴장성 두통**, 월경불순 등이 있다.[13]

정신신체질환인 사람에게서 보이는 특징은 매우 다양하다. 감정을 잘 표

❋❋ 본태성 고혈압(essential hypertension)
원인이 명확하지 않은 고혈압. 고혈압 환자의 70~80%를 차지하는데, 유전적 경향이 강하다.

❋❋ 기관지천식(bronchial asthma)
기관지가 과민하여 보통의 자극에도 기관지가 수축되고 점막이 부으며 점액이 분비되고 내강이 좁아져 숨 쉬기가 매우 곤란해지는 병. 대개 새벽녘에 발작적으로 호흡곤란이 오고 기침이 나며 가래가 나온다. 집 안의 먼지 속에 들어 있는 진드기, 꽃가루, 곰팡이, 동물의 털, 비듬 따위에 대한 알레르기 반응이 주원인이며 자율신경의 실조(失調)나 내분비 조절의 이상에도 원인이 있다.

❋❋ 과민성장증후군(irritable colon syndrome)
정신적인 스트레스로 창자의 운동이 증가하여 설사나 변비가 생기고 아랫배가 아픈 만성 질환. 과민성결장이라고도 한다.

❋❋ 긴장성 두통(tension type headache)
심한 스트레스나 긴장된 자세 때문에 주로 뒷목이나 뒷머리 또는 머리 전체에 생기는 두통.

표 7 ❘❘ 대표적인 정신신체질환[13]

순환기	본태성 고혈압, 부정맥, 심근경색 등
호흡기	기관지천식 등
소화기	위궤양, 과민성장증후군 등
내분비	당뇨병, 갑상선기능항진증 등
신경, 뼈, 근육	자율신경실조증, 긴장성 두통, 류머티즘성 관절염 등
귀, 코, 목	메니에르증후군, 난청, 이명 등
눈	원발성 녹내장, 안정(眼精)피로 등
부인과	월경불순, 무월경, 월경전증후군 등

현하지 못한다, 자신의 감정을 쉽게 알아채지 못한다, 사실 관계는 매우 세세하게 설명하지만 그와 관련된 감정이 수반되지 않는다, 커뮤니케이션이 서툴다, 에둘러서 말한다 등이 있다. 이 같은 증상을 감정표현불능증(alexithymia)이라고 한다. 예를 들어, 누가 봐도 바빠 보이는데 "별로 안 바빠"라고 말하거나 "어깨도 결리고, 머리도 아프고, 속도 안 좋고……"라고 호소하는데 그다지 실감이 나지 않는다는 특징을 보인다. 정신신체질환인 사람과 얘기하고 있으면 '어쩐지 말이 안 통하네', '뻔한 소리만 하는 사람'이라는 느낌을 받기도 한다. 이처럼 정신신체질환은 감정을 겉으로 드러내지 못하는 만큼 스트레스의 영향이 신체로 표출되는 것으로 보인다.

이런 경우 신체에서부터 증상이 나타나고 본인 또한 그 사실을 고통스럽다고 여기기 때문에 우선 신체 증상부터 치료할 필요가 있다. 고혈압이라면 약물치료, 식사요법, 적당한 운동 등으로 치료하며 장질환으로 변비나 설사를 앓고 있다면 그 상태를 개선하는 치료를 한다.

5) 알코올 및 약물 의존증

알코올 및 약물 의존증은 특정 약물(알코올, 아편, 모르핀, 시너, 마리화나, 수면제, 정신안정제, 코카인, 각성제, 진통제 등의 의존성 물질)을 섭취한 효과(쾌락 등)를 반복적으로 얻으려는 욕구를 억누를 수 없게 되는 질병이다. 그 결과 섭취를 계속하는 동안 내성이 생겨서 양을 늘리지 않으면 동일한 효과를 얻을 수 없게 된다. 따라서 신체적 건강이나 생활의 다른 어떤 일보다도 약물 섭취를 우선하게 되는 등 섭취 행동을 스스로 조절할 수 없어지는 질병이기

**
금단증상
상용하던 약물, 알코올을 끊었을 때 생기는 불면, 떨림, 발한, 초조감, 환각 등의 증상.

도 하다. 신체가 약물(물질)에 중독되면 몸속에 약물이 들어오는 것을 당연시하게 되고 약물이 중단되면 금단증상****** 이 나타난다. 신체, 심리, 사회 각각의 측면에서 다양한 문제를 일으키는 질병이다.

특히 알코올의존증은 대부분의 경우 다음과 같은 과정을 거친다.[14]

- 회식 등 기회가 있으면 음주를 한다(기회음주).
  ↓
- 매일 술을 마시게 된다(습관음주).
  ↓
- 한 번에 마시는 주량이 증가한다.
  ↓
- 음주 시 기억을 잃는 일이 증가한다(블랙아웃).
  ↓
- 술을 마시지 않고는 못 견딘다. 몰래 음주를 한다.
  ↓
- 알코올을 끊으면 초조, 불안, 발한, 불면, 떨림 등의 증상이 나타난다.
  ↓
- 쉴 새 없이 마신다→몸이 안 좋아 마실 수 없다→조금 회복되자마자 못 마신 만큼 폭음한다(연속음주).

단, 모든 사람이 이 같은 과정을 거치는 것은 아니며, 한 명이 모든 경과를 거치지도 않는다. 알코올의존증 환자들은 신체적, 정신적으로 이상이 나타나더라도 본인은 알코올을 끊지 못하고 가족까지 고통 속으로 몰아넣는 일이 다반사다. 주위에서 과음을 걱정해도 그런 적 없다며 강한 저항을 보이는 경우도 많다. 가족을 향한 폭력과 폭언 때문에 가족이 붕괴되기도 하는 등 문제가 심각하다.

하지만 가족은 항상 취한 상태인 사람을 봐왔기 때문에 의외로 의존증이란 사실을 깨닫지 못하기도 한다. '취하면 으레 저러더라' 하고 넘긴다. 또 설사 가족이 음주 행동에 이상이 있다고 자각해도 '술만 안 마시면 좋은 사람이니까'라며 치료를 단념하는 경우도 있다. 가족의 입장에서는 '술을 끊으면 좋겠지만, 당사자가 워낙 좋아하니까', '술만 주면 얌전해지니까', 혹은 '술을 빼앗으면 불쌍하다'라고 생각해서 술을 주고 마는 경우가 많다.

알코올의존증은 주량을 줄이는 것만으로는 개선하기 매우 어려운 질환이다. 금주가 최선의 방법이다. 한번 알코올의존증에 빠지면 금주를 한 후 상당한 시간이 흘러도 단 한 번의 음주, 한 모금의 술을 입에 대는 것만으로도 순식간에 원래의 주량 혹은 그 이상의 주량을 원하게 된다. 모처럼 금주에 성공했다 해도 그때까지의 노력이 모두 물거품이 되어버린다. 주변 사람들의 "한 잔 정도야 괜찮아"라는 권유를 뿌리치지 못하고 다시 알코올의존에 빠져버리는 사람도 많이 볼 수 있다.

- 신가이 노리토시(新貝憲利)

3. 상담 및 심리치료

상담에 대한 관심이 높아지고 있다. 교육현장의 집단 괴롭힘과 등교 거부 문제, 직장인의 우울증, 범죄나 재해 피해자에 대한 심리적 지원의 중요성 등이 논의되면서 대학이나 대학원에서는 임상심리학을 전공하는 학생 수가 늘고 있다. 상업적으로도 '마음'에 주목하는 경우가 많다. 여러 기업에서 '치유'를 테마로 한 서비스를 내세우고 상품 판매에도 '상담'을 사용할 정도다. '상담자'라는 이름이 붙은 자격도 급증해서 어디까지가 전문적 지식을 갖춘 활동인지 분간하기 어려운 실정이다.

산림테라피 일을 하는 사람은 심리치료 및 상담의 기본지식을 충분히 이해해둘 필요가 있다. 상담 및 심리치료라고 하면 일반적으로 정신분석이론, 내담자중심요법**, 인지행동요법** 등의 이론 학습이 중심이 되곤 한다. 하지만 이론을 아는 것만으로는 충분치 않다. 상담은 사람 사이에서 도움을 주고받는 것이므로 상담자로서 지녀야 할 자질과 그 자질을 향상시키는 방법까지 알아야 한다. 심리적 도움의 다양한 형태와 각각의 목적에 대한 이해

** 내담자중심요법
상담자가 공감적 이해, 수용, 무조건적인 긍정의 자세를 유지하면서 내담자의 자기 표현을 촉진하는 심리치료적 접근법.

** 인지행동요법
내담자의 불합리하거나 부적절한 인지(신념)를 수정하여 불안이나 우울 등의 감정적 문제를 개선하는 심리치료적 접근법.

도 중요하다. 또 어떤 때 상담 및 심리치료가 효과적이며 어떤 때 그 유효성을 얻을 수 없는지를 검토한 실증연구에 대한 지식도 필요로 한다.

이제부터 상담의 이론을 이처럼 폭넓게 다루고 해설하고자 한다.

1) 상담 및 심리치료의 정의

상담이란 전문적 훈련을 받은 상담자가 언어적, 비언어적 커뮤니케이션을 통해 내담자가 고민을 해결하고 심리적인 성장을 이룰 수 있도록 도와주는 심리적 도움[15]이라고 말할 수 있다.

상담은 전문가와 고민이 있는 내담자가 만나는 빈도나 횟수, 요금, 비밀 유지의 의무와 프라이버시에 관한 치료 계약에 서로 합의하면서 시작된다. 그 형태도 상당히 다양하다. 병원이나 클리닉 같은 임상현장, 학교 등의 교육기관, 산업영역, 교도소 같은 교정시설, 복지 현장이나 스포츠선수의 동기 부여 등, 다양한 목적으로 다양한 현장에서 실천한다.

상담을 주로 담당해온 사람은 임상심리사** 다. 일본에서 이에 대한 자격 인증은 1988년 문부성(현 문부과학성)에서 허가를 받은 '재단법인 일본임상심리자격인정협회'가 실시하고 있다. 현재 산업상담자, 커리어상담자, 인정(認定)상담자, 임상발달심리사, 인정(認定)심리사 등, 협회 인정에서 민간 레벨까지 자격이 난립해 있고, 양성 과정의 필수 훈련시간이나 과목일수 등이 천차만별이다 보니 상담자라 불리는 사람의 자질이나 기술적 수준이 통일돼 있지 않은 실정이다.

**
임상심리사
재단법인 일본임상심리사 자격인정협회가 인정하는 심리사의 자격. 제1종 지정교 대학원 석사과정에서 임상심리학의 과목을 이수하고 임상현장에서 실습을 거친 뒤, 학과시험과 면접으로 이루어진 자격인정시험에 합격해야 한다. 자격은 5년마다 연수수강, 학회발표, 집필활동 등을 토대로 갱신한다.
우리나라에서는, 2002년 국가기술자격 33개 종목 중 하나로 임상심리사가 신설되었다. 국민의 건강을 보호, 증진하고 개인의 삶의 질을 높이기 위해 상담을 통한 치료와 재활을 담당할 전문인력 양성이 필요함에 따라 신설되었다. 1급과 2급으로 나누어 선발하는데, 응시 자격은 1급의 경우 임상심리와 관련하여 2년 이상 실습수련을 받은 자로서 심리학 분야의 석사학위 이상 취득자이고, 2급의 경우 임상심리와 관련하여 1년 이상 실습수련을 받은 자로서 대학 졸업자 및 졸업 예정자다.

2) 상담 및 심리치료의 기원

상담 및 심리치료의 기원 중 하나는 전통적으로 문화나 사회에서 발달시켜온 다양한 '치유법'이라고 할 수 있다.[16] 사람은 살아가면서 다양한 사건을 겪는다. 집단 간의 긴장이나 가까운 사람과의 죽음, 이별로 인해 강한 슬픔과 같은 감정을 떠안게 되는 경우도 적지 않다. 이럴 때 사람들은 의식이나 관습의 힘을 빌리거나 종교의 도움을 받아 대처해왔다.

하지만 전통적인 사회에서 근대사회로 옮겨가면서 가족이나 지역 공동체의 전통적인 대처법을 대신하여 근대사회의 가치관이나 라이프스타일 등을 포용한 상담이 사회적인 지위를 획득하게 되었다. 이는 정신의학과 심리학의 발전으로 상담 및 심리치료가 대중의 광범위한 이해를 얻게 된 점과 관련이 깊으며, 또 과거에 비해 현대사회는 심리적 문제가 발생하기 쉬운 환경이란 점 역시 임상심리학과 상담에 대한 필요를 높이는 데 일조했다.

미국에서는 제2차세계대전이나 베트남전쟁에서 돌아온 군인들의 심리적 원조를 위해 심리사 양성이 시급해지면서 대학원에서 교육과 훈련을 시킬 수 있도록 제도를 정비했고, 이때를 계기로 심리사의 수도 급증했다. 일본에서는 집단괴롭힘이나 등교 거부 문제에 대한 사회적 관심이 높아지면서 교육현장에서 심리사가 담당하는 역할에 기대를 걸게 되었고, 학교 내 상담자 제도의 확립을 서두르는 과정에서 심리사의 수를 늘려나갔다.

3) 심리적 도움의 차원

심리적 도움은 예방적, 발달적, 회복 및 치료적 관점의 3가지로 분류하는 방법이 일반적이다.[17] 예방적 도움은 주로 그룹 활동을 통해 이루어지며, 상담자가 전문적인 지식을 해설하며 대처법 등을 알려주는 심리교육적인 성격이 강하다. 발달적 관점은 자신이 지닌 잠재능력의 탐색과 발견, 그리고 출산, 전근, 퇴직 등 라이프사이클 발달의 중요한 계기를 맞았을 때 현명하게 대처하도록 하는 데 목적을 둔다. 회복 및 치료적 관련은 문제가 일어난 후의 대처가 주목적이며 앞의 두 가지보다 훨씬 오랜 기간이 걸리는 경우가 많다(표 8).

표 8 :: 심리 원조의 차원[17]

목적	예방	발달	회복 및 치료
구체적인 예	진로 지도 스트레스 대처법 연수(우울, 심리적 건강) 심리교육(스트레스 대처법) 커뮤니케이션에 대한 개입	상담 발달 지도 및 육아 상담 인카운터 그룹 조직 내 그룹워크 자기 이해를 위한 상담	위기 개입 심리치료 교정(矯正)
목적	자각(自覺)의 촉진 스킬 학습 정보 제공	잠재력 발휘를 촉진 자기경쟁력의 강화 대인관계의 향상	대응력의 개선, 행동 및 사고와 감정의 변화
시간 전망	현재부터 미래	현재부터 미래	현재, 과거, 미래
실시 현장	한정 없음	직장, 교육현장, 개인	임상현장
상담자의 활동	모델링(견본을 제시한다) 정보 제공 적절한 다른 상담자에게 소개	의지 결정에 대한 도움 가치관 및 체험을 명확하게 하고 촉진한다.	문제를 이해하고 대처법을 가르친다. 부적응 행동을 고친다.
내담자	제한 없음	제한 없음	그 시점에서 심리적 문제를 안고 있는 사람
다루는 심리적 테마나 과제의 예	직업 선택 및 진로에 대한 의식 환기성 교육 자기 표현(assertion) 마음 챙김(mindfulness)	퇴직 후 인생 설계 육아 상담 진로 상담 커리어 상담	감정적 문제 (우울하고 불안한 마음), 약물 등의 의존증

4) 상담과 심리치료

일본에서는 아직 상담(counseling)과 심리치료라는 두 개념의 위상이 정확히 정립돼 있지 않아 양자의 관계가 확실치 않은 실정이다.[18] 상담에는 '이야기하는 것', '상담하는 것'이란 뜻이 있으며, 심리치료는 그에 비해 '치료적'인 의미가 좀 더 강한 용어다. 심리치료는 정신과의사들을 중심으로 '정신치료'라고 부르는 것이 일반적이다.

심리치료는 프로이드의 정신분석 접근에 근거한 인간 이해를 바탕으로 하며, 정신병원이 중심이 된 의료현장에서 출발하여 발전해왔다.[19] 비교적 무거운 심리적 문제나 정신병리를 지닌 내담자를 대상으로 해왔다. 따라서 내담자와 테라피스트가 장기적인 관계를 맺어 내담자의 심리적 갈등이나 고통을 개선하고, 성격적 변화를 촉진하는 데 목적을 둔다.

반면 상담은 F. 파슨스** 가 1908년 보스턴에 직업상담소를 개설한 것이 시초다. 직업 상담이나 C. 로저스**의 비지시적 요법(내담자중심요법)**이 교육현장에서 널리 활용되면서 발전했다. 상담자는 비교적 건강한 사람들의 삶을 더욱 높은 수준으로 끌어올리는 것을 목표로 한다. 따라서 심리적 장애보다는 라이프사이클상의 중요한 사건과 맞닥뜨렸을 때의 심리적인 도움과 성장 촉진을 목적으로 삼으며, 심리치료와 비교하면 좀 더 단기적인 관계가 중심이 된다. 심리치료와 상담은 상당히 다른 인간관과 도움의 원리에 바탕을 두고 발전해왔지만, 최근에는 그 차이가 눈에 띄지 않는다는 지적도 나오고 있다. 실제로 병원이나 클리닉에서 행하는 치료적인 관계를 상담이라고 부르는 경우도 많다는 데서 알 수 있듯이, 상담 및 심리치료에는 심리적 장애나 갈등과 같은 심리적 기능부전을 개선한다는 측면과 건강한 기능을 더욱 촉진시키는 측면의 양자가 공존한다고 이해하면 될 것이다.

✽✽
F. 파슨스
(Frank Parsons)
20세기 초의 사회활동가며 진로 상담(career counse-ling)의 창시자.

✽✽
C. 로저스
(Carl Ransom Rogers)
미국의 심리학자. 내담자 중심요법 또는 비지시적(非指示的) 상담의 창시자. 치료적 변화를 위하여 필요한 치료자의 태도를 중시했다. 치료자 자신의 자기일치, 환자에 대해 무조건적인 긍정적 관심, 일치된 공감적 이해를 중시했다.

✽✽
비지시적 요법
(nondirective counseling)
환자에게 암시를 주거나 설득하지 않고, 환자가 스스로 자신의 문제를 파악하여 정신적 장애를 극복할 수 있도록 환자를 이끌어주는 심리치료법.

5) 상담자

상담 및 심리치료의 이론과 함께 중요한 요소는 상담자 및 테라피스트의 자질이다. 상담 및 심리치료는 사람을 대상으로 하는 것이기에 그 과정과 결과는 오로지 한 사람의 인간인 상담자 및 테라피스트를 통해 구현된다. 그렇기 때문에 상담자는 전문적인 지식뿐만 아니라 타인을 도와주는 자질을 익히고 그들을 성장시켜야 하는 점을 명심해야 한다. 상담자로 나서고자 하는 동기에 대해 검토하고, 이어서 상담자로서 개인이 지녀야 할 자질에 대해서 설명한다.

① 상담자를 희망하는 동기

상담 및 심리치료를 배워서 타인을 도와주고 싶은 마음은 효과적인 원조자가 되는 데 매우 중요한 출발점이다. 하지만 상담자가 타인에 대한 지원이나 도움을 줄 때 상담자는 상대의 요구만을 만족시키는 것뿐만 아니라 자기 자신의 요구도 만족시키고 있다는 사실을 잊어서는 안 된다. 이를 정신역동 이론에서는 '역전이**'라고 한다. 예를 들어 젊은 여성에 대해 혐오감을 품은 남성 상담자는 젊은 여성 내담자의 고민을 경시한 나머지 내담자의 얘기에 공감하며 경청하기 어렵다.

그렇기 때문에 상담자는 더더욱 자신이 어떤 요구를 지니고 있으며 왜 타인에게 도움과 지원을 제공하고 싶어 하는지를 이해해야 한다. 따라서 자기 자신의 요구를 깨닫고 그에 대해 충분히 이해함으로써, 상담 과정에서 자신의 요구를 긍정적인 힘으로 바꿔나가고자 노력해야 한다.

아래에 심리 상담을 지망하는 일반적인 동기[20]를 소개해놓았다.

> ** **역전이**(逆轉移)
> 내담자의 말과 행동을 통해 상담자 자신의 문제가 환기되어 상담 과정이 저해되는 일.

■ 사회공헌의 욕구

많은 상담자가 사회공헌을 하고 싶은 마음과 타인의 인생에 영향을 미쳐 자신의 인생을 의미 있는 것으로 만들고 싶다는 마음을 품고 있다. 하지만 이런 욕구는 내담자가 원치 않는 방향으로 가도록 강요하거나, 내담자가 변화를 원치 않는데도 변화 쪽으로 내모는 등 내담자에게 압력을 가하는 잘못된 행동으로 이어지기도 한다. 또 생각대로 내담자가 변화하지 않았을 때 낙담하거나 욕구불만 등을 느끼기 쉽다.

■ 타인을 돕고 싶다, 힘이 돼주고 싶다

상담자를 목표로 하는 사람들 대부분은 다른 사람의 웃는 얼굴을 보고 싶다, 고통을 경감시켜주고 싶다는 등 타인을 도와주는 일에서 기쁨을 발견한다. 이 동기에서 주의해야 할 부분은 사람은 고통을 느낄 때 문제와 마주하게 된다는 점이다. 이때 단순히 고통만을 덜어주려 한다면 내담자가 자신의 힘으로 문제를 해결할 기회를 빼앗아버리게 된다.

따라서 '도움'과 '구원'을 분명히 구별해야 한다. 도움이란 내담자가 자신의 힘으로 문제를 해결하고 성장해가는 것을 지지하고 촉진하는 행동을 가리킨다. 구원이란 문자 그대로 타인을 어려움에서 완전히 구해내는 일이다. 구원은 상담자 자신의 무력감을 회피하기 위한 수단이 되기 쉽다는 점을 기억해두자.

■ 자기 자신의 문제를 이해하여 해결하고 싶다

상담자 자신이 어떤 문제로 고민하며 불만스럽게 생각하는 상황 자체가 계기가 되어 타인을 도와주는 일을 지망하는 예가 적지 않다. 그래서 비슷한 문제를 안고 있는 사람들에게 접근해서 도움을 주어 자신의 문제를 간접적으로 다루게 되는데, 이 과정에서 결과적으로 상담자 자신의 문제를 해결하기 위해 내담자를 이용한 격이 될 위험성도 있다.

■ **사회적 명성 및 지위를 확보하고 싶다**

관련 자격을 취득해서 권력이나 사회적 지위를 획득하고 그로 인한 영향력을 손에 넣고 싶다는 동기가 엿보이는 경우가 있다. 도움이란 내담자가 자신 안에 내재한 회복력(resilience)이나 잠재적 능력, 재능을 접하고 발휘할 기회를 만들어주는 일이기 때문에, 권력과 사회적 지위를 원하는 상담자의 욕구가 채워지지 않는다면 상담 본래의 목적에 어긋나는 상황이 펼쳐질 수 있다.

6) 효과적인 상담자의 자질

상담자가 자신에게 주어진 도식적인 역할에서 벗어나 자신의 진정한 기분을 깨닫고 그를 적절한 형태로 표현하는 행동을 자기일치(순수성)** 라고 한다. 이는 상담자의 기본적 자세 중 하나다.[21] 효과적인 상담자의 자질[22]은 표 9에 나와 있다.

**
자기일치
C. 로저스는 상담자가 역할에 고착된 행동을 하지 않고 자신의 진정한 기분을 깨닫고 그를 적절한 형태로 표현하는 행동을 자기일치라고 불렀다.

① **주체성 및 적극성**

심리상담사는 비교적 최근에 생긴 직종이며 아직은 제도 자체가 정비되는 과정에 있기 때문에 의료, 복지, 교육 등의 기관에서 어떤 역할을 담당할 수 있을지 스스로 발견해가는 자세가 필요하다. 그리고 '무엇이 필요한가',

표 9 :: 효과적인 상담자의 자질[22]

1	**현실을 정확하게 파악하며 현실과 좋은 관계를 맺고 있다** 이는 자신의 욕망 때문에 현실을 왜곡하거나 중요한 일을 간과하지 않고 있는 그대로 받아들이는 태도를 의미한다. 세상에는 '편하게 돈을 버는 방법', '아름다워지는 비결' 같은 달콤한 얘기가 많다. 이런 얘기에 혹해서 노력도 하지 않고 자신의 인생을 180도 바꿀 수 있다고 믿는 것이 아니라 평범한 매일의 생활 속에서 기쁨을 발견하려는 자세가 중요하다.
2	**자기, 타인, 자연을 수용할 수 있다** 효과적인 상담자는 자신 역시 한 사람의 인간이기 때문에 결점이나 약점이 있다는 사실을 받아들이고 실패하거나 실수를 저지르더라도 부끄러워하지 않는다. 그래서 자신의 그런 부분을 비판적으로 보지 않고 수용함으로써 자아연민(self-compassion)을 품을 수 있다. 상담자가 자기 자신의 문제를 수용하지 못한다면 자신의 약점을 받아들이려 노력하는 내담자에게 도움을 주기가 어렵다.
3	**자발적이며 관습에 얽매이지 않지만 그렇다고 관습을 무시하지도 않는다** 관습이나 관계에 얽매여서 규칙대로만 행동하는 것이 아니라 자기 자신이 느끼는 바를 기준으로 행동할 수 있는 특성이다. 이는 자기표현, 주체성, 적극성 등과도 관련이 있다.
4	**(자아 중심적이 아니라) 문제 중심적이다** 자아 중심적이란 타인의 주목을 받기 위해 특정 행동을 하거나 하지 않는 것이다. 문제 중심적이란 타인의 눈에 어떻게 비칠지 신경 쓰지 않고 문제에 대한 대처법을 찾아낼 수 있는 태도를 가리킨다.
5	**프라이버시에 대한 욕구, 혼자 있는 시간을 즐길 줄 안다** 혼자 있는 시간을 소중히 여기고 즐길 줄 안다. 누가 옆에 없다고 해서 뭔가 부족한 느낌을 갖거나 외롭다고 여기지 말고 자신만의 세계를 갖고 그 가치를 발견한다.
6	**자율적이며 문화와 환경에 의존적이지 않다** 자신의 인생을 타인과 함께 즐기며 다양한 감정을 공유할 수 있지만 자기 자신의 기쁨을 얻기 위해, 또는 불안한 감정을 해소하기 위해 타자에 의존하지 않는다.
7	**반복되는 일상에서도 신선함을 느끼고 음미한다** 상담뿐 아니라 사람들의 생활에는 반복이 많다. 그런 속에서도 항상 발견이 있고 새로운 기분으로 하루 하루를 맞을 수 있다면 그 자체가 커다란 힘이다.
8	**신성체험(神聖體驗), 대양감각(大洋感覺, 자연처럼 자신보다 큰 존재와 일체감을 의미한다)을 느낄 수 있다** 경외하는 마음, 망아체험(忘我體驗)처럼 자신의 몸을 초월해서 세상과 연결된 듯한 체험을 할 수 있다.
9	**공감적이다** 타인에 대한 깊은 공감, 동정, 배려를 지니고 있다.
10	**깊은 대인관계를 맺고 유지할 수 있다** 상담에서는 많은 경우 일대일의 밀접한 관계를 맺고 그 관계를 깊게 이끌어야 한다. 따라서 단순히 타인과 관계를 맺는 데서 그치지 않고 좀 더 밀접한 관계를 추구하며 관계를 심화하려는 자세가 중요하다.
11	**민주적인 인격을 지닌다** 민주적인 인격이란 교육이나 인종, 정치적 입장 등에 따라 차별하지 않고 한 사람 한 사람을 모두 소중히 여기며 누구에게서든 서로 배울 점이 있다는 생각으로 사람을 대하는 자세다.
12	**수단과 목적을 구별할 수 있다** 효과적인 상담자는 목적과 수단을 명확하게 구별할 줄 알고, 그 둘을 혼동하지 않는다.
13	**비아냥거림이 아닌 유머를 사용할 줄 안다** 다양한 상황 자체를 바꾸는 일은 어렵더라도 상황을 바라보는 시각을 바꿈으로써 느낌이 완전히 달라지는 경우가 있다. 유머는 그러한 힘이 있다. 타자를 희생양으로 삼아 웃기는 것이 아니라 기쁨을 공유할 줄 안다.
14	**창조성을 지닌다** 한 사람 한 사람의 내담자는 다 다르며 어떤 상황에 대응하느냐에 따라 매번 방법이나 접근 방식으로 조정할 필요가 있다. 효과적인 상담자는 언제나 자기 자신의 방식을 추구하며 새로운 발견을 목표로 한다.

'어떻게 하면 더 좋은 도움과 상담이 가능한가', '어떻게 하면 다른 전문가와 매끄럽게 협력하고 연계할 수 있을까'와 같은 문제의식을 한 사람 한 사람이 항상 염두에 두고 행동하는 주체성이 중요하다. 이는 단순히 의무를 수행하며 타인이 일을 의뢰하기만을 기다리는 수동적 자세와는 반대된다.

② **위험 감수**

위험 감수(risk taking)란 실패가 두려워 안전한 영역에 머무르지 않고 한 걸음씩 앞으로 나아가는 행위다. 상담을 할 때 내담자가 기분 나빠할지도 모른다는 생각에 내담자의 기분, 행위, 발언 사이의 모순이나 부적응 행동 등을 지적하지 못하고 그냥 넘어가는 상담자가 많다.

예를 들어 문제와 마주하는 것을 피하고 타인을 배려하지 않는 행동을 반복한 결과 친구나 가족과 멀어진 내담자가 상담 시간에 지각을 거듭한다고 가정하자. 이때 내담자가 "일이 늦게 끝났다"고 변명을 하는 사실을 알면서도 상담자가 지각을 문제 삼지 않는다면 내담자는 타인과 맺은 관계를 악화시키는 바로 그 문제와 마주할 기회를 놓쳐버리게 된다. 반대로, 상담자가 리스크를 떠안고 내담자에게 그 사실을 거론한다면 내담자는 문제와 마주할 기회를 얻는 것은 물론, 그 같은 문제와 정면에서 마주하려는 상담자의 자세를 하나의 모델로서 학습할 수 있다. 이처럼 상담과 지지에서는 내담자를 이해하고 수용하려는 자세뿐만 아니라 좀 더 확실한 접촉을 시도하는 자세도 중요하다.

③ **애매함을 견디는 것**

내담자를 원조하다 보면 예측할 수 없는 상황과 자주 접한다. 타인의 기분이나 원망(願望)을 완벽하게 이해하는 일 자체가 무리인 데다가, 상담의 진행 과정을 상담자 쪽에서 정했다고 해서 그것이 반드시 내담자에게 좋으리란 보장도 없고, 또 그대로 진행되리란 보장도 없다. 다시 말해, 상담자는 예측할 수 없으며 불확실해서 어디로 갈지 모르는 상황에 자주 처한다. 애매함을 견딘다는 것은 앞으로 어떤 방향으로 갈지 모르는 상황에서도 불안에서 벗어나기 위해 금세 방향을 바꾸려 하거나 애초의 결정에 집착하지 않고 그 같은 상황에서도 침착하게 내담자와 접촉을 유지하는 태도를 의미한다. 이는 바로 답을 내서 문제 해결을 서두르는 자세가 아니라, 문제 해결의 과정 속으로 뛰어들어 체험하는 행위라고도 할 수 있다.

7) 상담자로서 자질을 높이기 위해

우수한 상담자가 어떤 식으로 자신을 고양하고 직업적 기능을 발전시키는지 인터뷰를 통해 조사한 결과, 세 가지 영역의 활동을 수행하고 있음을 알 수 있었다.[23]

- 사생활 속 대인관계를 소중히 하고, 항상 인연을 돈독히 하며, 배려하는 마음으로 주위 사람들을 대하고 있다. 그래서 일을 할 때뿐만 아니라 사적인 시간에도 충실하려 노력하고 있다.
- 지속적으로 전문적 훈련을 받고 있다.
- 자기이해를 깊게 하고, 몸과 마음의 건강을 유지하고 향상시키기 위한 활동을 하며, 그 자체를 즐기고 동시에 스스로도 상담을 받아 자기 자신에

대해 좀 더 깊이 알려는 노력을 멈추지 않는다.

우수한 심리상담사가 되기 위해서는 우선 자신의 몸과 마음의 웰빙에 주의를 기울여서 셀프 케어**를 실천하는 일이 무엇보다 중요하다. 이는 나 자신을 알려는 노력을 지속하면서 일과 사생활, 자신과 타인과 맺은 관계 사이에서 항상 균형을 추구하려는 자세다. 타인에게 도움을 주는 일을 하는 이상 인간으로서의 '상담자'가 무엇보다도 중요한 역할을 담당하고 있다는 사실을 잊어서는 안 된다.

셀프 케어(selfcare)
상담자가 직업적 기능을 향상하기 위해, 그리고 한 사람의 인간으로서 웰빙을 추구하기 위해서 취하는 활동으로 사생활의 충실, 지속적 훈련, 자기이해라는 세 가지 영역의 활동이 있다.

8) 상담 이론

상담 이론에서 가장 대표적인 세 가지 접근법을 서로 비교해볼 수 있도록 표 10에 정리해놓았다. 상담 및 심리치료 이론의 가장 근본적인 차이는 이론적 기반이기도 한 '인간관'과 '세계관'에 있다. 이들은 각각 상이한 철학적 기반 위에 있기 때문에 인간의 본질(성악설과 성선설 입장, 심리적 건강이란 어떤 상태인가, 기본적인 욕구로 어떤 것이 있는가, 타자와 맺은 관계가 담당하는 역할, 무엇을 추구해서 행동하는지)에 대한 견해가 다 다르다. 이를 반영해서 상담 및 심리치료의 목적, 테라피스트의 역할, 면접 과정 등이 달라진다.

예를 들어 정신역동치료에서는 무의식에 내재한 갈등의 중요성을 강조한다. 테라피스트는 내담자가 가능한 한 자유롭게 이야기하도록 유도하고, 무의식에 관한 내용이 나오기 쉽도록 꿈의 분석이나 자유연상 같은 기법을 사용해서 내담자의 갈등을 이해하고 그것이 어떤 식으로 일어나고 있는지, 그

표 10 심리치료의 주요 접근법의 비교

접근법	정신역동요법	휴머니스틱 심리학	인지행동요법
대표적인 이론가	S. 프로이드	C. 로저스 F. 펄스 ** A.H. 매슬로 **	A. 벡 ** A. 엘리스 ** D. 마이켄바움 **
인간관	인간은 성(性)과 공격 충동을 사회적 규범 속에서 채우려고 조정하는 과정에서 심리적 갈등을 일으키기 쉬운 존재.	인간은 기본적으로 건강하며 성장을 추구하는 존재, 자신의 생에 대한 주체적인 자세, 자기결정력을 중시.	인간은 생물적, 사회적 요인 모두에서 영향을 받지만, 그중에서도 외부의 현상을 객관적이며 정확하게 지각할 수 있는 개인의 능력이 심리적 건강에 중요.
심리적 문제에 대한 관점	유아기 양육자와 맺은 관계에서 심리갈등이 형성된다. 감정의 억제가 불가능하거나, 충동 조절이나 욕구 만족을 늦출 수 없거나 대인 갈등을 해결하지 못하는 등 자아결함이 심리적 문제로 나타난다.	타자에게 인정받기 위해 사회적 규범이나 기대를 행동의 기준으로 삼고 자신의 체험을 부정하거나 외면하기 때문에 주체성, 자발성, 자기실현을 추구하는 자신의 성장경향과 연결고리를 잃어버린다. 체험과 자기개념 사이에 불일치와 왜곡이 생긴다.	불합리한 사고(마이너스사고, 전부 아니면 전무라는 사고, 지나친 일반화 등) 때문에 적응력이 심각하게 떨어지고 공포, 불안, 우울 등의 감정이 야기된다. 과거의 잘못된 학습 때문에 부적절한 행동 패턴이 형성된다.
중심적 이론 개념	자아, 이드, 초자아, 방어기제 (투사, 전이, 승화)	자기개념 자기실현	자동사고, 신념 인지수정법, A-B-C-D-E법
주된 대상으로 삼는 심리문제	히스테리, 신경증	적응 문제, 신경증	우울증, 불안장애
치료 목적	무의식 속의 심리적 갈등을 의식으로 끌어내서 자아결함을 보완하여 좀 더 적응도 높은 방어기제를 몸에 익힌다.	내담자 자신의 체험을 부정하거나 회피하던 상태에서 중요한 정보로서 체험에 주의를 기울이고 그를 바탕으로 행동을 취하거나 자기개념을 형성할 수 있도록 돕는다.	우울이나 불안 등의 감정반응을 만들어내는 내담자의 인지 및 신념을 수정하고 좀 더 적응력이 강한 행동패턴을 정착시킨다.
치료 관계의 특질	내담자가 상담자에게 과거의 갈등을 투영할 수 있도록(전이) 중립적인 입장을 취하며 자신을 개입하지 않는다.	상담자는 '나-너' 관계, 즉 한 사람의 인간으로서 내담자와 접한다. 순수성이나 현실성 등 상담자와 내담자의 체험적인 접촉을 중시한다.	내담자와 상담자가 파트너로서 인지적 왜곡을 발견하고, 함께 실천할 수 있는 과제를 설정하는 협력적 경험주의 자세를 중시한다.
변용 프로세스	꿈의 분석, 자유연상 등을 써서 무의식의 갈등이나 충동을 이해한다. 과거의 양육자-내담자의 관계와 현재의 심리적 문제 사이에 있는 연결점을 발견한다.	내담자가 '지금 여기에서'의 체험과 접촉하여 그를 알아차리고 언어로 표현하는 과정을 중시한다. 내담자가 자신의 감정이 환경요인이나 타인 때문에 생겨난 것이 아니라 자신의 것임을 받아들인다.	내담자가 자신의 인지적 왜곡을 발견하여 좀 더 객관적이며 현실적인 사고를 몸에 익힌다. 주어진 과제를 지속적으로 수행하여 문제행동을 바꾼다.
테라피스트의 역할	중립적이고 수동적 자세를 취하며 내담자의 무의식 속 갈등을 이해하여 해석을 전달한다.	내담자의 주의를 내적 체험 쪽으로 향하게 하며 체험을 공감적으로 이해하고 내담자가 그 의미를 이해할 수 있도록 촉진한다. 체험 촉진적.	내담자가 인지적 왜곡을 발견하도록 돕는다. 행동 변화를 위한 홈워크를 정하고 그에 대해 의논한다. 심리교육적.
관련된 이론이나 개입법	대상관계론(클라인 **), 이행대상(위니콧 **), 자기심리학(코헛 **), 융(분석심리학)	내담자중심요법(로저스), 게슈탈트요법(펄스), 포커싱(젠드린 **)	합리적 정서적 행동치료(엘리스), 사회기술훈련(social skill training), 행동수정법

리고 어떤 대인 행동과 연관되어 있는지를 해석한다. 한편 내담자중심요법을 비롯한 휴머니스틱 심리학**의 접근법에서는, 테라피스트가 내담자의 무의식을 해석하는 일이 치료에 도움이 된다고 보지 않는다. 내담자가 자신의 '지금 여기에서' 일어나는 체험을 회피하거나 부정하지 않고 일단 체험을 인식한 뒤 그 자체가 발전하는 과정임을 수용함으로써 체험이 지닌 의미를 깨닫는 일을 중시한다. 정신분석에서는 현재 문제를 일으킨 유아기 양육자와의 관계를 돌아보는 일에 시간을 할애하지만, 내담자중심요법에서는 내담자가 자신의 신체에서 일어나는 기분에 접근한다. 상담자는 내담자가 이해하지 못하는 점을 지적하는 입장이 아니라 내담자가 체험하고 있는 일을 공감하고 그것을 이해하려고 노력해야 하는 입장이다.

한편 인지행동요법에서는 내담자의 내적인 세계보다 실제 행동의 변용과 우울 같은 부적응의 감정반응을 야기하는 내담자의 인지(자동사고, 신념이라

> ******
> **휴머니스틱 심리학**
> (humanistic psychology, 인본주의심리학)
> 인간의 기본적인 존재성에 관심을 갖는 심리학. 심리학은 단순한 행동과학이 아니라 인간성의 과학이어야 한다는 입장에서 종전에 과학적인 방법 때문에 경시되었던 사랑, 자아실현, 자아, 가치 추구성, 책임감 등을 중시한다.

표 10의 주석

** **F. 펄스**(Fritz Perls, 1893~1970) : 미국의 정신과의사이며 형태심리학의 창시자. 형태심리학에서는 정신현상을 개개의 감각적 요소의 집합으로 보지 않고 그 자체가 전체로서 구조나 특질을 갖고 있다고 본다. 베르트하이머, 쾰러, 코프카, 레빈 등의 베를린학파가 제창하였다. 게슈탈트심리학이라고도 한다.

** **A. 매슬로**(Abraham Harold Maslow, 1908~70) : 미국의 심리학자, 철학자. 인본주의심리학 창설을 주도하였으며, 기본적인 생리적 욕구부터 사랑, 존중 그리고 궁극적으로 자기실현에 이르기까지 충족되어야 할 욕구에 위계가 있는 '욕구 5단계설'을 주장하였다.

** **A. 벡**(Aaron T. Beck, 1921~) : 미국의 정신과의사로, 우울증 인지요법의 창시자. 우울증 환자가 비관적 사고(부정적인 사고방식)를 지닌다는 특징을 발견하고, 이러한 인지의 왜곡을 수정하는 새로운 치료적 접근법인 우울증의 인지행동치료(Cognitive Therapy)를 1963년 제창했다.

** **A. 엘리스**(Albert Ellis, 1913~2007) : 미국의 임상심리학자이며, 합리적 정서적 행동치료(rational emotive behavior therapy; REBT)의 창시자. 일반적인 심리치료 요법으로 통용되던 정신분석치료에서 과감히 벗어나 REBT를 창안하여 심리치료계에 큰 반향을 불러일으켰다. REBT는 인간의 신념이 정서와 행동에 크게 영향을 미친다는 인지치료(cognitive therapy)의 대표적 이론이며 현실 왜곡을 분석하고 교정하는 방법을 내담자에게 가르친다.

** **D. 마이켄바움**(Donald Meichenbaum, 1940~) : 미국의 심리학자. 1971년에 자기교시훈련(Self Instruction Training)을, 1985년에 스트레스 면역훈련(Stress Inoculation Training)을 제창했다.

** **클라인**(Melanie Klein, 1882~1930) : 영국의 정신분석학자. 대상관계론의 창시자로 어린이의 정신치료에 놀이치료를 처음으로 도입하였다.

** **위니콧**(Donald Winnicott, 1896~1971) : 영국의 소아과의사이며 정신분석가. 정신적 장애를 가진 아이와 그 모친을 치료한 경험을 바탕으로 후대에 큰 영향을 미친 몇 가지 개념, 즉 지지적 환경(holding environment), 이행대상(transitional object) 등을 제창했다.

** **코헛**(Heinz Kohut, 1913~81) : 오스트리아 출신의 정신분석학자. 정신분석적인 자기심리학(self-psychology)의 창시자로 자기애 연구와 간주관적(間主觀的, 많은 주관 사이에 서로 공통되는 것이 있는, 또는 그런 것) 접근법의 문을 열었다.

** **젠드린**(Eugene T. Gendlin, 1926~) : 미국의 철학자이며 임상심리학자. 내담자와 치료자의 체험 과정(experiencing)에 초점을 두는 포커싱(Focusing) 기법을 개발했다.

고 부른다)에 초점을 맞춘다. 인지가 과거의 어떤 체험이나 사건에서 발생했는지 원인을 탐색하기보다 인지를 수정하는 일에 주의를 기울인다. 그리고 테라피스트는 내담자에게 좀 더 객관적이며 적응력이 강한 사고를 가르치기도 한다. 정신역동요법** 이나 내담자중심요법보다 훨씬 적극적이며 교육적인 역할을 맡는다.

또 인지행동요법은 앞에 나온 두 가지와 비교해서 좀 더 구조화된 면접 과정을 특징으로 한다. 면접은 상담자와 내담자가 무엇에 관해 다룰지 면접의 주제를 정하는 데서부터 시작한다. 그리고 함께 행동의 변화를 목적으로 한 홈워크의 진전과 그 다음 계획을 정한다. 내담자중심요법과 정신역동요법이 개인 성격의 변용이나 성장 촉진을 중시하여 '인간' 전체를 다루는 경향이 있다면, 인지행동요법은 우울이나 불안 같은 증상 개선에 초점을 맞추는 부분도 중요한 차이점이다.

** 정신역동요법
무의식 속 갈등을 이해함으로써 그로 인해 일어나는 불안이나 음성적 감정을 억제하여 인격 변화를 목표로 하는 심리치료적 접근법.

9) 상담의 형태와 대상

프로이드의 정신분석으로 대표되는 상담은 밀실에서 상담자와 내담자가 밀접한 관계를 맺어가며 문제를 다루는 일대일 형태가 널리 알려져 있지만, 복수의 내담자가 참가하는 형태도 발전해왔다. 그룹상담은 1910년부터 시도했다. 청소년 결핵환자를 대상으로 한 프랫(Pratt)의 그룹상담이 대표적인데, 결핵에 대한 정보 제공과 수료자의 체험담 소개 등을 중심으로 한 심리교육적 그룹상담이었다. 그룹의 가입과 수료 시에 정해진 절차를 거치며, 구성원들에게 개선을 향한 동기부여를 하기 위한 다양한 방법을 제시했다. 그

후 정신분석이나 내담자중심요법에 근거한 그룹상담도 행해지게 되었다. 그룹상담은 모종의 문제를 안고 있는 사람을 대상으로 발전해왔지만 1960년대 이후에는 좀 더 건강한 사람들을 대상으로 깊이 있는 대인(對人) 커뮤니케이션을 주된 목적으로 하는 인카운터 그룹과 T-그룹(Training Group, 인간관계 개선 훈련 집단)이 널리 시행되었고, 개인뿐만 아니라 직장 단위로까지 확대되었다. 최근에는 자조그룹이 발전하고 있다.

자조그룹이란 어떤 곤란이나 문제, 고민 등을 가진 본인이나 그 가족이 서로를 서포트하기 위해 자발적으로 만든 그룹이다. 심리 전문가는 참여하지 않으며 리더는 같은 문제를 안고 있는 사람, 혹은 과거에 그 같은 문제를 극복한 사람이 맡는다. 자조그룹은 특히 북미에서 발전해왔다. 대부분 약물 의존과 관계돼 있으며 알코올중독극복모임인 AA(alcoholic anonymous)가 가장 유명하다.

AA의 정기미팅에서는 실명을 밝히지 않으며 개인이 드러나지 않는다. 희망자라면 누구나 참가할 수 있을 뿐만 아니라 입회나 참가 절차도 없다. 미팅에서는 자신의 체험을 본인의 의지로 털어놓아야 하는데, 참가자들은 그의 말을 부정하거나 조언하지 않고 있는 그대로 수용하려 노력한다. 자조그룹은 그 수가 계속 증가하여, 범죄피해자의 모임이나 교통사고 유족의 모임 같은 피해자 지원 단체, 인터넷상의 사회적 네트워킹 사이트를 이용한 그룹 등 다양한 모임이 생겨났다.

가족상담** 혹은 가족요법은 1970년대에 발전했다. 개인상담이나 그룹상담의 약점은, 상담 중에 어떤 깨달음이나 이해를 얻거나 상담자나 그룹 구성원과 맺은 관계에 변화가 생겼다 하더라도 생활의 중심이 되는 가족이란 환경에 변화가 없으면 그런 성과를 제대로 이용할 수 없을 뿐만 아니라, 오히려 부적응적인 환경에 맞춰서 문제행동을 지속하게 된다는 데 있다.

✱✱
가족상담
문제를 지닌 내담자와 그 가족이 상담에 참가한다. 가족 전원의 참가가 의무적인 경우, 가족 전원이 모이지 않아도 진행하는 경우, 가족에 대해 개인면접과 가족면접을 번갈아 행하는 경우가 있다. 모친과 자녀가 별도의 상담자에게 동시에 개인상담을 받는 모자병행면접도 있다.

또 개인이 안고 있는 문제는 가족 내 불화나 충돌을 계기로 일어나는 경우도 적지 않다. 그 좋은 예로 격렬한 부부싸움이 그치지 않아 안정된 장소를 갖지 못한 아이가 성적 부진뿐만 아니라 우울을 비롯한 정서적 문제까지 보이는 경우를 들 수 있다. 이때 문제를 보이는 아이를 '환자로 지목된 가족구성원(IP, Identified Patient)'이라고 부른다. 가족상담은 IP뿐만 아니라 부모도 치료 과정에 참가함으로써 개인의 변화뿐만 아니라 그 개인을 둘러싼 시스템 전체의 변화, 관계하는 방식의 변화를 목적으로 한다.

부부 및 커플상담**은 가족상담의 한 형식이라고 할 수 있다. 부부의 불화는 면역력을 떨어뜨려 건강상 다양한 문제를 일으킨다고 알려져 있다. 대부분의 커플상담에서는 커플 동석을 기본으로 하며, 한 명이 참가하지 못할 경우에는 면접 자체를 취소하지만 커플 동석 면접과 개인별 면접을 번갈아 실시하기도 한다. 이 경우, 상대가 있으면 얘기하기 껄끄러운 개인의 문제를 병행해서 다룰 수 있다는 장점이 있지만, 다른 한편으로는 불륜에 관한 비밀이 드러나거나, 상담자가 커플 사이에서 중립적인 입장을 취하기 곤란해지는 상황에 빠지기도 한다. 부부들을 대상으로 한 그룹상담도 있다. 여기에는 육아나 심신장애 등 공통된 문제를 안고 있는 부부가 참가한다.

10) 상담 및 심리치료의 여러 가지 방법

심리상담은 일대일 대화를 통해 진행되는 방식이 기본이다. 하지만 어린 아이는 아직 언어적으로 발달해 있지 않을뿐더러 가만히 앉아서 한 사람과 대화한다는 상황에 익숙지 않기 때문에 한 시간 가까이 문제에 대해서 얘기하기가 어렵다. 따라서 몸을 움직이며 즐기면서 자기표현을 하거나 학습하는 방법을 사용한다.

표 11은 심리 전문가가 실시하는 것 이외의 매개체를 이용한 개입 방법이다.

표 11 :: 개입의 여러 가지 방법과 특징

개입	특징
예술치료	내담자가 예술이라는 매개체를 써서 자유롭게 자기표현하도록 돕는다. 회화(繪畵), 시, 잡지나 사진 등을 잘라 붙이는 콜라주 등을 사용한다.
음악치료	음악을 연주하거나 들으면서 심신의 건강 개선 및 자기표현을 목적으로 하는 예술요법의 일종.
독서치료	소설 등을 읽고 그 내용을 자신과 연관 지어서 얘기를 나누는 방법으로 예술치료에 가깝다. 우울증이나 불안장애가 있는 내담자가 자신의 문제와 관련된 책을 읽어서 심리치료의 보조수단으로 사용하는 방법이 있다. 때로는 소설을 흉내 내어 자서전을 쓰거나 소설을 창작하기도 한다. 소설 대신 영화를 사용하는 경우도 늘고 있다.
일기치료	내담자가 매일 느낀 일이나 생각을 일기나 일지로 써서 남긴다. 구체적인 형식과 함께 기입해야 할 사항이 정해진 경우와 좀 더 자유롭게 쓰는 경우가 있다. 또 과거의 트라우마(상처)에 대한 체험을 떠올리고 같은 사건에 관해 반복해서 생각한 바를 기록하는 방법도 있다.
사진치료	내담자와 함께 가족 사진을 보면서 과거의 사건을 돌이키는 계기로 삼거나 새로운 사진을 촬영하는 방법을 통해 과거와는 다른 행동 패턴을 몸에 익히도록 한다. 애도반응작업** 등에 많이 활용된다. 예술요법의 일종.
놀이치료	플레이테라피(play therapy). 원칙적으로 놀이를 커뮤니케이션 수단으로 삼아 자기표현을 하며 상담자 및 테라피스트와 관계를 맺어 자기표현, 문제행동의 변화와 수정을 목표로 한다. 놀이는 인형에서 공이나 보드게임까지 자기표현이나 대인 교류가 가능한 놀이를 폭넓게 사용한다.
모래상자치료	모래가 들어간 상자에 장난감이나 미니어처 인형을 자유롭게 배치하도록 해서 언어로 표현하기 힘든 심적 세계를 표현토록 하는 유희요법의 일종.
신체치료	호흡, 신체적 동작, 자세, 표정 등으로 개인의 심신상태를 이해하고 신체적 접촉과 신체적 커뮤니케이션을 통해 치료한다. 또 장기간 억눌려 있던 감정을 신체적 활동으로 표현한다. 자율신경훈련법, 이완법, 마사지요법, 동작법, 댄스테라피(예술요법이기도 하다) 등이 포함된다.
최면치료	내담자를 최면상태(암시에 걸리기 쉬운 상태)로 유도하여 의식의 조절을 받는 상태에서는 상기하기 어려운 과거의 트라우마 등과 관련된 감정을 표출하거나 과식이나 흡연 같은 문제행동을 암시를 통해 수정한다.
사이코드라마	개인이 지닌 다양한 감정이나 가족 내 사건을 그룹 구성원과 함께 무대에서 연기한다. 갈등하는 한 구성원의 내면에서 일어나는 두 가지의 측면을 각각 다른 구성원이 연기하는 '두 개의 의자' 대화법은 게슈탈트요법에서도 활용되고 있다. 예술요법의 일종이며 신체요법의 요소도 다분하다.

** 애도반응작업(grief work) : 사별, 이별 등으로 생활의 일부였던 소중한 사람과 헤어질 수밖에 없을 때 받는 슬픔을 치유하는 일.

11) 최근의 접근법 ; 통합적 심리치료

심리치료 이론과 관련해 미국에서 나온 접근법만 400여 가지가 넘는다고 한다.[24] 사회 환경의 변화와 함께 심리적 문제가 다양해지면서 확실히 기존의 이론만으로는 효과적인 도움과 지지가 어려워졌다는 것이 이처럼 다양한 접근법이 나타나게 된 배경이라고 할 수 있다.

이런 가운데 치료 효과와 효율을 높이고 응용의 폭을 넓히려는 목적에서 심리치료 통합(psychotherapy integration)이라 불리는 움직임이 생겨났다. 심리치료 통합에는 둘 이상의 이론을 조합하거나(이론 통합), 하나의 주된 접근법에 다른 기법을 채용하는 방법(동화형 통합), 하나의 형태(개인요법)에 다른 형태(가족요법)를 조합하는 방법, 내담자의 특징이나 문제에 맞춰서 효과적인 기법을 선택하는 방법(기법 절충과 공통인자) 등이 있다.[25]

근거 중심 접(evidence-based approach)
효과 연구를 비롯한 심리치료의 실증적 연구를 통해 그 효과가 증명된 심리치료적 접근을 가리킨다.

효과 연구
심리치료에 효과가 있는지(즉 내담자의 문제가 해결되었는지), 어떤 심리 문제에 어떤 접근법이 상대적으로 효과가 좋은지 등의 문제를 다루는 실증적 연구.

12) 근거 중심 접근

최근 상담에서 주목을 받고 있는 것이 근거 중심 접근**이다. 미국에서는 효과 연구**를 통해 그 유효성이 검증된 접근법을 '실증적 지지를 얻은 치료법(empirically supported treatments; ESTs)'으로 인정하는 제도가 확립되어 의료비 삭감과 함께 상담과 심리치료의 기준 정립을 목표로 한다.[26]

4. 상담 및 심리치료 상담자의 자세와 기술

이번에는 상담 및 심리치료 상담자의 자세와 기술에 대해서 설명한다. 심리상담 윤리를 바탕으로 상담 관계에 임하는 상담자의 자세, 관계 기법, 탐색 기법, 적극 기법에 대해 차례대로 설명한다. 각각의 기법을 습득하기 위해서는 역할연기** 나 수퍼비전** 을 통한 충분한 연습이 필요하다.

역할연기(role playing)
일상생활에서 여러 역할을 모의로 실연(實演)하는 일. 개인이나 집단의 사회적 적응을 향상하기 위한 치료 및 훈련 방법의 하나다.

수퍼비전(supervision)
사회복지기관의 종사자가 업무를 수행하는 데 지식과 기능을 최대로 활용하고 그 능력을 향상시켜 효과를 높이기 위한 다양한 도움과 지도를 행하는 일.

1) 상담 과정

상담의 기술을 배우려면 우선 상담이 어떤 식으로 진행되는지 그 과정에 대해 알 필요가 있다. 가장 널리 소개된 3단계 모델을 그림 3에 제시해놓았으니 참고로 삼기 바란다.

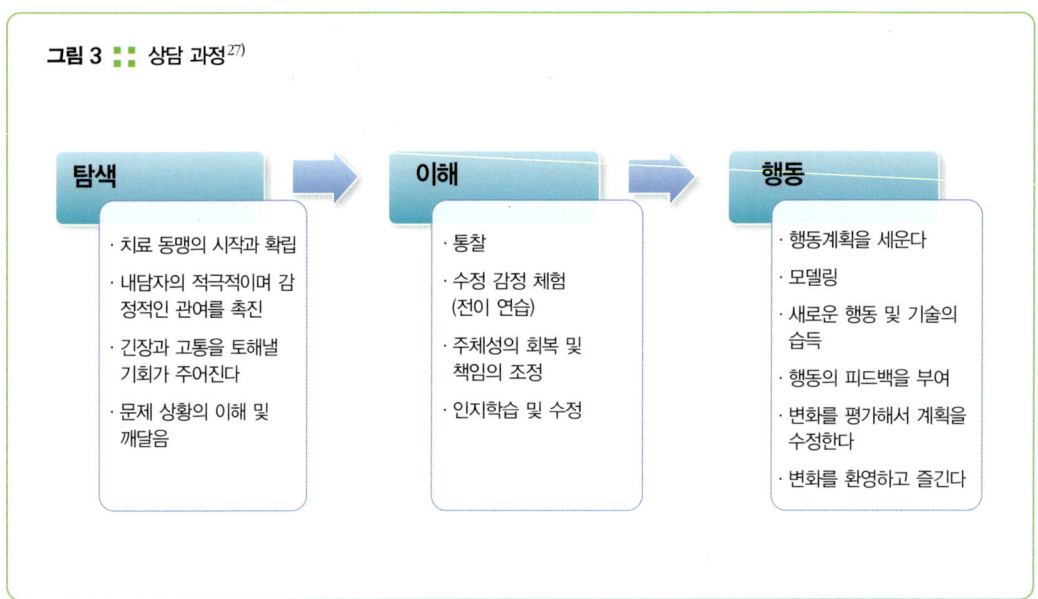

그림 3 :: 상담 과정[27]

상담의 제1단계는 '탐색' 단계다. 탐색은 자기 마음속 세계를 마치 탐색하듯이 조사하는 작업을 뜻한다. 제2단계는 '이해'다. 내담자가 자신의 문제가 무엇인지 그 원인 혹은 관련된 요인이 무엇인지 분명하게 파악하는 감각을 지닐 수 있도록 돕는다. 마지막 단계인 '행동'에서는 행동계획과 실행이라는 사이클의 반복이 중심 작업이 된다.

2) 상담 윤리

상담 기법의 연습을 시작하기 전에 심리상담직의 직업윤리에 대한 기본적인 원칙을 이해할 필요가 있다. 직업윤리란 그 직업에 종사하는 자가 취해야 할 이상적인 행동이나 업무를 수행할 때 '꼭 해야 할 일과 해서는 안

될 일'과 관련된 의무사항이다. 이들을 정리해두었으니 참고로 삼기 바란다[28] (표 12). 덧붙여 더 구체적인 6가지 포인트는 표 13에 설명해두었다. 내담자와 실제로 접촉할 때뿐만 아니라 역할연기나 수퍼비전 등에서도 이들을 항상 염두에 두고 실천으로 옮겨야 한다.

직업윤리를 지키는 일은 내담자에게서 법적인 소송을 당하지 않기 위해서뿐만 아니라, 전문가로서 사회적인 인정을 받기 위해서도 중요하다. 그리고 무엇보다 상담 현장에서 내담자가 안심하고 자신의 문제에 관해 표현하고 깊이 파고들어갈 수 있도록 하려면 상담 윤리가 철저히 준수되고 있다는 확신을 줄 수 있어야 한다.

표 12 :: 심리 원조의 기본적 윤리원칙[28]

제1원칙 : 자율(autonomy)
내담자는 자신의 의지에 기초해 의사를 결정하여 행동할 권리를 지니고 있음을 뜻한다. 상담자는 자신의 의견을 강요하거나 내담자의 가족이나 주변 사람들의 의견을 우선하지 않는다.

제2원칙 : 선행(beneficence)
타인의 건강과 성장을 촉진하며 상담하는 일에 기여하는 행동을 의미한다. 그를 위해서 원조자는 가장 효과적이라 생각되는 방법으로 내담자와 접촉하는데, 자신이 받은 교육과 훈련을 통해 몸에 익힌 전문적 행동의 범위 내에서 상담활동을 행하는 점이 중요하다. 즉 자신이 충분히 숙지한 범위를 넘어선 방법이나 기법을 사용한다면 윤리적이라 할 수 없다.

제3원칙 : 상처 주지 않을 것(nonmaleficence)
상대에게 상처를 입히는 행동, 상처 입힐 우려가 있는 행동은 하지 않는다. 비밀을 제3자에게 누설하는 일, 위험이 있는 개입이나 기법을 시도하는 일, 또 동료의 비윤리적인 행동을 개선하는 일도 중요하다.

제4원칙 : 정의와 평등(justice)
모든 인간을 공평하게 대한다. 인종, 성별, 외모, 경제적 지위 등에 따라 태도를 바꾸지 않으며 모든 인간을 평등하게, 존중하며 대할 것.

제5원칙 : 약속에 충실할 것(fidelity)
비밀 유지와 약속 시간을 지키며, 신뢰를 유지할 것. 예를 들어 상담자가 약속 시간에 늦는다면 이 원칙에 반한다.

제6원칙 : 진실을 말할 것(veracity)
내담자에게 올바른 정보를 제공한다. 고의로 잘못된 정보나 오해를 살 만한 정보를 제공하지 않는다.

표 13 상담 및 심리치료의 구체적인 유의사항[29]

비밀 유지의 의무
상담자는 내담자의 허가 없이 내담자가 말한 내용뿐만 아니라 내담한 사실을 누설해서는 안 된다. 또 사례 검토회나 실습 등의 훈련 장소에서 출석자에게 자료를 배포할 때 개인을 특정하는 고유명사나 지명을 삭제하고 기호 등으로 바꿔야 하며 자료는 종료 시 회수한다. 단 내담자가 자살할 우려가 있거나 혹은 주위 사람을 해할 위험이 있는 경우는 예외로, 병원과 경찰, 가족 등과 연락을 취해 내담자 및 위해가 미칠 가능성이 있는 사람을 보호할 의무가 있다.

한계를 인식할 것
상담자는 자신이 무엇을 어디까지 다룰 수 있는지, 어디부터 전문영역 밖인지 한계를 인식해서 스스로 훈련을 받고, 자신이 취득한 자격의 영역을 인식해서 그 한도 내에서 상담활동을 수행한다. 상담 기법 훈련을 받아 경청이 가능해졌다고 해서 위기 개입을 하거나 심리장애를 지닌 상대를 상담할 수 있는 것은 아니다. 자신이 다루지 못한다는 판단이 들면 상관에게 상담해서 적절한 전문가를 소개하는 것이 바람직하다.

내담자의 요구에 초점을 맞출 것
상담자 역시 자신의 생계를 위해 일을 한다는 점은 확실하다. 따라서 때로는 내담자의 요구보다 자신의 생계를 우선시하는 경우도 생길 수 있다. 하지만 상담을 수행할 때는 항상 내담자의 요구를 최우선으로 해야 한다.

상담 과정에 대해서 설명할 것
내담자는 다양한 믿음과 선입견을 갖고 있다. 상담자의 조언을 희망하거나 단 한 번의 접촉으로 문제가 해결되리라 기대한 경우에는 두 사람 사이에 오해가 생기기 쉽다. 내담자는 상담에서 어떤 효과를 어느 정도 예상할 수 있는지, 그를 위해서 구체적으로 어떤 일을 해야 하는지, 몇 회 정도의 접촉이 필요한지, 비용이 얼마나 드는지 등 상담에 관해 되도록 정확한 정보를 알 권리가 있다. 상담자는 모르는 부분, 정확하게 전달되지 않은 부분까지 포함해서 분명하게 설명하며 내담자의 질문에 답한다. 이 같은 과정이 '고지(告知)에 입각한 동의(informed consent)**' 에 필요하다.

다중관계를 맺지 않을 것
다중관계란 내담자와 상담자가 상담에서 벗어난 관계를 맺는 일, 혹은 이미 이해관계에 있으면서 상담관계를 맺는 일을 말한다. 예를 들어 교사와 학생이란 지도관계에 있는 두 명이 상담자와 내담자가 되어 상담을 시작하는 일, 상담자가 내담자에게 서비스를 받는 일, 무언가를 구입하는 일, 구입한 물건을 상담 요금으로 대신하는 일 등도 여기에 해당한다. 또 내담자가 친척이나 지인일 경우도 다중관계의 일례다. 다중관계에서는 상담자가 내담자와 이해관계에 있기 때문에 객관적인 판단이 불가능해지기 쉽다. 또 상담자가 지니고 있는 영향력을 부당하게 행사해버릴 위험이 높다. 특히 심리상담직에서 엄격하게 금지된 행위는 내담자와 성적 관계를 갖는 일이다. 상담자는 내담자의 비밀이나 약점을 알고 있기 때문에 그 같은 관계에서 내담자는 항상 약자의 입장에 놓인다. 미국의 상담자 및 심리사의 98%가 내담자에게 성적 감정을 느낀 경험이 있다고 답했다.[29] 친밀한 감정적 접촉을 하는 상담 상황에서는 상담자나 내담자나 서로에 대해 동정이나 가까워지고 싶다는 감정을 느끼기 쉽다. 하지만 이를 행동으로 옮긴다면 큰 문제가 되며 엄중한 처벌이 마땅하다.

자신의 가치관이나 신념에 주의할 것
심리적 상담에는 상담자의 가치관이 적잖은 영향을 미친다. 바람직한 남녀관계에 대해서, 여성이 결혼 후에도 직장생활을 계속하는 경우에 대해서, 임신중절에 대해서, 기업에 취직하지 않고 아르바이트로 살아가는 경우에 대해서, 혹은 도덕적 논쟁의 대상이 되는 직업에 종사하는 일에 대해서 등 상담자의 사고방식은 내담자의 의사결정 과정에 영향을 미치기 쉽다. 그리고 이 같은 가치관이 분명한 언어로 내담자에게 전달되는 경우는 드물고, 상담자 자신 역시 그에 대해 자각하지 못한 상태에서 사소한 표현이나 표정, 말투 속에 드러나기 쉽다. 예를 들어 여성은 가정에 머물러야 된다고 믿는 상담자는 내담자가 출산 후에도 일을 계속하고 싶다고 얘기한 순간 시선을 돌리거나 표정이 어두워지거나, 그때까지 고개를 끄덕이던 행동을 그 순간 중지하는 식으로 무심코 자신의 속마음을 내보이기도 한다.

** **고지(告知)에 입각한 동의(informed consent)** : 수행할 작업이 무엇인지, 달성코자 하는 목적이 무엇인지, 그리고 그 과정에 대해 충분한 설명을 하고 이해했음을 확인한 연후에 상담 및 계약을 맺는 일.

3) 치료 관계의 자세

상담의 효과와 가장 확실한 상관관계를 지닌 것으로 밝혀진 변수 중 하나는 내담자와 상담자가 수행하는 치료 관계의 질이다. 치료 관계에서는 다음의 세 가지가 가장 중요하다. 상담자가 내담자의 시점에서 사물을 보고 느끼고 이해하려는 '공감적 이해', 내담자의 행동에 대해 가치판단하지 않으며 내담자의 감정이나 사고를 모두 수용하고 존중하는 '무조건적인 긍정적 관심', 상담자가 자신의 체험을 가능한 한 충실하게 언어로 표현하고 한 사람의 인간으로서 내담자와 접촉하려는 태도를 의미하는 '자기일치(순수성)', 이들 세 가지가 내담자중심요법에서 지향하는 치료 관계의 자세다.[30]

최근에는 내담자와 상담자의 협력적 관계를 의미하는 '작업동맹'이란 개념이 주목을 모으고 있다. 작업동맹 관련 연구에서는 보딘(E.S. Bordin)의 세 가지 차원이 널리 쓰인다.[31] 세 가지 차원 중 첫째는 감정적 결속(Bond)이다. 내담자와 상담자가 서로를 신뢰할 수 있는가, 함께 있을 때 편안한가, 상대방이 마음에 드는가(혹은 상대가 나를 좋아하는가) 같은 감정적인 유대감은 두 사람 사이의 적절한 친밀함을 의미한다.

둘째는 과제(Task)에 관한 합의다. 내담자가 상담에서 수행하는 작업이 자신의 문제를 해결하는 데 적절하다고 느끼는지, 그리고 두 사람 사이에서 그것이 적절한지를 의논하는지 등이다. 상담자는 내담자의 문제가 과거에 일어난 양친과의 갈등에서 기인하며 그에 대해 충분한 시간을 할애할 필요가 있다고 느끼더라도 내담자 입장에서는 현재 상황의 문제에 대처하기 위한 스킬을 익히고 싶다고 생각하면서 과거 사건까지 다룰 필요는 없다고 느낄 수도 있다. 과제에 관한 합의가 없으면 내담자는 상담에 어려움을 느끼며 시간이 허비되고 있다는 불만을 가질 수 있다.

마지막으로 목표(Goal)에 관한 합의가 있다. 내담자와 상담자가 면접에서 어떤 상황을 목표로 삼을 것인지에 대해 이야기를 나눈 뒤 명확한 목표를 설정했는지, 그에 관해 서로 납득하고 있는지, 내담자의 문제를 해결하는 방법으로 적절하다고 느끼는지에 관한 합의다.

4) 경청과 관계 기술

상담에서는 더욱 심도 있는 대인관계를 형성할 필요가 있다. 그리고 그러한 관계는 상담자가 내담자의 말을 경청하는 데서 시작된다. 경청(傾聽)이란 내담자가 언어적으로 혹은 비언어적으로 그리고 분명하게 때로는 막연하게 전달하려는 메시지를 포착하여 이해하는 일이다.[32]

내담자가 단순히 말로 전하는 내용뿐만 아니라 진실로 의미하는 바를 이해하려고 주의 깊게 듣는 태도를 '제3의 귀로 듣는다'라고 표현하는 전문가도 있다.[33] 경청을 구성하는 두 축은 신체적 관계 기술과 심리적 관계 기술이다.

사람은 초면인 사람과 만날 때 그 인격을 알려주는 단서에 매우 민감해진다. 타인에 대한 경계심이 강한 내담자는 상담자의 적절치 못한 관계행동을 발견하면 상담을 중지시킬 구실로 삼기 위해 주목하기도 한다. 반면 상담자가 믿음직한 인상을 내담자에게 줄 수 있다면, 내담자는 안심하고 문제와 마주할 수 있게 된다. 상담자는 적절한 관계 기술을 익혀서 부적절한 관계 방식을 수정해나가야 한다.

① 신체적 관계 기술

신체적 관계(attending) 기술은 상담자의 자세, 아이 콘택트, 끄덕임 등으로 구성된다.

■ 아이 콘택트

상담자는 내담자와 아이 콘택트(시선을 맞추는 일, 서로의 눈을 보는 일)를 솔선하며 적당하게 유지한다. 적절한 아이 콘택트는 상대에 대한 관심, 친밀감을 전달한다. '눈은 마음의 창'이란 표현처럼 대인관계의 기본은 아이 콘택트에 있다. 상대와 대화를 조정할 타이밍도 상대의 표정을 관찰하면서 포착할 수 있다. 반대로 아이 콘택트를 피하는 행동은 불안이나 불편함, 상대를 거부하는 마음 등의 표현이다. 또 상대를 위압하거나 압력을 행사하는 부적절한 방식으로 아이 콘택트를 사용하기도 한다.

아이 콘택트의 빈도나 길이는 문화와 세대에 따라 다르다. 예를 들어 손윗사람의 눈을 오랫동안 응시하는 행동은 실례로 간주된다. 상담에서 어느 정도 길이로 아이 콘택트를 하면 좋을지 단정하기 어렵지만, 상담자가 내담자에게 다가가고 싶어하며 관심을 갖고 있다는 사실이 전달될 정도면 족하고, 내담자가 침범당한다는 느낌을 받거나 압도되는 상황이 일어나지 않도록 하는 것이 중요하다.

■ 얼굴 표정

얼굴 표정은 순간적으로 사람의 감정을 전달한다. 심리학자인 에크먼**은[34] 분노, 슬픔, 기쁨, 공포, 놀람, 혐오의 표정은 문화나 민족의 차이에 상관없이 거의 정확하게 인지된다는 사실을 밝혔다. 상담자는 미소로 내담자의 경계심을 완화, 이완시켜야 하며 때로는 걱정스런 표정을 짓거나 내담자

**
에크먼(Paul Ekman)
미국의 비언어 의사소통 전문가. 얼굴의 움직임을 체계적으로 묘사한 '최초의 얼굴 지도'를 그린 것으로 유명하다. 주로 표정에 초점을 맞춘 감정을 연구하며, 1979년에 '얼굴 움직임 해독법(FACS ; Facial Action Coding System)'을 만들었다.

의 표정과 자신의 표정을 일치시켜서 내담자를 걱정하고 있음을 전달해야 한다. 하지만 과장된 미소를 짓거나 억지로 걱정스런 표정을 만들어내는 행동은 '순수성'의 자세에 반한다.

■ 끄덕임

내담자가 한 문장을 끝냈을 때 상담자가 적절하게 고개를 끄덕인다면 내담자는 상담자가 얘기를 들어준다고 느낀다. 때로는 이해한 내용을 말로 표현하지 않더라도 상담자의 끄덕임만으로 내담자는 자신의 마음을 깊이 있게 표현할 수 있다. 표정이나 아이 콘택트와 마찬가지로 끄덕임 역시 너무 많거나 작위적으로 보인다면 제대로 듣지 않는다는 인상을 주게 된다.

■ 열린 자세

팔이나 다리를 꼰 자세는 내담자와 거리를 두거나 관계를 회피한다는 표현으로 받아들여질 수도 있다. 그러니 상담자는 비방어적이며 열린 자세를 취하고 되도록 편안하고 이완된 모습으로 앉는다. 단 내담자에게 전문가로서 적절한 모습을 보여주는 것도 중요하다.

■ 적절한 거리

내담자와 상담자의 물리적 거리도 두 사람의 관계 형성에 영향을 미친다. 거리가 벌어지면 두 사람의 대화는 겉도는 내용으로 흐르게 된다. 두 사람의 비밀이나 타인에게 알리고 싶지 않은 내용에 대해 말할 때, 보통 자연스럽게 얼굴을 가까이 하거나 몸을 앞으로 내밀게 된다. 반면 심리적으로 다가가고 싶지 않을 때 거리는 멀어진다. 사람의 거리는 아이 콘택트와 마찬가지로 관계나 문화의 영향도 받는다.

■ 내담자의 이야기 방식이나 페이스에 맞출 것

내담자가 허물없는 태도로 말하는데 상담자는 계속 정중한 경어로 대답하는 행동은 두 사람 사이에 거리를 만든다. 상담자가 평소의 자신과 전혀 동떨어진 이야기 방식이나 행동을 보이면 순수성에서 멀어지긴 하지만 어느 정도 내담자의 말투나 대화 특징에 맞춰주는 쪽이 적절해 보인다. 또 내담자가 이야기하는 페이스에 맞추는 행동도 도움이 된다. 단 불안 때문에 내담자의 말이 빨라진 경우에는 상담자가 의도적으로 속도를 늦춰가며 이야기해서 내담자가 안정되도록 유도한다.

■ 부적절한 비언어적 행동을 피할 것

상담자의 행동이나 자세 중에는 내담자의 집중력을 흐트러트리거나 상담자에 대한 신뢰감 확립을 저해하는 것이 있다. 내담자 입장에서 그 같은 행동은 상담자가 지녀야 할 전문가로서의 자질이나 적성, 내담자를 대하는 상담자의 자세 등에 불신을 품게 만드는 요소다. 예를 들면 다음과 같은 행동이다.

- 머리를 긁거나, 혀를 핥거나, 펜이나 손목시계를 만지작거리는 버릇
- 상대와 대화하고 싶지 않다거나 뭔가를 숨기고 있다는 인상을 주는 행동
  : 꼰 발을 덜덜 떨거나, 손가락으로 무릎을 톡톡 두드리거나, 눈을 피하거나 여기저기로 산만하게 시선을 옮기는 행동
- 내담자의 말이 끝나지 않았는데 끼여 들어 말을 가로막는 행동
- 내담자를 보지 않고 그저 노트에 시선을 고정한 상태로 뭔가를 계속 쓰거나 컴퓨터에 입력하는 행동
- 내담자의 몸에 접촉하는 행동

상담자를 목표로 하는 사람은 이들 행동에 주의해서 수정할 필요가 있다.

② **심리적 관계 기술**

심리적 관계 기술은 내담자의 비언어적 메시지(표정이나 말투 등)와 언어 메시지(얘기한 내용)에 주의를 기울여서 파장을 맞추기 위한 기술이다. 타인을 상담해주는 행위의 목적은 제대로 귀를 기울이고 집중해서 얘기를 듣고, 상대에게 질문을 던져서 정보를 수집해 최종적으로는 조언을 하는 데 있다고 여기는 사람도 적지 않다. 실제로 질문과 조언 모두 상담을 비롯한 심리 상담의 일부이긴 하지만 상담자가 행하는 것은 질문과 조언만이 아니다. 여기서는 특히 심리적인 관계를 만들어낼 때 중요한 반응 방법인 '바꿔 말하기', '반사', '요약', '최소한의 격려'에 대해 설명한다.

■ **바꿔 말하기**

바꿔 말하기는 내담자가 말한 내용을 다른 표현으로 바꿔서 반복하는 반응이다. 이를 통해서 상담자는 내담자가 말한 내용을 가지고 대응하여 내담자의 시점에서 이해하려 시도한다. 바꿔 말하기에서는 내담자가 언급한 사실 전부를 반복하는 것이 아니라, 내담자의 발언 중 중심에 있는 내용, 전하고 싶은 메시지, 가장 중요한 뉘앙스를 반복한다. 또 내담자가 사용한 키워드나 특징적인 표현을 쓰는 방법도 효과적이다.

바꿔 말하기를 통해 상담자는 내담자의 얘기를 촉진하여 내담자가 좀 더 주체적으로 상담에 참여하게끔 유도한다. 또 상담자가 관심 있게 듣고 있음을 알리고, 이해한 내용에 틀린 점이 없는지 확인하는 과정을 통해 상담자 자신의 주체적인 참여도 촉진된다. 바꿔 말하기가 내담자가 전하고 싶은 내용과 딱 맞아떨어진다면 내담자는 상담자가 자신의 마음을 이해해준다거나, 심리적으로 지지받고 있는 느낌, 막연하게만 느껴지던 일이 분명해졌다는 느낌을 갖게 된다.

단, 쓸데없이 길어서 초점이 분명치 않은 바꿔 말하기나, 내담자의 말을 그저 말장난처럼 이어붙인 바꿔 말하기는 앵무새 놀음이나 다를 바 없다. 이는 내담자 입장에서는 오히려 정말 말하고 싶은 것을 알아주지 않는다거나 그렇잖아도 어지러운 생각이 더욱 엉켜버렸다는 느낌을 받는 등 내담자에게

바꿔 말하기의 예

내담자 : 이번 회사 연수 때 며칠간 동료와 같은 방을 써야 합니다. 저는 외동으로 자랐고, 대학 때부터 줄곧 혼자 살아왔기 때문에 다른 사람과 지낼 걸 생각하면 걱정이 돼서요. 4인실은 고등학교 수학여행 이후 처음입니다.

상담자 : 다른 분과 함께 지내는 게 오랜만이시군요.

내담자 : 예. 고등학교 때는 긴장해서 전혀 잠을 못 잤던 기억이 납니다. 이불에 들어가서도 다들 얘기하며 웃고 소란스러웠거든요. 그러다가 떠드는 사람이 줄어들더니 새근거리는 숨소리가 들려오더군요. 저는 한참동안 눈을 감고 기다렸지만 결국 한잠도 자지 못했습니다. 다음날은 졸려서 힘들었습니다.

상담자 : 수학여행이라서 모두 떠들썩하게 놀았지만, 혼자만 못 주무셨군요. 다음 날에는 졸음 때문에 고생하셨고요.

내담자 : 그렇죠. 뿌옇게 밝아오던 창이 생각나네요. 그때는 버스에서 졸면서 버텼습니다만, 이번에는 일주일이나 되고 낮에는 계속 연수가 있습니다. 낮잠을 잘 수 있는 상황이 아니에요. 그런데 지금이라도 뭐 준비할 게 없을까요? 잠 잘 드는 연습 같은 게 있을 리도 없고.

상담자 : 연수와 수학여행은 사정이 다르군요. 할 수만 있다면 만반의 준비를 하고 싶지만, 뭘 준비해야 좋을지 모르시겠다고요.

내담자 : 예, 맞아요. 제가 걱정이 좀 많아요. 하지만 준비는 철저히 하는 편이니까, 준비만 가능하다면 아마 편안한 마음으로 일주일을 보낼 수 있을 것 같아요. 만약 밤에 잠만 제대로 잘 수 있다면 이번 연수는 정말 도움이 될 거라 생각합니다. 뭐든 준비할 게 없을까.

혼란을 주는 결과를 초래하기 때문에 주의가 필요하다. 내담자가 문제에 압도되어 있을 때 자신의 생각을 다른 식으로 표현한 상담자의 대답을 듣고 지금까지 혼란스러웠던 일이 정리된다는 느낌을 받을 수 있도록 배려하는 것이 중요하다.

■ 반영

반영은 내담자의 기분에 초점을 맞춘 바꿔 말하기다. 상담자가 반영을 이용해서 내담자의 기분을 이해하려고 노력해 내담자는 좀 더 자신의 기분이나 체험의 의미를 파고들어갈 수 있게 된다. 감정이나 기분은 그 사람에게 뭔가 중요한 일이 일어나고 있음을 알려주는 신호다. 사람은 때로 감정에 휘둘리고 강한 감정 때문에 혼란스러워 하기도 한다.

하나의 사건은 동시에 여러 가지 감정을 환기한다. 일례로 죽음은 슬픔, 분노, 사랑, 고독감, 고통 등의 감정을 일으킨다. 이들 감정은 여러 겹으로 겹쳐 있다. 슬픔은 원망하는 감정으로 바뀌기도 한다. 그리고 지극한 슬픔으

반영의 예

내담자 : (웃으며) 어제 드디어 프로젝트 하나가 끝났어요. 벌써 3개월이나 그 일에 매달려 있었는데, 이제 안심입니다(미소).

상담자 : 끝나서 안심하신 건가요?

내담자 : 예. 어깨의 짐을 이제야 내려놓은 것 같아요. 중간에 몇 번이나 내 능력으로는 무리란 생각에 포기할 뻔했거든요. 굉장히 고민하고 고생했지요.

상담자 : 쉬운 일이 아니었네요. 자신감을 잃은 적도 있으셨고요.

내담자 : 예. 저 스스로도 이 이상은 불가능하다고 생각했습니다. 앞으로 어쩌면 좋을지 모르겠다고 느꼈죠.

상담자 : 벽에 부딪히셨군요. 앞이 보이지 않을 정도로 고민하셨고요.

로 인해 고독감 등을 체험할 수도 있다. 내담자가 자신의 감정을 깨닫고 그 감정을 드러내거나 체험하도록 촉진해서 관련된 계기나 의미를 명확하게 깨닫게 하도록 반영하는 데 도움이 된다.

■ 요약

요약은 내담자의 발언을 짧게 정리하는 행위다. 내담자가 한꺼번에 많은 정보를 제공했을 때나 일단 끊고 가고자 할 때, 대화의 방향을 전환하려 할 때 등에 사용한다. 방법은 바꿔 말하기와 거의 같지만 바꿔 말하기가 내담자의 발언을 다른 말로 표현하는 데 목적이 있다면 요약은 내담자의 발언을 짧고 간결하게 하는 데 목적을 둔다. 또 바꿔 말하기는 짧은 발언에 대해서도 사용하지만 요약은 긴 이야기를 짧게 하는 경우로 특화된다.

> **요약의 예**
>
> 상담자 : 당신의 이야기를 제대로 이해했는지 확인하기 위해서 지금까지 말한 내용을 정리해봅시다. 어제는 과장이 전화를 해서 갑자기 불러냈다, 그랬는데 실제로 가보니 그 자리에는 과장이 아닌 부장이 있었고, 그때까지의 경위를 세세하게 얘기하기 시작했다, 이렇게 되나요?

■ 최소한의 격려

최소한의 격려란 맞장구나 끄덕임, 일반적인 대화에서 행하는 '예', '그래', '어', '응' 같은 반응을 가리킨다. 상담에서는 '이야기를 듣고 있다', '이해하고 있다'를 전달하기 위해서, 혹은 '좀 더 얘기해주세요'라는 의미로 내담자가 편하게 얘기할 수 있도록 하기 위해 쓴다.

이 방법은 평소의 대화에서도 사용하지만 상담에서는 의식적인 기법의 하나로 사용한다. '계속하세요', '그래서요', '그러니까 그 말씀은', '(넘어졌지요)넘어졌다고요' 처럼 키워드를 반복하는 경우를 예로 들 수 있다.

③ 기타 기술

바꿔 말하기, 반영, 요약, 최소한의 격려의 네 가지를 관계 기술이라고 부르는데, 이들의 공통점은 내담자가 얘기한 내용을 상담자가 대응해간다는 데 있다. 즉 내담자가 이야기를 주도하게 된다는 이야기다. 지금부터 소개하는 기법은 상담자의 시점이나 관심이 개입된 것으로 관계 기술은 아니지만 내담자의 탐색을 촉진하는 기법이다.

■ 상담에 관한 정보제공

상담에 관한 정보 제공이란 심리적 상담이 어떤 식으로 진행되는지 내담

표 14 :: 상담에 관한 정보 제공과 그 방식

정보의 종류	전달 방식
기본적인 윤리규칙	여기서 말씀하신 내용은 당신의 허락 없이 제3자에게 전달되지 않습니다.
면접의 진행 방법	오늘은 우선 질문지에 답을 하신 후 이곳에 상담하러 오신 경위에 대해 듣고, 여기서 어떤 일이 가능한지 함께 생각해봅시다.
요금	1회의 면접 요금은 000원이며 당일 취소할 경우 취소요금은 000원입니다.
내담자의 역할	여기서는 말씀하시고 싶은 일을 여유를 가지고 자유롭게 얘기하십시오.
연락 방법	만약 급하게 연락할 일이 있을 때는 이 번호로 전화 주십시오. 단 응답은 다음날로 늦어질 수도 있습니다.

자에게 전달하는 행위다. 자세한 내용은 표 15를 참고하기 바란다.

■ 인정과 확인

인정과 확인(acknowledgement and assurance)이란 내담자에게 감정적인 지지와 보증을 제공하고, 상담자가 내담자를 이해하며 공감한다는 사실을 알리며 내담자의 느낌이나 생각이 이상(異常)이 아니라 정상이란 사실을 전달하려는 목적에서 사용한다. 이 같은 과정을 통해 내담자는 자신의 기분이 긍정적인 인정을 받았다고 느끼고 안심할 수 있다.

인정과 확인의 예

"그건 정말 다루기 힘든 상황이네요."

"정말 훌륭한 결과를 내셨군요."

"그처럼 힘든 상황에서라면 그렇게 분노를 폭발시킨다 해도 이상할 것 없다고 봅니다. 자연스러운 반응이지요."

(때때로 상담자는 내담자가 면접 중 곤란한 화제를 꺼내거나 고통이 따르는 감정과 마주했을 때 그것을 지지하며 긍정하는 말을 한다.)

"지금까지 피하고만 싶었던 기분을 정면에서 당당히 마주할 수 있게 된 것은 커다란 성과입니다."

"그 기분을 드러낼 수 있게 된 것은 큰 진전입니다. 정말 잘하셨어요."

■ 자기개방

자기개방은 상담자가 내담자에게 자신을 보여주는 반응을 가리킨다. 자기개방에는 비슷한 체험("저도 과거에 시험에 떨어져서 실의에 빠졌던 적이 있습니다"), 상담자에 관한 정보(전문성에 관한 정보: "저는 상담자가 된 지 4년입니다", 개인에 관한 정보 : "저는 아이가 둘 있습니다"), 상담자의 '지금 여기에서' 느끼는 기분("사태가 호전되어 무척 기쁩니다")의 세 가지가 있다.

상담자가 과거에 내담자와 비슷한 체험을 한 적이 있다고 표현했을 때 내담자는 자신의 체험이 정상이며 그런 일로 괴로워하고 고민하는 사람이 자신만이 아니라는 사실을 실감할 수 있다. 예를 들어 내담자가 시험에 실패해서 어깨가 축 처져 있을 때, 상담자가 "저도 과거에 시험에 떨어져서 재수를 했습니다. 무척 커다란 좌절 경험이라 괴로웠지만 많이 배웠습니다"라고 말하면 내담자는 혼자가 아니라는 격려를 받게 된다.

하지만 이때 상담자가 내담자의 사례와 지나치게 동일시해서 무심코 자기 얘기를 늘어놓기도 한다. 이 경우 상담의 초점이 내담자에서 상담자 자신으로 옮겨오게 된다. 자기표현을 할 때에는 그것이 내담자에게 도움이 되는지 아니면 상담자 자신의 욕구를 충족하기 위한 행동인지 확실하게 구분할 필요가 있다. 적절한 자기표현은 내담자의 탐색을 촉진하지만, 초점이 항상 내담자에 맞춰져 있는지를 점검한다.

■ **열린 질문과 닫힌 질문**

열린 질문이란 영어의 What이나 How 등으로 시작되는 의문문으로 내담자의 얘기를 촉진하는 질문을 가리킨다. 닫힌 질문은 '예', '아니오', '스무 살입니다'처럼 한 마디로 대답할 수 있는 질문으로 구체적인 정보를 모을 때 사용한다. 열린 질문은 내담자가 활발하게 얘기하고 있지만 같은 내용이 반복되면서 다람쥐 쳇바퀴 돌 듯 탐색에 진전이 없을 때, 생각이 분명치 않고 혼란스러울 때, 말이 막혔을 때 도움이 되는 기법이다.

열린 질문에는 크게 나눠서 4가지 종류가 있다(표 16). 열린 질문을 할 때는 평가하는 듯한 말투나 무언가를 심판하겠다는 자세가 아니라 비심판적이며 적극적인 관심을 가지고 있음을 보여주는 것이 중요하다. 질문은 짧고 알기 쉽게 하며 한 번에 2가지, 3가지씩 질문하지 않는다(예 : "그때 당신은 무슨 생각을 하고 행동하셨나요? 또 상사는 어떤 식으로 반응했나요?"). 또 질문의 초점은 내담자에 맞추는 편이 좋다. '왜', '어째서'처럼 이유를 묻는 질문도 피해야 한다.

표 15 ▪▪ 열린 질문의 종류와 예

종류	사용하는 장면	질문의 유형
명확화, 초점화	• 면접을 시작할 때 • 엄청난 기세로 얘기를 풀어놓을 때 • 말하고자 하는 내용이 확실치 않고, 알아듣기 어렵고, 말이 막혔을 때	"~는 어떤 일인가요? 좀 더 자세하게 가르쳐주세요."
사고, 인지	• 내담자의 시점, 견해, 파악 방법을 이해하고자 할 때, • 내담자의 불합리한 신념이나 기대 등을 알기 위해, • 사고의 명확화를 목적으로 할 때	"당신은 그 일에 대해 어떻게 생각하시나요?" "당신 자신은 어떻게 되면 좋겠다고 생각하시나요?"
기분, 감정	• 내담자가 감정과 접촉하여 표출하거나 체험하도록 촉진할 때 • 감정에 대한 깨달음을 높일 때	"당신은 그 사건을 접하고 어떤 기분이었습니까?" "그 얘기를 할 때 어떤 기분이 드나요?"
구체 사례	• 내담자의 얘기 내용이 추상적이거나 애매할 때	"당신의 아버지가 그런 식으로 비판적이고 무시하는 말을 한 구체적인 장면을 가르쳐주실 수 있나요?" "최근 비슷한 사건이 있었나요?" "가장 확실하게 기억나는 사건에 대해 말씀해주실 수 있나요?"

■ 대결, 직면, 도전

직면(直面, confrontation)이란 말을 들으면 약한 부분에 초점을 맞추고 불안을 환기하는 압박 면접을 떠올리는 사람이 많다. 하지만 상담에서 직면은 상담자와 내담자가 정면에서 부딪치는 것이 아니라 내담자의 내면에서 모순되거나 대립되는 혹은 어긋나는 두 가지 측면을 대조하여 그 두 가지 요소를 내담자가 깨닫도록 하는 방법을 의미한다.

> **대결, 직면의 예**
>
> **내담자**: 요즘 한동안 의욕이 안 나는 업무가 많고 해서 집중하지 못했다 할까, 눈앞의 일만 처리하는 데 급급했달까, 뭐 그런 느낌이 강했어요. 이번 프로젝트는 오랜만에 관심도 많이 가고, 제가 하고 싶었던 일에 제일 가깝습니다. '좋았어, 해보자' 하고 기합을 넣었지만, 왠지 집중이 안 되네요. 그저 책상에 멍하니 앉아만 있습니다. 진짜 뭐 하는 짓인지(초조한 기색으로 한숨을 쉰다).
>
> **상담자**: 줄곧 기다려왔고 하고 싶었던 일인데, 의욕이 생기지 않는다구요(일을 하고 싶다는 기분과 일에 집중할 수 없다는 행동 사이의 불일치에 직면)
>
> **내담자**: (커다란 한숨을 쉬고 고개를 갸웃거린다) 꼭 의욕이 없는 것도 아닙니다. 하고는 싶어요. 내 능력을 시험하는 데 딱 좋은 일이고, 이 일만 잘해내면 회사에서도 인정받을 테니까요.
>
> **상담자**: 당신에게 있어서 이 일은 무척 중요한 기회겠군요(이 프로젝트가 내담자에게 중요하다는 내담자의 기분을 반영)

■ 해석

해석은 내담자가 말한 내용이나 인식하고 있는 내용을 넘어서는 상담자의 반응이며, 행동이나 사고, 감정, 내담자의 문제에 새로운 의미를 부여하고 설명을 더하는 작업을 말한다. 상담자의 해석을 통해 내담자는 자신의 기분이나 문제를 새로운 방식으로 바라볼 수 있게 된다.

해석의 예

내담자 : 요즘은 상사가 무척 신경 쓰입니다. 언제나 저를 감시하고 있는 것 같아요. 조그만 일을 상사에게 보고할 때도 엄청나게 눈치를 살피게 됩니다. OK가 떨어지면 안심하지만, 별일 아닌 일로 저한테만 빡빡하게 구는 상사한테도 화가 나고, 또 이런 사소한 일에 벌벌 떠는 저 자신한테도 화가 나고 그래요.

상담자 : 무슨 일을 하든 언제나 상사의 반응이 걱정되어 힘들다, 감시하는 것처럼 보이는 상사에게도 화가 나지만, 벌벌 떠는 자신에게도 화가 난다고요(반영).

내담자 : 예. 동료에게 물어보면, 그 상사가 그렇게 엄격하게 감시하는지 잘 모르겠다고 하고 특별히 어려운 분도 아니라고들 합니다. 하지만 전 항상 압력이라고 해야 하나, 상사가 있는 쪽에서 긴장된 공기가 밀려오는 것 같은 느낌이에요. 그 굳은 표정과 분위기를 보면 신경이 쓰여서 미칠 것 같아요.

상담자 : 다른 사람들은 특별히 위압적인 사람이 아니라고 하지만, 당신은 언제나 압박감을 피부로 느끼시는군요(반영).

내담자 : 생각해보니 전에도 비슷한 경험이 몇 번인가 있었습니다. 대학 때 지도교수랑 고등학교 때 담임선생님도 그랬고, 신입사원 연수 때 인사담당자는 정말 싫었어요. 엄청나게 긴장했죠.

상담자 : 이번이 처음이 아니네요. 당신 생각에, 이런 사람들에게는 어떤 공통점이 있어서 벌벌 떨게 되는 걸까요?(해석으로 가는 중간 단계).

내담자 : 다들 위압감이 있는 사람들이네요. 기대를 걸고 감시한다는 느낌이라고 할까요. 조금만 실수해도 혼이 났죠. 이 사람들한테서 어떡해서든 인정받고 싶다, 실패해선 안 된다는 압력을 느끼곤 했습니다.

상담자 : 인정받고 싶다는 기분도 당신 마음속에 있군요. 그래서 더욱 감시당한다는 느낌도 받고요(반영).

내담자 : 예. 어찌된 영문인지 매번 그래요.

상담자 : 혹시 지도자의 입장에 있는 중년남성이 곁에 있으면, 당신 아버지께 느꼈던 기분이 되살아나지는 않던가요?(해석)

내담자 : 그러고 보니 아버지한테도 같은 느낌을 받았어요. 항상 공부 때문에 이러쿵저러쿵 잔소리가 심하셨고, 제 얼굴을 볼 때마다 불만 가득한 얼굴이셨지요. '공부했니?', '학원시험은 어떻게 됐니?' 하고 만날 잔소리만 하시고. 그리고 모의고사에서 점수가 잘 나와도 마음에 안 들어 하시며 한숨만 쉬시고, 전 언제나 아버지가 어떻게 반응할지 몰라 마음을 졸이며 걱정했어요. 무슨 일을 하든 아버지는 내가 마음에 안 드시는 거구나 하고요. 아버지 비슷한 남자와 있으면 저도 모르게 고등학생으로 돌아가버리는 것 같아요.

상담자가 해석을 하는 이유는 내담자의 이해나 통찰을 촉진하기 위해서다. 내담자 혼자서는 좀처럼 깨닫지 못하는 맹점을 지적함으로써 내담자가 지금까지 알지 못했던 자신의 기분을 알아차리고 좀 더 적극적인 자기조절이 가능하도록 한다.

상담의 기법은 역할연기 연습, 경험이 풍부한 상담자의 실연장면 시청, 수퍼비전을 받으면서 상담을 담당하는 일 등을 통해 습득된다. 이때 무엇보다 잊지 말아야 할 점은 윤리적인 자세와 치료 관계의 자세가 뒷받침하지 않은 기법은 무의미하다는 사실이다.

– 이와카베 시게루((岩壁茂)

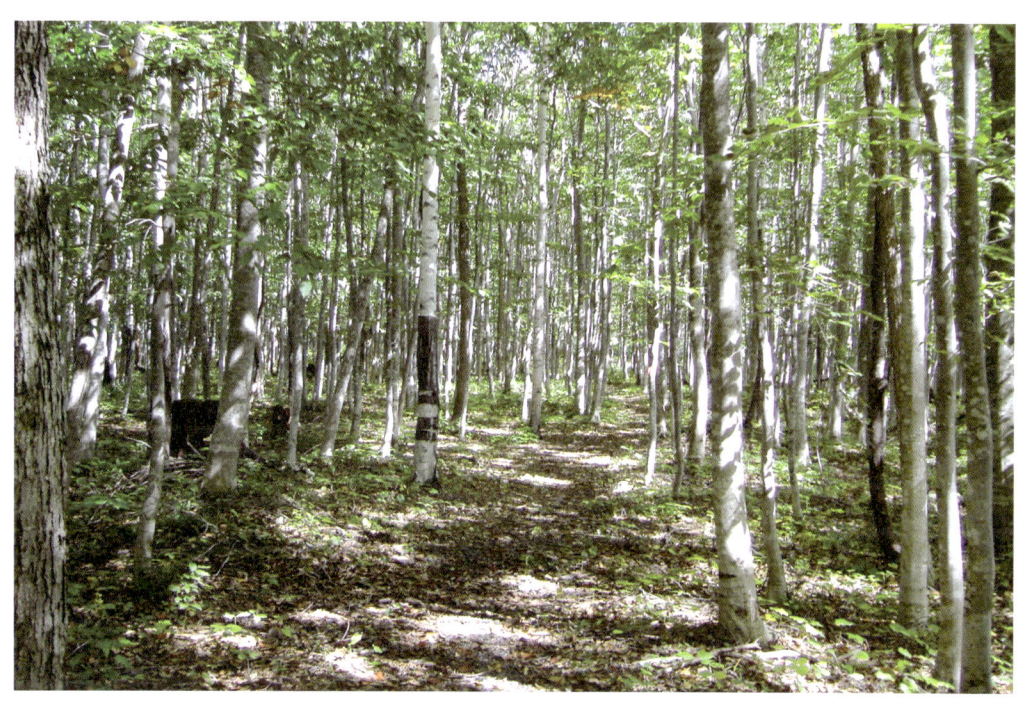

사진 1 _ 산림테라피 로드 '하야사카 고원(早坂高原)'(이와테 현 이와이즈미초)

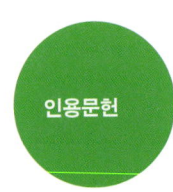

프롤로그

1) 모리모토 가네히사 외, (사)한국산림치유포럼 역, 이시형 감수 : 《산림치유》, 전나무숲, 2009.

2) 미야자키 요시후미(宮崎良文) 외 : 산림의학(Ⅱ), 아사쿠라서적, 2009.

3) 히라노 히데키(平野秀樹) 외 : 산림의학(Ⅱ), 아사쿠라서적, 2009.

4) 모리모토 가네히사 외, (사)한국산림치유포럼 역, 이시형 감수 : 《산림치유》, 전나무숲, 2009.

제1장 산림의학 : 다양한 연구 주제와 전 세계의 동향

1) 스다 리에(須田理恵), 야마구치 마사토(山口政人), 하타케야마 에이코(畠山英子), 기쿠치 도시오(菊地敏夫), 미야자키 요시후미(宮崎良文), 사토 마사히코(佐藤方彦) : 자연풍경의 시각자극이 중추신경활동과 자립신경활동에 미치는 영향(Ⅰ) – 주관평가와 생리응답이 대응되는 경우 –, 일본생리인류학회지6特 (1) : pp. 84~85, 2001.

2) 다카쿠라 준야(高倉潤也), 이정미(李貞美), 와타누키 시게키(綿貫茂喜) : 자연동화상 감상 시 생리심리반응의 특징–반응의 차이에 기여하는 각종 요인에 관한 검토–, 일본생리인류학회지11特 (1) : pp. 164~165, 2006.

3) 모리카와 다케시(森川岳), 이토 유키에(伊藤幸恵), 나카다 지사토(中田知里), 도미타 분이치로(富田文一郎), 야마모토 노보루(山本昇), 미야자키 요시후미(宮崎良文) : 목재의 향이 생체에 미치는 영향 – 주관평가 및 혈압을 지표로 해서 –, 일본목재학회대회 제49회 연구발표요지집, p. 183, 1999.

4) 미야자키 요시후미(宮崎良文), 모리카와 다케시(森川岳), 이토 유키에(伊藤幸恵), 야마모토 노보루(山本昇), 나카다 지사토(中田知里), 도미타 분이치로(富田文一郎) : 목재의 향이 생체에 미치는 영향 – 뇌혈류량을 지표로 해서 –, 일본목재학회대회 제49회 연구발표요지집, p. 184, 1999.

5) 모리카와 다케시(森川岳), 스네츠구 유코(恒次祐子), 미야자키 요시후미(宮崎良文) : 리모넨의 흡입이 주관평가, 자율신경 활동 및 뇌 활동에 미치는 영향, 일본목재학회대회 제55회 연구발표요지집, p. 192, 2005.

6) 모리카와 다케시(森川岳), 스네츠구 유코(恒次祐子), 미야자키 요시후미(宮崎良文) : 농도가 다른 알파피넨의 흡입이 생체에 미치는 영향 –주관평가, 자율신경 활동 및 뇌 활동을 지표로 해서–, 일본목재학회대회 제55회 연구발표요지집, p. 82, 2005.

7) Dayawansa S., Umeno K., Takakura H., Hori E., Tabuchi E., Nagashima Y., Oosu H., Yada Y.,

Suzuki T., Ono T., Nishijo H. : Autonomic responses during inhalation of natural fragrance of Cedrol in humans, *Auton Neurosci*. 108 (1-2) : pp. 79~86, 2003.

8) Kagawa D., Jokura H., Ochiai R., Tokimitsu I., Tsubone H. : The sedative effects and mechanism of action of cedrol inhalation with behavioral pharmacological evaluation, *Planta Med*. 69(7) : pp. 637~641, 2003.

9) Sakuragawa S., Kaneko T., Miyazaki Y. : Effects of contact with wood on blood pressure and subjective evaluation, *Journal of Wood Science*, 54 (2) : pp. 107~113, 2008.

10) 미야자키 요시후미(宮崎良文), 모리카와 다케시(森川岳), 스에요시 슈조(末吉修三) : 목재와의 접촉이 생체에 미치는 영향, 일본생리인류학회지 4特 (1) : pp. 51~52, 1999.

11) Mishima R., Kudo T., Tsunetsugu Y., Miyazaki Y., Yamamura C., Yamada Y. : Effects of sounds generated by a dental turbine and a stream on regional cerebral blood flow and cardiovascular responses, *Odontology*, 92 (1) : pp. 54~60, 2004.

12) 후지이 다카히사(藤井敬久), 하타케야마 에이코(畠山英子), 모리카와 다케시(森川岳), 미야자키 요시후미(宮崎良文) : 삼나무 통 저장 위스키의 맛과 향이 생리응답에 미치는 영향, 일본목재학회대회 연구발표요지집 51 : p. 179, 2001.

13) 미야자키 요시후미(宮崎良文), 다케우치 사키코(竹内佐輝子), 모토하시 유타카(本橋豊), 야타가이 미쓰요시(谷田貝光克), 히라이 아쓰시(平井敦), 오하시 아키요시(大橋昭喜), 고바야시 시게오(小林茂雄) : 산림욕의 심리적 효과와 타액 중 코르티솔, 일본생기상학회잡지 27 : p. 48, 1990.

14) Ohtsuka Y., Yabunaka N., Takayama S. : Shinrin-yoku(forest-air bathing and walking) effectively decreased blood glucose levels in diabetic patients, Int J *Biometeorol* 41 (3) : pp. 125~127, 1998.

15) 오히라 히데키(大平英樹), 다카기 시즈카(高木静香), 마스이 가오리(増井香織), 오이시 마유코(大石麻由子), 오바타 아키코(小幡亜希子) : 산림욕과 건강에 관한 정신신경면역학적 연구 동해여자대학기요 19 : pp. 217~232, 1999.

16) Kellert, S. and Wilson, EO(Eds.) : *The Biophilia Hypotheses*, Island press, Washington D.C, p. 484, 1993.

17) Ulrich RS : View through a window may influence recovery from surgery, *Science*, 27 : 224(4647) : pp. 420~421, 1984.

18) Lohr VI, Pearson-Mims CH, Goodwin GK : Interior plants may improve worker productivity and reduce stress in a windowless environment, *J environ hortic*, 14 (2) : pp. 97~100, 1996.

19) Lohr VI and Pearson-Mims CH : Responses to scenes with spreading, rounded, and conical tree forms, *Environment & Behavior*, 38 (5) : pp. 667~688, 2006.

20) Frumkin H., Betond toxicity : human health and the natural environment, *Am J Prev Med* 20 (3) : pp. 234~240, 2001.

21) 오쿠마 데루오(大熊輝雄) 저 : 임상뇌파학 제5판, 의학서원, 1999.

22) 아마리 준이치(甘利俊一), 도야마 게이스케(外山敬介) 편 : 뇌과학대사전, 아사쿠라(朝倉)서적, 2000.

23) 일본뇌대사모니터링연구회 : 임상의를 위한 근적외분광법, 신코(新興)의학출판사, 2002.

24) 일본자율신경학회 저, 김영철 외 역 : 자율신경기능진단, 군자출판사, 2001.

25) 아카이케 히로쓰구(赤池弘次) 감수, 와다 다카오(和田孝雄) 저 : 생체의 변화와 리듬 - 컴퓨터 해석입문, 고단샤(講談社), 1997.

26) 야마구치 마사키(山口昌樹), 가네모리 다카히로(金森貴裕), 가네마루 마사시(金丸正史), 미즈노 야스후미(水野康文), 요시다 히로시(吉田博) : 타액아밀라아제 활성은 스트레스 추정의 지표가 될 수 있는가, 의용전자(醫用電子)와 생체공학 39 (3) : pp. 234~239, 2001.

27) 일본생리인류학회계측연구부회 편 : 인간과학계측 핸드북, 기호도(技報堂)출판, 1996.

28) 오시미 가즈오(押味和夫) : NK세포 - 기초에서 임상까지, 가네하라(金原)출판, 1998.

29) 일과기연관능검사위원회 : 관능검사 핸드북 신판, 일과기연출판사, 1973.

30) 마스야마 에이타로(増山英太郎), 고바야시 시게오(小林茂雄) 저 : 센서리 이벨류에이션(sensory evaluation)-관능검사로의 초대, 가키우치(垣内)출판, 1989.

31) 요코야마 가즈히토(横山和仁), 아라키 준이치(荒木俊一), 가와카미 노리토(川上憲人), 다케시타 다쓰야(竹下達也) : POMS(심리상태평가서) 일본어판의 작성과 신뢰성 및 타당성 검토, 일본공중위생잡지 37 (11) : pp. 913~918, 1990.

32) 박범진(朴範鎭), 이시이 히데키(石井秀樹), 후루하시 스구루(古橋卓), 이연수(李姸受), 스네츠구 유코(恒次祐子), 모리카와 다케시(森川岳), 히라노 히데키(平野秀樹), 가가와 다카히데(香川隆英), 미야자키 요시후미(宮崎良文) : 생리지표를 이용한 산림욕의 평가 (1) -1) HRV(심박변이도)를 지표로 해서, 제57회 산림학회 간토(関東)지부대회 발표논문집 pp. 33~34, 2006.

33) Tsunetsugu, Y., Park, B.J., Ishii, H., Kagawa, T., Miyazaki, Y. : Physiological effects of Shinrin-yoku(taking in the atmosphere of the forest) in an old-growth broadleaf forest in Yamagata prefecture, Japan, *Journal of Physiological Anthropology* 26 (2) : pp. 135~142, 2007.

34) 박범진, 스네츠구 유코(恒次祐子), 모리카와 다케시(森川岳), 이시이 히데키(石井秀樹), 후루하시 스

구루(古橋卓), 히라노 히데키(平野秀樹), 가가와 다카히데(香川隆英), 미야자키 요시후미(宮崎良文) : 산림욕의 생리적 효과 (5) 전국 24곳에서의 산림욕 실험에서, 일본생리인류학회지 12 (1) : pp. 48~49, 2007.

35) Park, B.J., Tsunetsugu, Y., Kasetani, T., Hirano, H., Kagawa, T., Sato, M., Miyazaki, Y. : Physiological effects of Shinrin-yoku(taking in the atmosphere of the forest) using salivary cortisol and cerebral activity as indicators, *Journal of Physiological Anthropology* 26 (2) : pp. 123~128, 2007.

제2장   산림과학 : 더욱 구체적인 산림테라피의 설계

1) 후지모리 다카오(藤森隆郎) : 산림생태학, 전국임업개량보급협회, pp. 143~156, 2006.

2) 임야청 감수 : 산림 인스트럭터 입문, 전국임업개량보급협회, p. 34, 1992.

3) 일본임업기술협회 편 : 산림임업백과사전, (주)마루젠(丸善), p. 780, 2001.

4) 전국임업개량보급협회 : 임업기술 핸드북, p. 603, 1998.

5) 임야청 감수 : 산림 인스트럭터 입문, 전국임업개량보급협회, p. 37, 1992.

6) 전국임업개량보급협회 편 : 숲의 세미나 No.1 '숲과 물, 물을 기르는 숲, 숲을 기르는 물', p. 16, 2005.

7) 임야청 감수 : 임업기술 핸드북, 전국임업개량보급협회, p. 136, 1998.

8) 환경성 편 : 환경 및 순환형 사회백서(2007년판), 2007.

9) 기상청, IPCC 제4차 평가보고서 제1작업부회보고서, p. 14, 2007.

10) 지구온난화방지의 열쇠를 쥔 산림의 힘, 일본임업협회, pp. 1~12, 2005.

11) 오타니 요시카즈(大谷義一) : 산림에 의한 이산화탄소의 흡수, 산림종합연구소 소보 No.27, p. 6, 2003.

12) 와타나베 스토무(渡辺力) : 지구기후시스템의 일부로서의 산림, 산림종합연구소 소보 No.26, p. 5, 2005.

13) 임야청 감수 : 임업기술 핸드북, 전국임업개량보급협회, p. 145, 1998.

14) 임야청 감수 : 산림 인스트럭터 입문, 전국임업개량보급협회, p. 145, 1992.

15) 오히라 다쓰로(大平辰朗), 마츠이 나오유키(松井直之) : 2005년도 일본목재학회 중부지부대회 강연요지집, p. 65, 2005를 개편.

16) 전국임업개량보급협회 편 : 숲의 세미나 No.10 '숲과 건강, 자연이 주는 마음과 몸의 치유', p. 18,

2002.

17) 임야청 감수 : 산림 인스트럭터 입문, 전국임업개량보급협회, p. 149, 1992.

18) 전국임업개량보급협회 편 : 숲의 세미나 No.10 '숲과 건강, 자연이 주는 마음과 몸의 치유', p. 20, 2002.

19) 임야청 감수 : 임업기술 핸드북, 전국임업개량보급협회, p. 158, 1998.

20) 임야청계획과 : 생활을 지키는 산림의 작용 팸플릿, 2000.

21) 임야청 감수 : 임업기술 핸드북, 전국임업개량보급협회, p. 105, 1998.

22) 가시야마 도쿠지(樫山德治) : 내벽방풍림, 임업기술 309호, p. 23, 1967.

23) 환경성 : 제3차생물다양성국가전략, 전략이란 이름의 계획서, p. 10, 2007.

24) 환경성 편 : 환경 및 순환형 사회백서(2008년판), p. 263, 2008.

25) 환경법령연구회편집 : 2006년판 환경실무육법, 교세이(ぎょうせい), p. 2454, 2006.

26) 호리 시게루(堀繁), 사이토 가오루(斎藤馨), 시모무라 아키오(下村彰男), 가가와 다카히데(香川隆英) : 포레스트 스케이프, 전국임업개량보급협회, 1997.

27) 같은책, p. 111, 1997.

28) 같은책, 24를 참고로 작성.

29) 같은책, 49를 참고로 작성.

30) 환경성 편 : 환경 및 순환형 사회백서(p. 267, 2008)를 개편.

31) 에코투어리즘추진회의 편집 : 에코투어리즘추진 매뉴얼, 환경성, pp. 3~4, 2004.

32) 임야청 : 산림자원의 현황(2007년 3월 현재)을 개편.

33) 임야청 편 : 산림 및 임업백서(p. 33, 2008)를 참고로 작성.

34) (사)일본치산치수협회 : 보안림 및 보안시설지구제도의 개요 2008년판, pp. 8~11을 참고로 작성.

제3장 산림약학 및 아로마테라피 : 약의 역사와 정유의 효과

1) 모리모토 가네히사 외, (사)한국산림치유포럼 역, 이시형 감수 : 《산림치유》 제6장 산림약학, 전나무숲, 2009.

2) Komatsu K., Purusotam B., Yamaji S., Kadota S., Namba T. : "A comparative study on swertiae herba from Japan, Nepal and China and their hypoglycemic activities in Streptozotocin(STZ)-induced diabetic rats, *Natural Medicines*, 51 : pp. 265~268, 1997.

3) Withering W. : An account of the foxglove, and some of its medical uses ; with practical remarks on dropsy and other diseases. Classics of Medicine library, Gryphon Editions, Bethesda, 1979.

4) 우에마쓰 다이스케(植松大輔) : 은행잎 진액의 뇌경색 만성기의 국소뇌순환동태에 대한 효과, 뇌졸중, 22 : pp. 313~319, 2000.

5) Wani M.C., Taylor H.L., Wall M.E., Caggon P., McPhail A.T. : Plant antitumor agents, Ⅵ The isolation and structure of taxol, a novel antileukemic and antitumor agent from *Taxus brevifolia* J. Am. Chem. Soc., 93 : pp. 2325~2326, 1971.

6) Holton R.A., Somoza C., Kim H.B., Liang F., Biediger R.J., Boatman P.D., Shindo M., Smith C.C., Kim S., Nadizadeh H., Suzuki Y., Tao C., Vu P., Tang S., Zhang P., Murthi K.K., Gentile L.N., Lui J.H. : First total synthesis of Taxol, 1. Functionalization of the B ring. J. Am. Chem. Soc., 116 : pp. 1597~1599, 1994.

7) Yukimine Y., Hara Y., Nomura E., Seto H., Yoshida S. : The configuration of methyl jasmonate affects paclitaxel and baccatin Ⅲ production in Taxus cells, *Phytochem.*, 54 : pp. 13~17, 2000.

8) 오리하라 유타카(折原裕) : 바이오테크놀로지의 이용과 물질생산, 사타메 모토요시(佐竹元吉, 감수), 《약용식물 및 생약개발의 신전개》, 씨엠씨출판, 도쿄, pp. 54~63, 2005.

9) 모리모토 가네히사 외, (사)한국산림치유포럼 역, 이시형 감수 : 《산림치유》 제4장 아로마테라피, 전나무숲, 2009.

10) 오노 란잔 : 본초강목계몽(2), 동양문고 536, 헤이본샤(平凡社), 도쿄, pp. 1~337, 1991.

11) Boots의 자료를 참고로 작성.

12) Hotchkiss SAM et al. : Percutaneous absorption of benzylacetate through rat skin in vitro 2. Effect of vehicle and occlusion, *Food and Chemical Toxicology* 30 : pp. 145~153, 1992.

13) Franz TJ. : Percutananeous absorption on the relevance of in vitro data. J Investigative *Dermatology* 64 : pp. 190~195, 1975.

14) Weiley J., Moleyar V. and Narasimham P. : Antibacterial activity of essential oil components. Int J *Food Microbiology* 16 : pp. 337~342, 1992.

15) Wilkinson S. et al. : An evaluation of aromatherapy massage in palliative care, *Palliative Medicine* 13 : pp. 409~417, 1999.

16) Soden K. et al. : A randomized controlled trial of aromatherapy massage in a hospice setting, *Palliative Medicine* 18 : pp. 87~92, 2004.

17) 미야지마 마사에(宮島成江), 모리야 기요시(森谷潔), 아기시 유코(阿岸裕幸) : 심박응답과 기분의 지표로 본 라벤더 입욕의 이완효과, 일본생기상학회잡지 34 : pp. 131~138, 1997.

18) 하타나카 아키카즈(畑中顯和) : 녹색의 향기-리프알코올(leaf alcohol)의 비밀, 중공신서 875, 중앙공론사, 도쿄, pp. 1~230, 1988.

19) 나카시마 도시히로(中島敏博), 기요하라 도시카즈(清原壽一) : 녹색 잎이 발하는 '녹음의 향기'의 생리작용, 일본생기상학회잡지 39 : pp. 73, 2002.

20) 호소이 준이치(細井純一) 외 : 향기의 스트레스완화 효과의 혈중 및 타액 중 코르티솔을 지표로 한 평가, 자율신경 39 : pp. 260~264, 2002.

21) 스즈키 마사하루(鈴木正治), 아오키 다로(青木太郎) : 엽유 휘발성분이 운동 후 혈압에 미치는 영향에 관하여, 목재학회지 40 : pp. 1243~1250, 1994.

22) 미야자키 요시후미(宮崎良文), 모토하시 유타카(本橋豊), 고바야시 시게오(小林茂雄) : 정유의 흡입으로 인한 기분의 변화(제2보) – 혈압, 맥박, R-R간격, 작업능률, 관능검사, 심리상태평가서에 미치는 영향 – 목재학회지 38 : pp. 909~913, 1992.

23) 야스다 교코(安田恭子), 가메이 다카시(亀井宗), 스기모토 스케오(杉元助男) : 음료의 쾌적도와 뇌파, 생리심리 20 : p. 106, 2002.

24) 모리야 기요시(森谷潔) 외 : 캐모마일차 섭취에 따른 자율신경기능과 감정지표의 변화 – 청년남성에서의 검토-, 바이오피드백연구 28 : pp. 61~70, 2001.

25) Motomura N., Sakurai A. and Yotsuya Y. : Reduction of mental stress with lavender odorant. *Perceptual and Motor Skills* 93 : pp. 713~718, 2001.

26) Haze S., Sakai K. and Gozu Y. : Effects of fragrance inhalation on sympathetic activity in normal adults. Jpn J *Pharmacol* 90 : pp. 241~253, 2002.

27) Saeki Y. and Shiohara M. : Physiological effects of inhaling fragrances. Int J *Aromatherapy* 11 : pp. 118~125, 2001.

28) Nelson R. : In vitro activities of fire plant essential oils against methicillin-resistant Staphylococcus aureus and vancomycin-resistant Enterricoccus faecium. J *Antimicrobial Chemotherapy* 40 : pp. 305~306, 1997.

29) Dornam H. and Deans S. : Antimicrobial agents from plant : Antibacterial activity of plant volatile oils, J *Applied Microbiology* 88 : pp. 308~316, 2000.

제4장 _ 건강과 심리학 : 산림테라피가 심신에 미치는 영향

1) 다카하시 오사무(高橋修), 마쓰모토 게이키(松本桂樹) : 활기찬 직장을 만드는 정신건강관리, 산업능률대학출판회, 2007.

2) Selye, H. : The Physiology and Pathology of Exposure to Stress, *Montreal Acta*, Montreal, 1950.

3) Selye, H. : A syndrome produced by diverse nocous agents, *Nature*, 138 pp. 32~40, 1936.

4) 다카하시 오사무(高橋修), 마쓰모토 게이키(松本桂樹) : 활기찬 직장을 만드는 정신건강관리, 산업능률대학출판회, 2007.

5) Holmes, T.H. & Rahe, R.H. : The social readjustment rating scale, Journal of *Psychosomatic Research* 11, pp. 231~238, 1967.

6) 리처드 라자루스 저, 모토아키 히로시 역, 스트레스 심리학 - 인지적 평가와 대처의 연구, 실무교육출판, 1991.

7) 하시모토 다케시(橋本剛) : 스트레스와 대인관계, 나카니시야(ナカニシヤ) 출판, 2005.

8) 다카하시 사부로(高橋三郎), 오노 유타카(大野裕), 소메야 도시유키(染矢俊幸) 역 : DSM-Ⅳ-TR(정신장애의 진단 및 통계편람), 미국 정신의학협회, 2000의 표현을 간략화.

9) 같은책.

10) 같은책.

11) 마쓰모토 게이키(松本桂樹) : 지하철을 타지 못하는 사람들, WAVE출판, 2002.

12) 이와사키 야스오(岩崎靖雄) : 심신증의 치료법을 알려주는 책, 주부와생활사, 2007.

13) 일본심신의학회교육연수위원회 : 심신의학의 새로운 진료지침, 심신의학, pp. 537~576, 1991.

14) 신가이 노리토시 감수 : 알코올의존증의 치료와 회복, 도호(東峯)서적.

15) 가나자와 요시노부(金沢吉展) : 상담 및 심리치료의 기초 - 상담자 및 테라피스트를 목표로 하는 사람을 위해, 유희카쿠(有斐閣), 2007.

16) John McLeod : 이야기로서의 심리치료, 내러티브 테라피의 매력, 곤고(金剛)출판, 2007.

17) Hackey, H.L. & Comier, S. : *The professional counselor : A process guide to helping*(6th Ed.), New York : Allyn & Bacon., 2008.

18) 시모야마 하루히코(下山晴彦), 단노 요시히코(丹野義彦) (편) : 임상심리학이란 무엇인가(강좌임상심리학1), 도쿄대학출판, pp. 51~72, 2000.

19) Brown, S.D. & Lent, R. W. : *Handbook of Couseling Psychology*(4th Ed.), New York : Wiley., 2008.

20) Peterson, J.V. & Nisenholtz, B. : *Orientation to counseling*(3rd Ed.), Boston : Allyn and Bacon, 1995.

21) 로저스, C. : 상담 및 심리치료 - 실천을 위한 새로운 개념(로저스 주요저작집), 스에타케 야스히로(末

武康弘), 모로토미 요시히코(諸富祥彦), 호사카 도루(保坂享) (편), 이와사키(岩崎)학술출판사, 2005.

22) Pattern, C.H. : The therapeutic relationship: Foundation for an eclectic psychotherapy. *Monterey*, CA : Brookes/Cole., 1985에서 발췌해서 표로 작성.

23) Coster, J.S. & Schwebel, M. : Well-Functioning in professional psychologists, Professional Psychology : *Research and Practice* 28, pp. 5~13, 1997.

24) Norcross, J.C. & Goldfried, M.R. : (Eds.) *Handbook of psychotherapy integration*(2nd ed.), New York Oxford University Press., 2005.

25) 이와카베 시게루(岩壁茂) : 심리치료 및 실패사례의 임상연구-그 예방과 치료관계의 재정립 방법, 곤고(金剛)출판, 2007.

26) 이와카베 시게루(岩壁茂) : 프로세스연구의 방법, 신요샤(新曜社), 2008.

27) Hill, C.E. : *Helping skills : Facilitating exploration, insight, and action*(2nd Ed.), Washington, EC : American Psychological Association, 2004.

28) 가나자와 요시노부(金沢吉展) : 임상심리학의 윤리를 배운다, 도쿄대학출판회, 2007.

29) Pope, K.S. & Tabachnick, B.G. : Therapists' anger, hate, fear, and sexual feelings : National survey of therapist responses, client characteristics, critical events, formal complaints, and training, Professional Psychology : *Research and Practice* 24, pp. 142~152, 1993.

30) 로저스, C. : 상담 및 심리치료-실천을 위한 새로운 개념(로저스 주요저작집), 스에타케 야스히로(末武康弘), 모로토미 요시히코(諸富祥彦), 호사카 도루(保坂享) (편), 이와사키(岩崎)학술출판사, 2005.

31) Bordin, E.S. : The generalizability of the psychoanalytic concept of the working alliance, Psychotherapy : *Theory, Research & Practice* 16, pp. 252~260, 1979.

32) 제럴드 이건 : 상담 텍스트, 소겐샤(創元社).

33) Reik, T. : *Listening with the third ear*, New York : Farrar Strauss., 1952.

34) Ekman, P. : *Emotions revealed : Recognizing faces and feelings to improve communication and emotional life*, New York : Owl Books, 2007.

색인

■ 알파벳
α파 · 43
ForHealth TF · 69, 73
IUFRO · 67, 68
NK세포 활성 · 29, 32, 50
NK세포 Natural Killer · 7, 50

■ 가
가이바라 에키켄(貝原益軒) · 176
가족상담 · 231
감성 · 31
강박장애 obsessive compulsive disorder · 207
고등정신작용(高等精神作用) · 50
고속 푸리에 변환 FFT, fast Fourier transform · 47
공황장애 panic disorder · 209, 210
관계 기술 · 240, 244
광합성작용 · 86, 93, 94
교감신경 · 60, 192
교감신경계 · 193
국유림 · 137, 140
그린투어리즘 green tourism · 136
근대약학 · 164
근적외선 분광분석법 Near-InfraRed Spectroscopy · 39, 44
금궤요략(金櫃要略) · 163
기분장애 mood disorders · 204

■ 나
낙엽수림 · 84
내담자 · 225
내담자중심요법 · 216
내분비계 · 192
노르아드레날린 · 192
뇌파 · 43
누운주목 · 162

■ 다
대사증후군 metabolic syndrome · 120
도파민 · 192
디곡신 · 161
디기탈리스 · 160
띠숲[林帶] · 102

■ 라
라벤더 정유 · 184
라벤더오일 · 182
라인처 티어가르텐 Lainzer Tiergarten · 148
람사르협약 Ramsar Convention · 111
랜드마크 · 127
레드리스트 Red List · 105
레크리에이션 숲 · 139
로저스 Carl Ransom Rogers · 220
로즈오일 · 184
르네 모리스 가트포셰 Rene Maurice Gattefosse · 175
리모넨 limonene · 37

■ 마
마사지요법 · 182
마스킹 Masking · 99
메니에르증후군 Meniere's syndrome · 211
면역계 · 192
면역글로불린 immunoglobulin · 41
면역글로불린A immunoglobulinA · 49
명상 · 199
문화유산 · 132
민간약 · 157

■ 바
바트 뵈리스호펜 Bad Wörishofen · 121
방재 기능 · 100
방조 기능(防潮機能) · 103

방풍 효과 · 102
방향 성분 · 181
보안림 · 141
보완대체요법 · 146
복식호흡 · 199
복합유산 · 132
본초강목(本草綱目) · 174
본초강목계몽(本草綱目啓蒙) · 159
부교감신경 · 60
부교감신경계 · 193
부신피질호르몬 · 48
빈의 숲 · 148

■ 사

사회적 지지체계 social support · 201
산림 경관 · 115
산림 비율 · 145
산림시업 · 143, 144
산림약학 · 157, 171
산림욕 · 20, 27, 40, 70
산림의학 · 21
산림테라피 기지 · 134
산림테라피 · 20, 28, 35, 57, 65
산림테라피스트 · 9, 22, 122
산소 · 97
상담 윤리 · 235
상담 이론 · 227
상담 · 216, 217, 220
상담자 · 222, 223
상록수림 · 84
상한론(傷寒論) · 163
생리실험 · 62
생물다양성협약(生物多樣性協約) · 109
생약 · 157
생활습관병 · 120
세계유산협약 The World Heritage Convention · 132
세로토닌 · 192
셀프 케어 selfcare · 227
수원함양(水源涵養) · 89
수직분포 · 78

수축기혈압 SBP; Systolic Blood Pressure · 46
수퍼비전 supervision · 235
수평분포 · 78
스위트아몬드오일 · 182
스트레서 · 7, 190, 191, 195, 197, 198, 202
스트레스 · 45, 120, 184, 190, 195, 198
스트레스 대처 방안 · 199
스트레스 반응 · 191
스트레스 호르몬 · 32
시간분해분광법 TRS · 53, 64
시점장 · 116, 118, 120
신농본초경(神農本草經) · 174
신탄림(薪炭林) · 143
심리상담 · 232
심리치료 · 218, 220, 234
쓴풀 · 159

■ 아

아드레날린 · 192
아로마테라피 · 173, 176, 177, 180
알코올 및 약물 의존증 · 213
약모밀 · 157, 159
약용식물 · 156, 171
약목 · 165
약초 · 165
에코투어리즘 eco-tourism · 136
에크먼 Paul Ekman · 241
역전이(逆轉移) · 221
역할연기 role playing · 235
옥시던트 oxidant · 97
용제추출법 · 179
우울증 depressive disorder · 204
워싱턴협약 Washington Convention · 110
원시림 · 80
유칼립톨 eucalyptol · 179
유해작용 · 185
은행잎 진액 · 161
이산화탄소 · 97
이질풀 · 159
이차림 · 81

인공갱신 · 87
인공림 · 76, 82, 117, 146
인자분석(因子分析) · 51
인지행동요법 · 216, 229, 230
일본약국방(日本藥局方) · 159
일반적응증후군 · 193
임상심리사 · 217

■ 자

자기일치 · 223
자연공원 · 130
자연보호 · 106
자연유산 · 132
자연의학 naturopathy · 21
자연재생 · 113
자연환경보전기초조사 · 108
자연휴양림 · 139
자율신경계 · 45, 192, 193
자율훈련법 · 199
작업동맹 · 239
장벌기시업(長伐期施業) · 138
장 발네 Jean Valnet · 175
전전두엽 · 64
정신신체질환 · 212
정신역동요법 · 230
정유 · 181, 183
정유제조 · 176
정훈왕래(庭訓往來) · 183
조엽수림(照葉樹林) · 79, 85
주성분분석 · 51
지구온난화 방지 · 93
진정작용 · 184, 185

■ 차

천연갱신(天然更新) · 87
천연림 · 76
최면 · 185, 199
침엽수림 · 83
침출법 · 179

■ 카

캐리어오일 · 179, 182
코르티솔 · 48, 53, 57, 60, 65
쾌적성 · 30
크나이프 요법 kneipp's therapy · 121, 146

■ 타

타닌 · 159
태평양주목 · 162
택솔 · 164
테라피 기지 · 126
테라피 로드 · 118, 120, 122, 124, 127
테르펜류 · 99
테크노 스트레스 techno-stres · 33

■ 파

파슨스 Frank Parsons · 220
파워스펙트럼 power spectrum · 47
파출리오일 184
포레스트 스케이프 forest scape · 116, 117
퐁텐블로숲 · 150, 152
피톤치드 · 37, 98, 128
픽토그램 pictogram · 127, 128

■ 하

한국산림치유포럼 · 9, 72
한방약 · 157
한방의학 · 157
항균작용 · 181
항상성 Homeotasis · 45
핵 자기공명 현상 nuclear magnetic resonance · 44
혼효림(混淆林) · 85, 146
화한약(和漢藥) · 157
확장기혈압 DBP; Diastolic blood pressure · 46
활엽수림 · 83
휴머니스틱 심리학 humanistic psychology · 229
휴양림 · 71
흡착법 · 179
힐리언스 healience · 71, 72

저자 소개

프롤로그
- **히라노 히데키**(平野秀樹) 농림수산성 중부삼림관리국장

제1장 _ 산림의학
- **미야자키 요시후미**(宮崎良文) 지바대학 환경건강필드과학센터 교수
- **박범진**(朴範鎭) 충남대학교 농업생명과학대학 산림환경자원학과 교수
- **스네츠구 유코**(恒次祐子) 독립행정법인 삼림종합연구소 주임연구원, 지바대학 객원준교수

제2장 _ 산림과학
- **가가와 다카히데**(香川隆英) 독립행정법인 삼림종합연구소 환경계획연구실장
- **후루야 가츠노리**(古谷勝則) 지바대학 대학원 원예학연구과 준교수
- **가세타니 다마미** (綛谷珠美) 지바 현 농림종합연구센터 삼림연구소 연구원

제3장 _ 산림약학 및 아로마테라피
- **가가와 다카히데**(香川隆英) 독립행정법인 삼림종합연구소 환경계획연구실장
- **아리사와 무네히사**(有澤宗久) 지바 현 농림종합연구센터 삼림연구소 연구원
- **가가미모리 사다노부**(鏡森定信) 도야마대학(富山大学) 이사 겸 부학장

제4장 _ 건강 및 심리학
- **마츠모토 게이키**(松本桂樹) 임상심리사, 호세이대학(法政大学) 대학원 인간과학연구과 겸임강사
- **신가이 노리토시**(新貝憲利) 의료법인사단 녹색회(翠会) 이사장, 나리마스(成増)후생병원 원장
- **이와카베 시게루**(岩壁茂) 오차노미즈여자대학(お茶の水女子大学) 대학원 인간문화연구과 준교수

역자 소개

박범진 _ 충남대학교 산림환경자원학과 교수
이 책의 공저자로서 번역에도 참여했다. 충남대학교 산림자원학과를 졸업하고, 동대학 대학원에서 산림자원학석사 학위를, 도쿄대학교에서 산림과학전공 박사 학위를 받은 뒤에 일본 치바대학에서 교수로 재직했다. 산림욕 연구 분야에서 세계적 권위를 자랑하는 일본의 삼림총합연구소에서 특별연구원으로 근무하며 산림욕과 산림테라피를 연구했다. 현재 일본 삼림테라피연구회 정회원으로 활동하고 있다. 저서로는 《내 몸이 좋아하는 산림욕》이 있고, 역서로는 《산림치유》, 《오감으로 밝히는 숲의 과학》이 있다.

김기원 _ 국민대학교 산림환경시스템학과 교수
고려대학교 임학과를 졸업하고, 서울대학교 환경대학원 조경학석사, 오스트리아 빈 농업대학교 이학박사 학위를 받았다. 현재 치유의 숲 경관관리 기법, 치유의 숲 운영 프로그램, 산림치유 인자와 치유의 숲 조성 기준, 도시 숲에 대한 연구를 진행하고 있다. 저서로는 《숲과 음악》, 《숲이 들려준 이야기》, 《산림요양학》, 《식물과 생활환경》, 《산림미학시론》, 《세계 도시숲을 걷는다》, 《도시숲 이론과 실제》 등이 있고, 역서로는 《산림치유》가 있다.

신원섭 _ 충북대학교 산림학과 교수
캐나다 뉴브런즈윅대학교 임학석사, 캐나다 토론토대학교 임학박사 학위를 받았다. 현재 한국산림휴양학회 회장, (사)한국산림치유포럼 부회장으로 활동하고 있다. 저서로는 《야외휴양관리》, 《숲의 사회학》, 《치유의 숲》, 《숲으로 떠나는 건강여행》 등이 있고, 역서로는 《산림치유》가 있다.

김돈규 _ 중앙대학교 의과대학 재활의학과 교수
서울대학교 의과대학을 졸업하고, 동대학 대학원 의학석사 및 의학박사 학위를 받았다. 재활의학 전문의로 존스홉킨스병원 재활의학과에서 뇌신경계 및 연하장애에 대한 재활을 연구하였으며, 대한재활의학회 학술위원회 간사로 활동하고 있다. 국민생활체육회에서 발간한 《맞춤형 운동》을 감수한 바 있다.

김원 _ 인제대학교 서울백병원 정신과 교수
가톨릭의대를 졸업하고, 동대학 대학원에서 의학석사 및 의학박사를 받았다. 대한우울조울병학회 총무이사, 대한불안의학회 인지행동치료위원장으로 활동하고 있다. 저서로는 《양극성 장애》(공저)가 있으며, 역서로는 《스트레스의 인지행동 치료》(공역)가 있다.

우종민 _ 인제대학교 서울백병원 신경정신과 교수
서울대학교 의학과를 졸업하고, 미국 존스홉킨스대학교 보건대학원 보건학석사(보건경제학 전공), 충북대학교 의과대학원 의학석사(정신과학 전공), 충북대학교 의과대학원 의학박사(의료관리학 및 정보학 전공) 학위를 받았다. 현재 우울증, 불안, 아토피, 고혈압 관리를 위한 산림치유 프로그램을 개발하고 있다. 저서로는 《마음력》, 《남자심리학》, 《Dr. 우의 우울증 카운슬링》 등 다수가 있으며, 역서로는 《산림치유》가 있다.

(사)한국산림치유포럼 소개

1. (사)한국산림치유포럼은

숲은 생명의 원천입니다. 생명을 유지하는 데 필수 요소인 물과 산소는 숲이 만듭니다. 숲이 제공하는 맑은 물과 깨끗한 공기는 건강을 유지하는 근원입니다. 숲의 정기는 일상에서 얻은 심신의 피로를 풀어주고 정신적 안정을 되찾게 합니다.

인간이 숲과 함께한 역사는 매우 오래됩니다. 숲에서 나고 숲에서 자랐다고 해도 과언이 아닙니다. 그만큼 인간은 숲에서 삶의 원기를 찾아왔습니다. 그러나 오늘날 도시문명으로 말미암아 인간은 조화로웠던 숲과의 교류가 단절되고 이 때문에 인간은 육체적·정신적으로 많은 부작용을 안고 살아가고 있습니다. 우리는 숲이 몸과 마음의 건강과 삶의 행복을 보장하는 근원이라고 믿습니다.

(사)한국산림치유포럼은 이러한 사실을 깨닫고 여러 분야의 전문가들이 모여 숲이 지닌 보건 의학적인 기능을 밝혀내어 인간의 삶에 적용해보고자 결성되었습니다. 우리는 숲이 치유는 물론 건강을 지키고 질병을 예방하는 데도 중요한 역할을 한다고 믿습니다. (사)한국산림치유포럼은 산림과 건강에 대한 과학적인 연구를 통해 이론 정립과 발전은 물론 이를 적용할 수 있는 대안을 제시하여 우리 사회가 건강하게 발전하는 데에 도움을 주고자 합니다. 또 이 분야의 전문가 양성을 위한 교육에도 관심을 기울이고 정책적인 대안을 제시하는 데도 노력할 것입니다.

2. (사)한국산림치유포럼의 활동 내용

■ 학회지 및 소식지 발간
산림치유와 관련한 연구 동향, 연구 결과, 산업화, 교육 등에 관한 정보의 제공

■ 세미나 및 학술대회 개최
국내외 전문가를 초청하여 정기적인 세미나는 물론 학술대회를 개최

■ 회원들 간의 정보 교환
회원들 간의 정보교환을 활발히 할 수 있는 장을 마련

■ 산림치유 프로그램 개발
대체치료의 방법으로 실용화할 수 있는 프로그램을 개발하고 처방을 받을 수 있도록 객관화와 과학화를 시도

■ 산림치료사 양성
관련 분야의 전문가를 양성하고 취업의 기회를 제공

■ 국제 교류
일본 삼림치유협회 등 국외 선진국의 유사 단체와 활발한 교류를 통해 국제적인 연대를 모색

산림테라피

초판 1쇄 발행　2011년 4월 22일
초판 2쇄 발행　2016년 1월 8일

감　　수　｜　이시형
지은이　｜　히라노 히데키, 미야자키 요시후미, 가가와 다카히데 외
옮긴이　｜　(사)한국산림치유포럼
펴낸이　｜　강효림

편　　집　｜　곽도경
디자인　｜　채지연
마케팅　｜　김용우

종　　이　｜　화인페이퍼
인　　쇄　｜　한영문화사

펴낸곳　｜　도서출판 전나무숲 檜林
출판등록　｜　1994년 7월 15일·제10-1008호
주　　소　｜　03961 서울시 마포구 방울내로 75, 2층
전　　화　｜　02-322-7128
팩　　스　｜　02-325-0944
홈페이지　｜　www.firforest.co.kr
이메일　｜　forest@firforest.co.kr

ISBN　｜　978-89-91373-89-1(03510)

＊값은 뒷표지에 있습니다
＊이 책에 실린 글과 사진의 무단 전재와 무단 복제를 금합니다.
＊잘못된 책은 구입하신 서점에서 바꿔드립니다.

전나무숲 건강편지를
매일 아침, e-mail로 만나세요!

전나무숲건강편지는 매일 아침 유익한 건강 정보를 담아 회원들의 이메일로 배달됩니다. 매일 아침 30초 투자로 하루의 건강 비타민을 톡톡히 챙기세요. 도서출판 전나무숲의 네이버 블로그에는 전나무숲 건강편지 전편이 차곡차곡 정리되어 있어 언제든 필요한 내용을 찾아볼 수 있습니다.

http://blog.naver.com/firforest

 '전나무숲 건강편지'를 메일로 받는 방법 forest@firforest.co.kr로 이름과 이메일 주소를 보내 주세요. 다음날부터 매일 아침 건강편지가 배달됩니다.

유익한 건강 정보,
이젠 쉽고 재미있게 읽으세요!

도서출판 전나무숲의 티스토리에서는 스토리텔링 방식으로 건강 정보를 제공합니다. 누구나 쉽고 재미있게 읽을 수 있도록 구성해, 읽다 보면 자연스럽게 소중한 건강 정보를 얻을 수 있습니다.

http://firforest.tistory.com

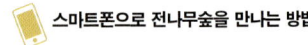

네이버 블로그   다음 티스토리

전나무숲
www.firforest.co.kr / e-mail_forest@firforest.co.kr